3D 그림으로 정확하게 배우는 필라테스 매트 운동

Innovations in Pilates - Matwork for Health and Wellbeing

3D 그림으로 정확하게 배우는

필라테스 매트 운동

홍 정 기 외 옮김

Innovations in Pilates

Matwork
for Health and Wellbeing

Anthony Lett / Kenyi Diaz

영 문 출 판 사

■ **옮긴이** (가나다 순)

권재은 Pilates S(필라테스 에스) 원장
STOTT PILATES 교육강사

김효철 원광디지털대학교 한방미용예술학과 교수

샤샤정(정현아) 샤샤필라테스 대표
(주)샤샤정헌드레드 대표

성기석 경희대학교 체육대학원 겸임교수
한국선수트레이너협회 이사장

이찬우 오산대학교 건강재활과 외래교수
사) 국제통합필라테스 협회장

정선영 경희대학교 체육대학 겸임교수
경희요가필라테스협회 회장

정형국 안산대학교 물리치료과 교수

최종원 보늠 필라테스 대표
한국 근막이완치료학회 학회장

홍정기 차의과대학교 스포츠의학 대학원장
한국선수트레이너협회 학회장

Innovations in Pilates - Matwork for Health and Wellbeing
by **Anthony Lett, Kenyi Diaz**

3D 그림으로 정확하게 배우는
필라테스 매트 운동

2018년 1월 12일 초판인쇄
2018년 1월 19일 초판발행

지은이 : Anthony Lett, Kenyi Diaz
옮긴이 : 홍 정 기 외
발행인 : 박 병 조
발행처 : 도서출판 영문출판사
등 록 : 1987년 12월 21일 제2-419호
주 소 : 서울시 강남구 삼성동 69-1
전 화 : (02) 514-5590, 776-5590
팩 스 : (02) 756-8943
홈페이지 : www.ymsbook.net
E-mail : yeongmunsa@empal.com
정 가 : 20,000원
ISBN 978-89-7224-426-4 93510

※ 파본은 교환해 드립니다.

목차 Contents

Part A 전통 필라테스 Classical Exercises

Part B 스트레칭의 혁신 Innovations Stretches

Chapter 1 장딴지/종아리/발 The Calves/Lower Leg/Foot

Chapter 2 뒤넙다리근 The Hamstrings

Chapter 3 엉덩관절 굽힘근과 넙다리네갈래근 The Hip Flexors and Quadriceps

Chapter 4 볼기 부위 The Gluteal Region

Chapter 5 모음근 The Adductors

Chapter 6 몸통 The Trunk

Chapter 7 가슴, 팔 및 어깨 The Chest, Arms and Shoulders

Chapter 8 목 The Neck

Chapter 9 다리 찢기 The Split

서문 Foreword

Rael Isacowitz – BASI Pilates 설립자

필라테스 분야는 Anthony Lett과 같은 혁명가와 앞선 생각을 가진 사람을 필요로 한다. 내가 2011년 Anthony를 처음 만난 이후로, 그는 창의력, 지식과 새로운 아이디어를 끊임없이 발휘했다. 이 책인 "필라테스의 혁신: 건강과 웰빙을 위한 매트 운동"은 그의 생각을 잘 나타낸 또 다른 책이다. 이 책은 필라테스 매트 운동에 대한 새로운 지식의 차원을 가져오고, 전문가와 필라테스를 좋아하는 사람의 지식과 매트 운동의 즐거움에 기여할 것은 틀림없는 사실이다.

유연성에 대한 Lett의 특별한 관심은 혁신적이었고, 전통 필라테스 레퍼토리의 파괴와 필라테스 운동(매트나 도구)의 유연성 요구는 필라테스를 수행하는 모든 사람에게 매우 도움을 줄 것이다. 매우 중요하게도 "필라테스의 혁신: 건강과 웰빙을 위한 매트 운동"은 안전한 필라테스 수행을 위한 로드맵을 제공할 것이다. 비록 필라테스가 매우 안전한 운동 시스템으로 잘 알려져 있고, 또 잘 교육된 강사와 전문가의 도움으로 수행이 이루어지고 있지만, 기본적인 신체 능력(적절한 유연성)이 부족하거나 필라테스 운동을 잘 못 이해하고 수행하면 손상을 입을 수 있다.

Anthony는 그의 업적에 토대가 되고 스프링보드가 되었던 원조/전통 필라테스 운동(Joseph Pilates에 의해 수행되고 교육되었던)을 사용해 왔다. 이것은 나의 동료 Karen Clippinger과 내가 집필한 책인 Pilates Anatomy(Human Kinetics)에서 사용된 접근법이다. 그것은 필라테스를 수행하는 다양한 스펙트럼의 사람에게 매우 가치가 있었음을 보여주었다. 나는 Anthony가 동일한 성공을 공유할 것이라고 확신한다. 그는 더 작은 움직임으로 필라테스를 파괴해서 운동의 소화와 수행을 더 쉽게 했다. 필라테스 운동의 대다수가 매우 복잡하기 때문에, 이런 파괴 시스템은 학습 과정에 귀중한 디딤돌을 틀림없이 제공할 것이다. 그는 각 운동의 최상 수행을 달성하는데 도움을 주기 위해 스트레칭을 제공했다. 이들 스트레칭은 안전과 효율성을 위한 현대 운동과학과 연구에 기반을 둔다. 이들 스트레칭은 솔로 스트레칭과 파트너 스트레칭을 모두 포함하고 있다. 이 책의 그림은 정교하게 그려져 있고, 각 그림은 상세한 정보를 제공한다.

나는 1970년대 후반부터 필라테스를 수행해 왔고, Kathy Standford-Grant를 비롯해 Joseph Pilates의 1세대 제자 여러 분과 함께 공부했음을 매우 자랑스럽게 여기고 있다. 나는 1989년에 설립된 국제 필라테스 교육 회사인 BASI Pilates의 설립자이면서 운영자이다.

나는 과거 30년 동안 전세계를 대상으로 필라테스를 교육하고 시전해 왔다. Anthony와 나는 강한 믿음을 공유하고 있고, 필라테스 전문가를 위한 높은 수준의 졸업후 교육 과정을 제공하고 있다. BASI Pilates는 Lett에 의해 수정되었던 인정 과정(필라테스 해부학)을 제공할 것이다. Anthony는 BASI Pilates 심화 교육의 운영자로 활동하고 있다.

나는 "필라테스의 혁신: 건강과 웰빙을 위한 매트 운동"이 필라테스를 수행하는 모든 사람의 능력을 강화시킬 뿐만 아니라, 우리의 최종 목표인 방해를 받지 않는 일상 생활의 움직임을 이끌어내는 통로로서 작용할 것임을 확신한다.

역자 서문

이 책의 원문 교재명인 "Innovations in Pilates"를 한국 버전의 교재명으로 번역하는 것 보다는 영문명으로 남겨 두는 것이 옳겠지만, 많은 무리를 하면서 한국명으로 하는 이유는 가급적 독자들에게 다른 책에서는 볼 수 없는 3D 그림을 강조해서 학습에 도움을 주기 위함이다. "Innovations in Pilates"는 교재명이기도 하지만, 필라테스 프로그램의 이름이기도 한다.

이 책은 필라테스를 가르치는 강사나 배우는 학생들에게 모두 도움이 될 것이라고 생각한다. 파트 A에서는 32가지의 필라테스 방법을 설명하고, 주로 근육과 관절 중심으로 설명하고 있다. 그리고 파트 B에서는 72가지 스트레칭 방법을 자세히 설명하고 있다. 이 책은 필라테스 스트레칭을 다양한 방법으로 설명하고 있다. 또한 각각의 색깔은 각각의 근육의 작용을 선명하게 잘 관찰할 수 있게 나타나 있다.

본 역자들은 이 교재가 여러 사람들에게 도움이 되길 바란다. 그리고 이 책이 나오기까지 도움을 주신 영문출판사 박병조 사장님과 직원분들에게도 감사드린다.

대표 역자 홍 정 기

Part A

전통 필라테스

Classical Exercises

개요 – Part A

"근육의 발달에 집중하기 보다는 유연성의 발달에 집중해야 한다는 것을 항상 명심해야 한다."

– Joseph Pilates

무엇? 또 다른 필라테스 책?

Kenyi와 내가 상당한 노력을 갖고 이 책을 집필하기 전에, 왜 이 책이 꼭 필요한지에 대해 깊은 생각을 했다. 어쨌든 우리의 서고에는 필라테스 책과 DVD로 넘쳐 나고 있다. 필라테스 강사로서, 또 필라테스 강사의 강사로서, 우리는 유연성의 발달이 꼭 필요하고, 유연성에 대한 관심과 유연성에 대한 내용을 적을 필요가 있다고 생각했다. 본 시리즈의 첫 번째 책인 "Innovations in Pilates: Therapeutic Muslce Stretching on the Pilates Reformer"에서, 나는 비슷한 논점을 마련했다. 나는 필라테스의 역사와 나의 경험을 기술하였다. 나는 전 세계 필라테스 사회를 무대로 개인적으로 그리고 다른 사람과 함께 활동해 왔다. 비록 선지자였던 Joseph Pilates가 유연성을 향상시키는 방법을 만들었지만, 스포츠 과학과 의학 분야에서의 진전이 그의 업적을 더욱 증대시켰다. 사실, Joseph Pilates의 스트레칭은 전통 필라테스가 개발된 이후로 수년간 발달이 없었다. 코어 근력, 신경근육 발달, 심혈관 지구력과 필라테스의 전신 근력의 영역이 발달되어 왔고, 진행 중이다. 현재 이것은 운동과학과 의학 분야에서 발달되고 있고, 많은 연구가 이루어지고 있다. 반면 스트레칭 분야는 발전이 없는 침체된 분야로 남았다. 우리는 이런 문제를 해결하길 원한다. Joseph Pilates와 같이, 우리는 유연성이 중요한 신체 능력임을 믿고 있고, 필라테스 스튜디오의 경험을 통해 현대적인 발달을 병행하면서 Joe의 목표를 충족시킬 수 있음을 확신한다.

프리(사전) – 필라테스
"문명은 신체 능력을 떨어뜨린다."

– Joseph Pilates

최근 몇 년, 전통 필라테스 레퍼토리가 "프리-필라테스(Pre-Pilates)"로 알려진 단순한 운동으로 전환되고 있다. 호주 물리치료사들은 손상 치료를 위해 전통 필라테스 버전을 크게 단순화시킨 "Clinical Pilates"를 개발했다. 이런 파괴적인 전환은 2가지 주요 이유 때문에 발생했다. 첫 번째 이유, 필라테스를 살펴 봐 왔던 지식의 진전이 특정의 원리를 결정하고, 전통 운동과 같은 복잡한 운동을 시도하기 전에 더 많은 관심이 필요하기 때문이다. 두 번째 이유, 문명에 대한 Joe의 말이 이전보다 오늘날에 진실을 더 강하게 울리기 때문이다. 오늘날 좌식생활을 많이 하는 서구의 사람들은 Joe의 전통 필라테스를 안전하게 수행할 수 없을 것이다. 흥미롭게도, 프리-필라테스로 알려진 방법은 스트레칭을 많이 적용하지 않고 있다. 그러나 전통 필라테스를 수행하려면, 평균 이상의 유연성이 필요하다. 그래서 Joe Pilates의 전통 원리를 존중하는 필라테스 발달 뿐 만 아니라, 우리는 전통 필라테스를 안전하고 성공적으로 수행하기 위해 몇 가지 프리 스트레칭이 꼭 필요함을 느끼고 있다.

이 책의 사용을 위한 권장사항

필라테스의 혁신(Innovation in Pilates)에서, 나는 유연성을 발달시키는데 꼭 필요한 도구로서 리포머의 사용에 대해 기술했다. 이 책에서, 우리는 여러 가지 접근법을 다루었다. 파트 A에서, 우리는 32가지 전통 필라테스(실제로는 34가지지만, 안전 때문에 2가지 운동을 제외시켰다)에 대해 유연성이 필요한지를 살펴보았다. 즉, 먼저 이들 운동을 시전해 보인 후, 운동과 관련된 주요 관절과 근육을 통해 운동을 파괴함으로써(쪼갬으로써), 유연성이 필요한지를 살펴보았다. 우리는 특별한 스트레칭을 여러분께 알려 주어, 여러분이 전통 필라테스를 더 잘 수행할 수 있도록 만들 것이다. 여러분은 "자발적인 열정과 즐거움(Joe Pilates)"으로 일상 활동에 참여할 수 있을 것이다. 우리는 이런 준비 스트레칭을 촉진 스트레칭으로 부르는데, 그 이유는 그들이 전통 필라테스에 더 쉽게 접근할 수 있도록 하고, 또 여러분의 수행을 더 안전하고 효율적이고, 우아하게 수행할 수 있도록 만들기 때문이다(이것을 촉진 스트레칭으로 알려진 신경근육 스트레칭의 수행과 혼동해서는 안된다). 파트 B에서, 우리는 발에서부터 여러분의 신체의 주요 근육군을 어떻게 스트레칭하는지를 공부할 것이다. 만약 여러분이 필라테스 운동을 수행하지 않으면, 본 단락은 여러분을 "유연한 고양이"(Joe Pilates가 말했듯이)처럼 유지시킬 것이다. 여러분이 이들 운동 중 많은 부분을 마스터하면, 파트 A를 다시 공부하게 될 것이고, 전통 필라테스를 더욱 공부할 것이다. 그러므로 여러분은 파트 A와 파트 B를 번갈아 보면서, 여러분의 필라테스 능력을 향상시킬 것이다.

만약 "Hundred"와 같이 유연성이 특별히 필요없는 운동이라면, 우리는 그 운동을 반대 포즈로 제안할 것이다. 반대 포즈는 일종의 스트레칭이면서 치료용 운동이다. 그리고 특정 운동이나 운동 패턴의 반복 수행으로 지나치게 몸이 뻣뻣해지지 않도록 수행하는 스트레칭이기도 한다. 운동이나 움직임의 반복 수행("Hundred"나, 테니스 스트로크, 사이클링)은 뻣뻣함을 야기시킬 수 있다. Joe Pilates는 "동반 운동"으로써 반대 포즈를 언급했다. "Your Health"에서, 그는 다음과 같이 글을 썼다: "자연스런 운동의 법칙은 신체의 정상 발달에서 동반 운동이나 상호 운동을 인정하는 것이다."

만약 여러분이 필라테스를 좋아하는 사람이면, 파트 A를 읽고, 매트 운동을 하거나, 여러분이 혼자 수행하기 어려운 동작이 있으면 선생님과 함께 수행해 본다. 추천된 스트레칭이 여러분께 딱 알맞은 스트레칭이 될 수 있다. 여러분이 유연성의 요건을 확인하고 우리의 권장사항을 따르면, 여러분의 필라테스 수행이 매우 유익할 것이다. 여러분은 필라테스 강좌 동안 여러분의 일상 활동으로 귀속되는 특정의 균형과 쉬운 운동을 경험할 것이다. 물론 이것이 중요한데, 그 이유는 우리가 많은 시간을 매트 운동으로 보내기 때문이다. 일상 활동으로의 이런 전환은 우리 운동의 주요 목표 중의 하나이다. 사실, Joe Pilates도 이런 전환의 중요성을 알고 있었다. 즉, 그는 "physical fitness(신체 능력)는 자발적인 열정과 즐거움으로 자연스럽고 쉽게 일상 과제를 수행하는 신체 능력의 발달이라고 했다." 특히 오늘날, "functional fitness(기능적 신체 능력)"는 훈련의 유행어와 초점이 되었다. 물리치료와 같은 재활 영역에서, 모든 운동은 일상 활동(ADL)으로의 복귀를 목표로 한다. 주의해야 할 하나는, 나중에 발생할 수 있는 보상에도 불구하고, 운동의 단순한 즐거움 그 자체를 잃어버리지 않는 것이다.

물론, 모든 사람이 뻣뻣하지 않다. 만약 여러분이 수년간 요가를 수행하거나 댄스를 해 왔다면, 상당한 유연성을 가지고 필라테스를 하게 될 것이다. 이런 사람의 경우에는 필라테스의 다른 중요한 원리인 "조절"과 "정확성"이 여러분의 필라테스 수행에 필요할 것이다. 만약 당신이 이런 경우라면, 적어도 몇 개의 스트레칭을 매우 쉽게 할 수 있음을 우리는 안다. 첫 번째 이유는, 그들이 정확하고, 또 요가나 댄스에서 수행되는 전신 움직임과 다관절 움직임에서 잘 다루어지지 않는 작은 근육을 표적으로 하기 때문이다. 두 번째 이유는, 우리가 주장하는 깊은 스트레칭이 긴장과 유연성의 패턴과 여러분의 신체 내에 유지된 감각을 깨우쳐 주기 때문이다. 이런 경험은 여러분의 방법과 세상 경험에 커다란 효과를 줄 수 있는 특정의 "body-mindfulness(신체-마음가짐)"을 발달시킬 것이다.

끝으로, 우리는 특정 가동범위 내에서 이루어지는 반복 운동패턴(예를 들어, 댄스)이 여러분의 유연성을 유지는 할 수 있지만, 증가시키지 못함을 알고 있다. 달리기와 같은 다른 경우에는, 반복 운동 패턴이 유연성을 감소시킬 것이다. 만약 타이트한 지점이 유연한 신체 내에 존재한다면, 스트레칭으로 여러분의 타이트한 지점을 찾아낸다. 나는 나의 워크샵에서 다음의 말을 자주 인용한다: "우리는 우리 자신들의 작가이고, 우리의 행동과 실패를 통해 우리 스스로를 설계할 수 있다.(Sartre)" 여러분은 자신을 위해 이것이 진실임을 틀림없이 찾아낼 것이다. 여러분의 개인적 경력이 어떠하든 간에, 파트 B를 이용하여 여러분의 현재 가동범위, 자세와 품위, 여러분의 정신 능력, 그리고 여러분의 의식과 기품을 유지하거나 향상시키길 바란다. 즐겁게 필라테스를 수행해 보자.

전통 또는 현대?

방법이나 기법의 발달로서, 전통 운동이 어떻게 수행되어야 하는지에 대한 다양한 해석이 있을 것이고, 보다 현대적인 접근으로 움직임이 일어나야 할 것이다. 만약 여러분이 전통적인 접근법을 좋아한다면, 필라테스 수행의 유연성 요건은 수행자들에 따라 다를 수 있을 것이다. 우리는 여러분이 이들 차이점을 존중해 주길 원하고, 우리 책에 있는 모든 운동에 대한 모든 해석을 우리가 제공할 수 없음도 인정해 주길 원한다.

왜 이 책이 아닌가?

이 책을 읽으므로써 필라테스 매트 운동에 대한 여러분의 지식이 향상되길 기대하지만, 매트 운동을 어떻게 수행해야 하는지를 가르치지 않을 것이다. 우리의 목표는 필라테스 운동을 수행하는데 있어 유연성 요건이 필수적임을 살펴보는 것이다. 이것 때문에, 우리는 여러분의 선생님이나 훈련 학교의 배경에도 불구하고, 화려한 신호(큐) 없이, 그리고 보다 좋고 안전한 필라테스의 수행을 촉진하는데 필수적인 세부사항을 제공함으로써 필라테스 운동을 공평하게 분석했다.

Part A. 운동면

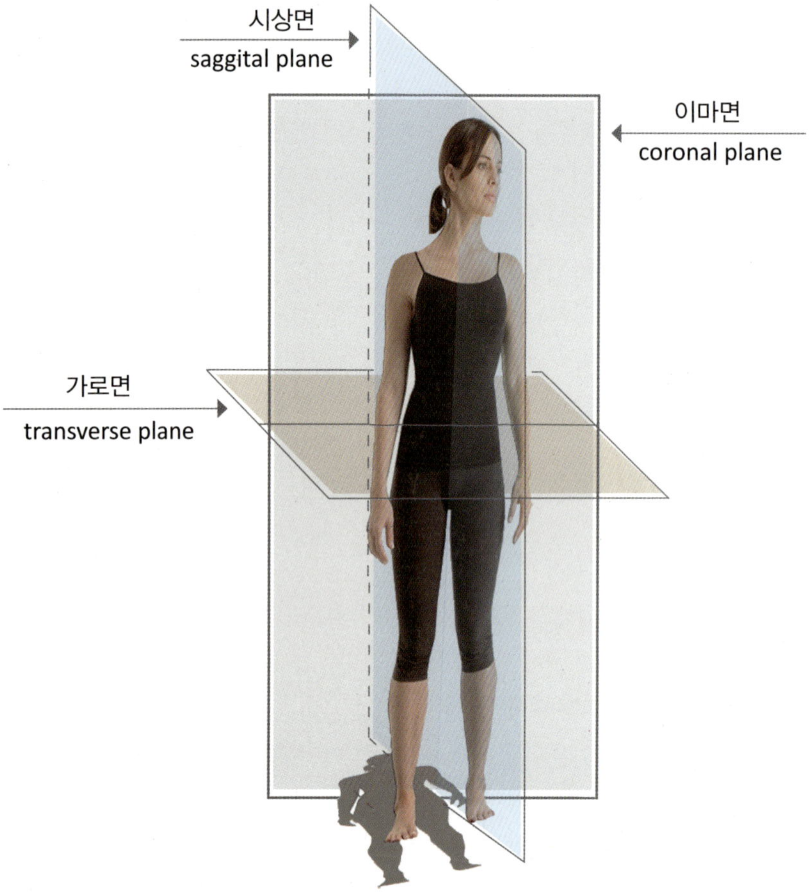

이 책을 통해 해부학을 가르칠 의도는 없지만, 우리는 움직임에 대한 몇 가지 기본적인 해부학 용어를 사용할 것이다. 만약 여러분이 이런 용어에 익숙하지 않다면, 파트 A에 있는 팔다리의 문제와 관절 움직임을 읽을 때 그림을 참고하길 바란다. 예를 들어, "어깨는 굽힘 자세를 취한다"를 읽을 때, 여러분은 그것이 무엇을 의미하는지를 명확히 이해하기 위해 그림을 참고한다.

이 책은 "자쪽 치우침"과 "엎침"과 같은 움직임을 설명하지 않는데, 그 이유는 자세히 설명할 필요가 없기 때문이다.

시상면: 굽힘과 폄

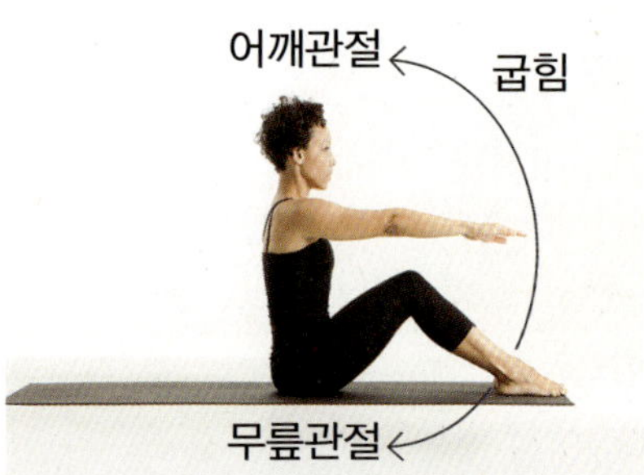

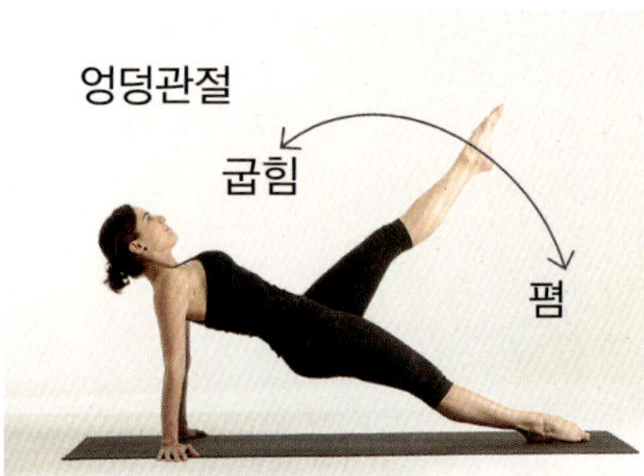

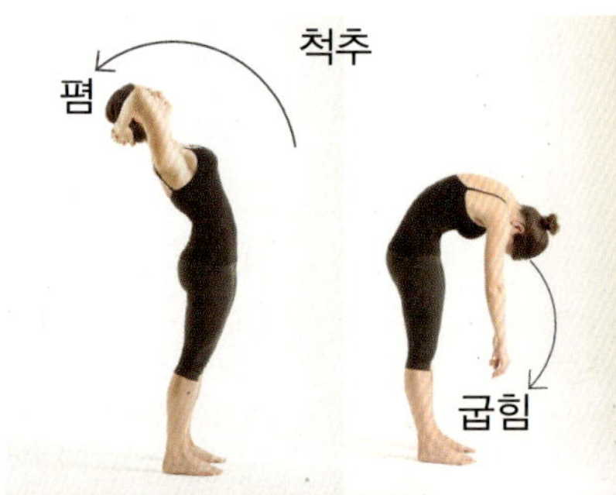

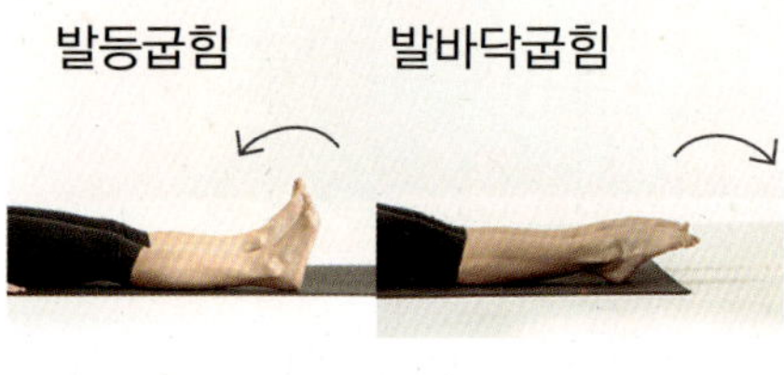

이마면: 모음, 벌림 및 옆굽힘

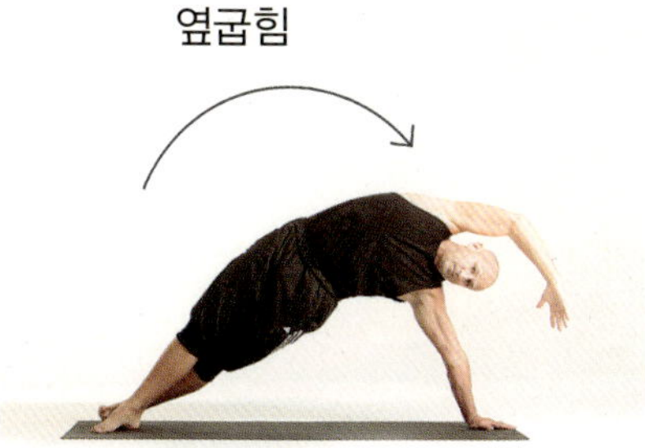

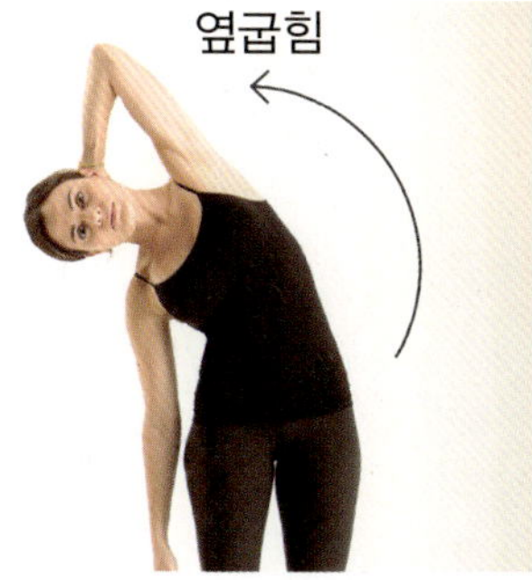

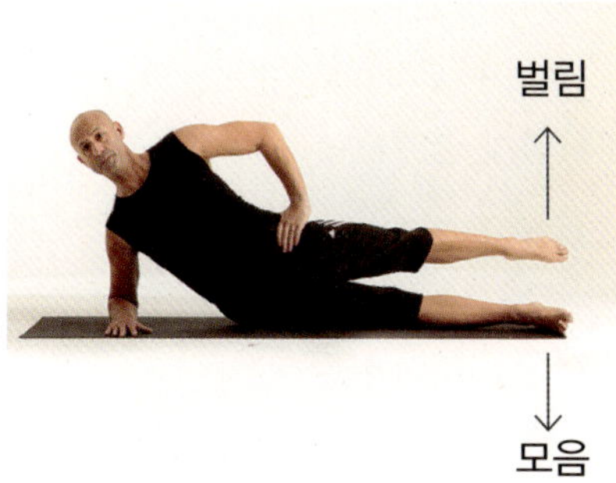

가로면: 돌림

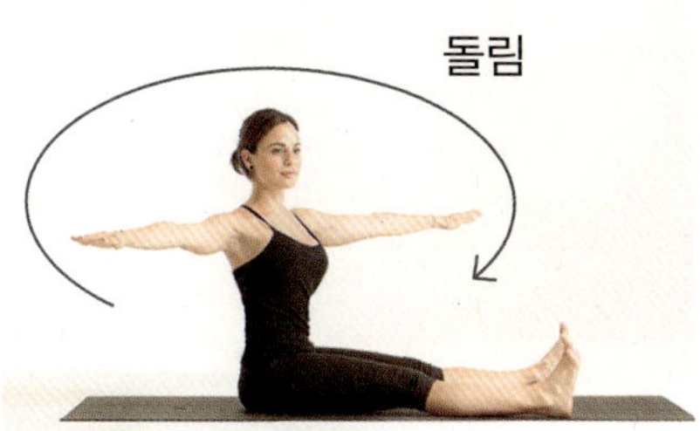

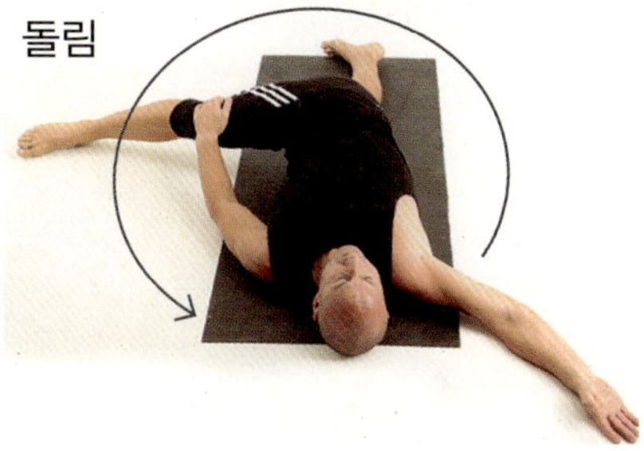

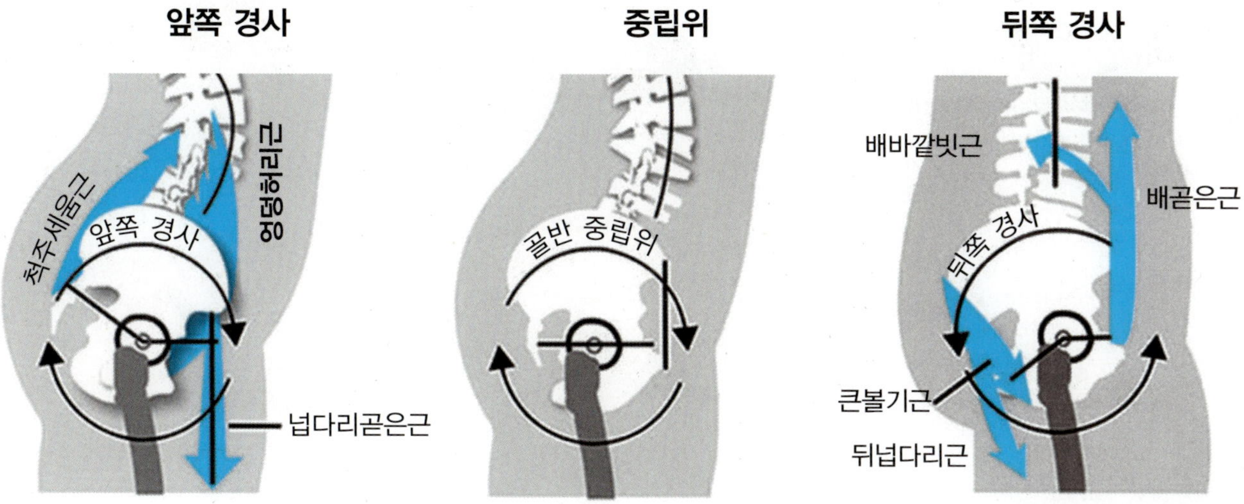

파트 A. 매트 운동 – 전통 운동

"조절학(Contrology)은 여러분의 몸이 고양이와 같은 유연함을 가질 수 있도록 스트레칭을 통해 근육을 부드럽게 풀어준다".

– Joseph Pilates

1 Hundred

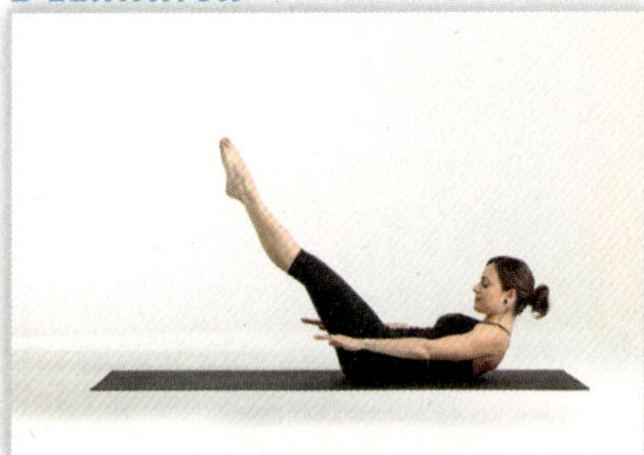

2 Roll Up

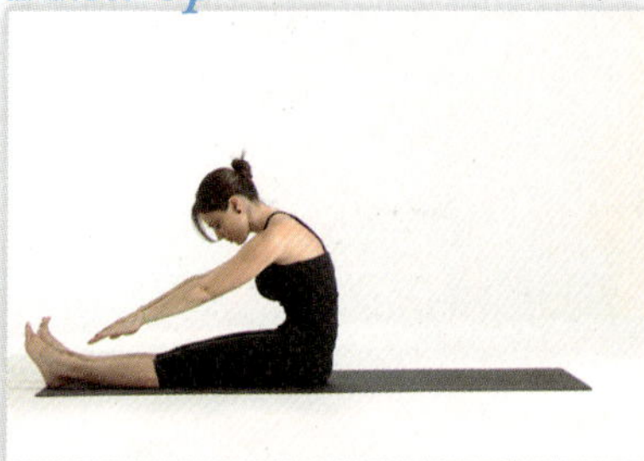

3 Roll Over

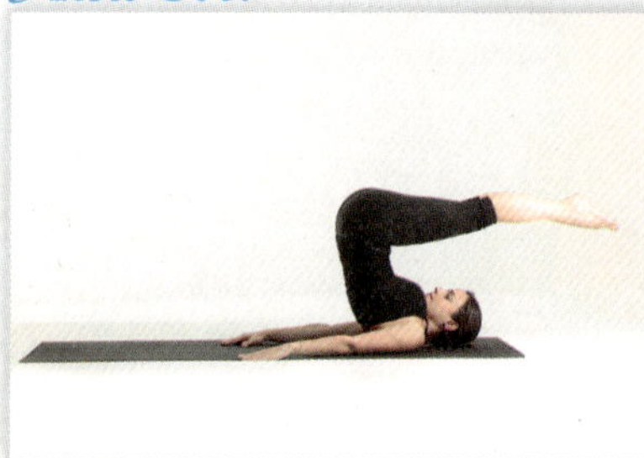

4 Rolling Back

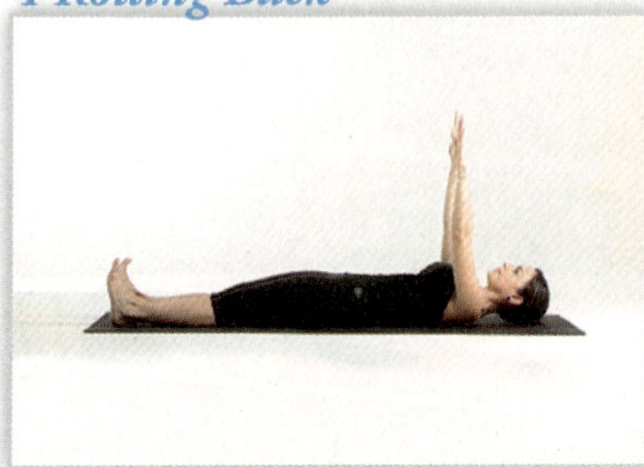

5 One-Leg Circle

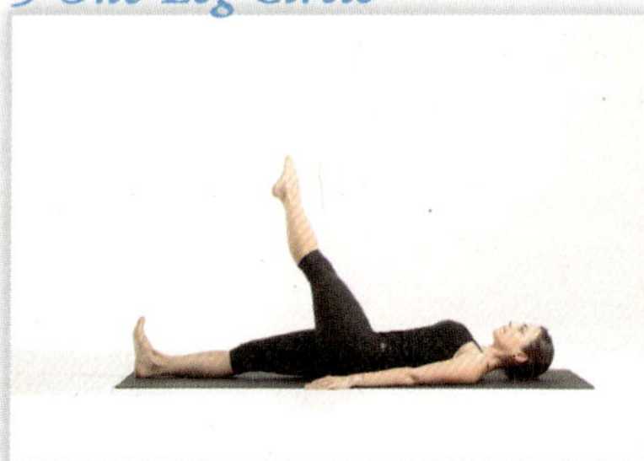

6 One-Leg Stretch

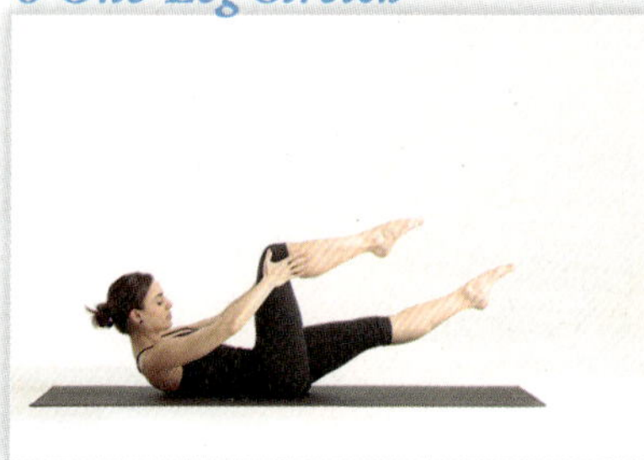

7 Double-Leg Stretch

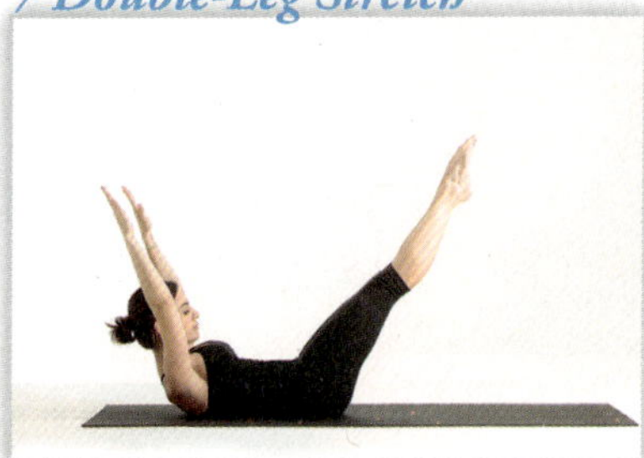

8 Spine Stretch

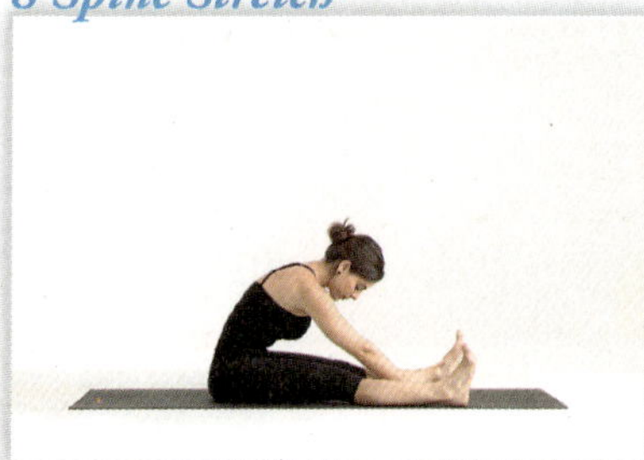

9 Rocker with Open Legs

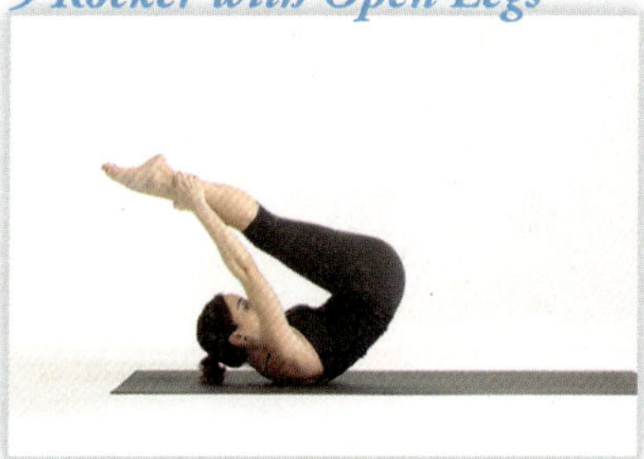

10 Cork Screw

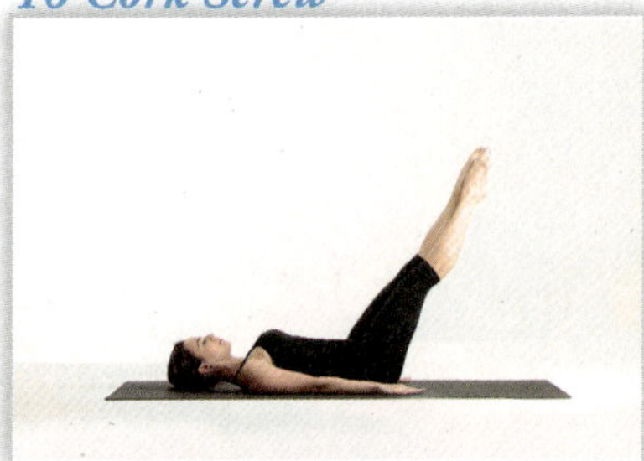

11 Saw

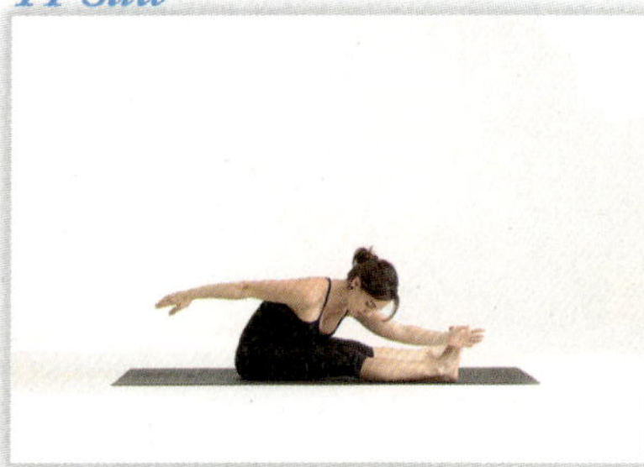

12 Swan Dive

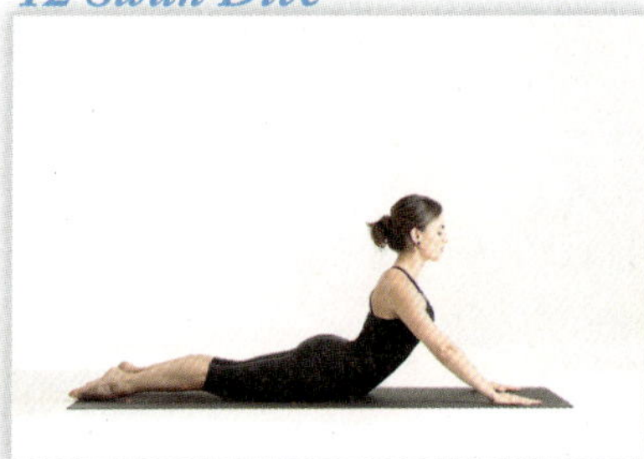

13 One-Leg Kick

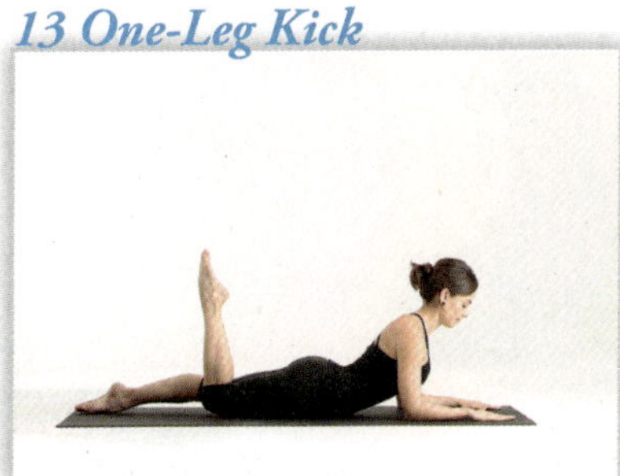

14 Double-Leg Kick

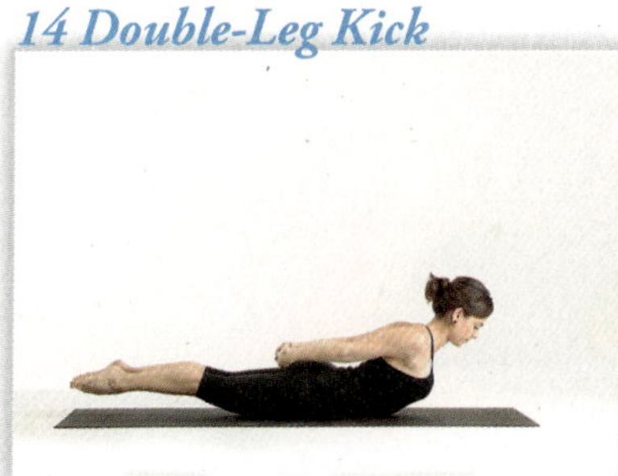

15 Neck Pull

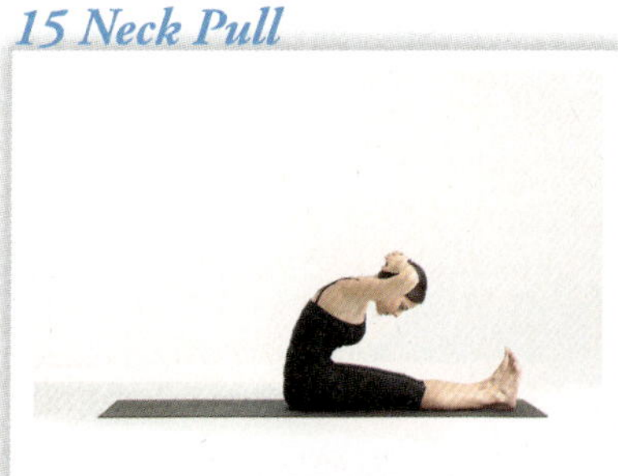

16 Scissors

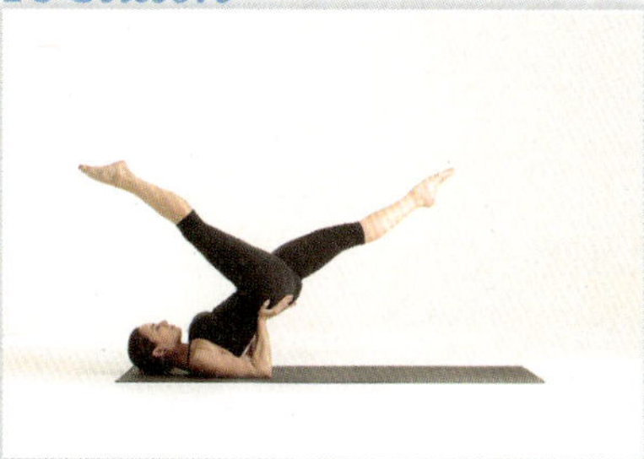

17 Bicycle

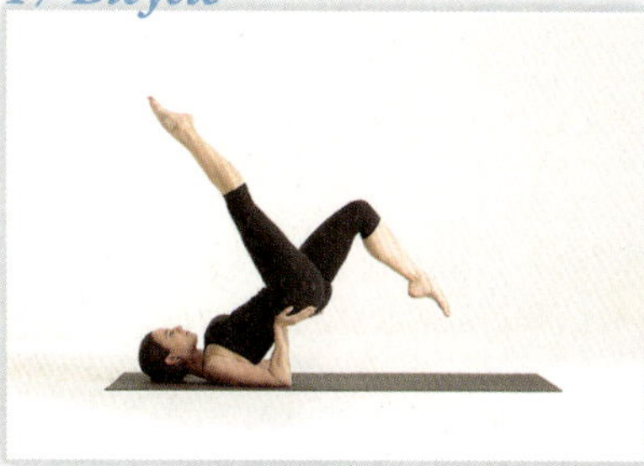

18 Shoulder Bridge

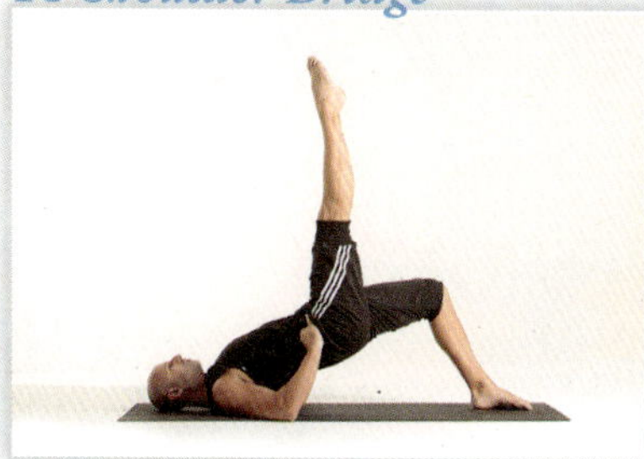

19 Spine Twist

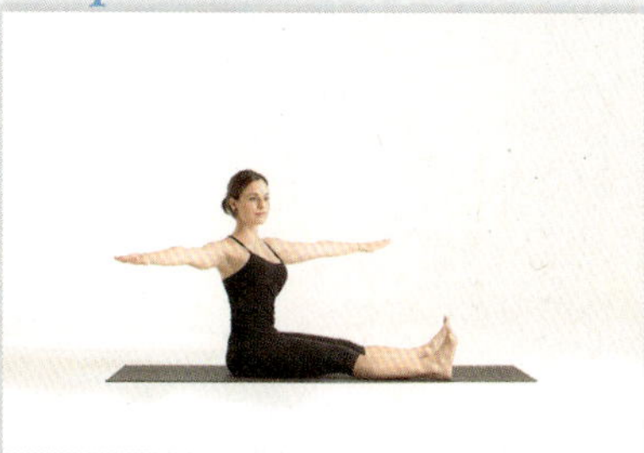

20 Jack Knife

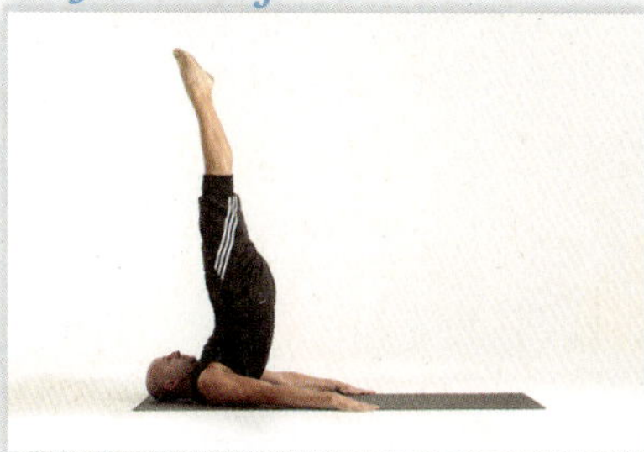

21 Side Kick

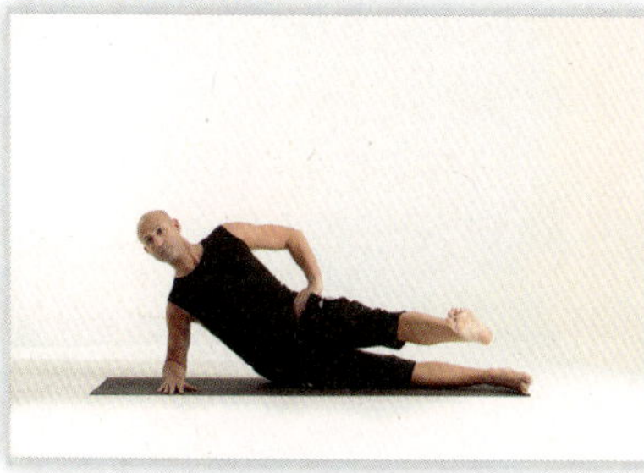

22 Teaser

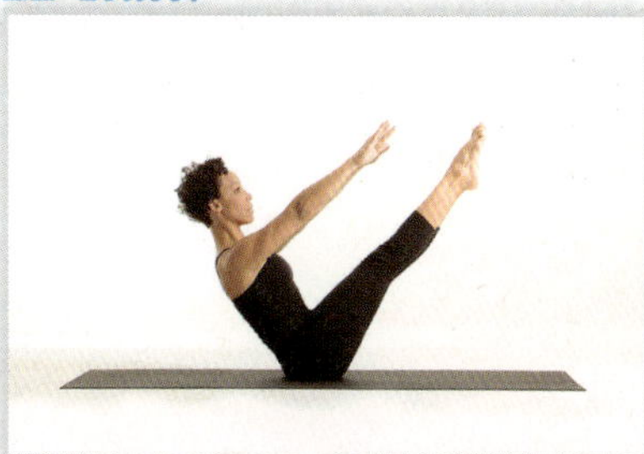

23 Hip Twist

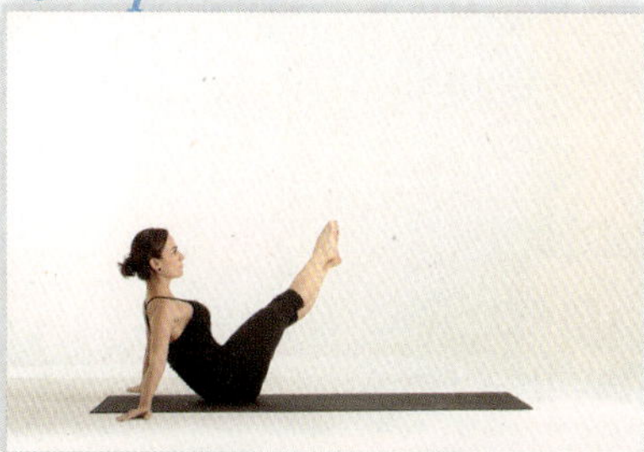

24 Swimming

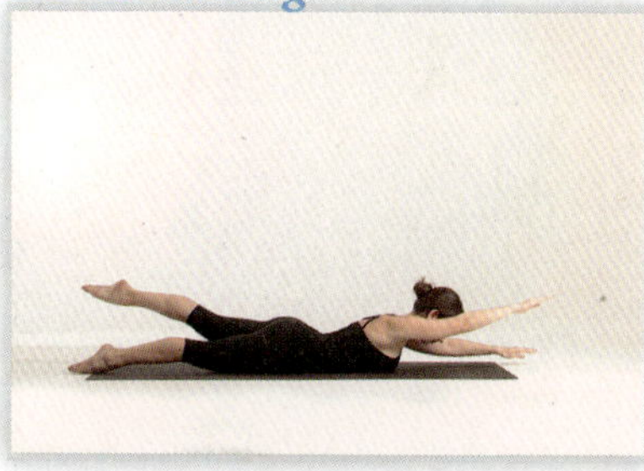

25 Leg Pull Front

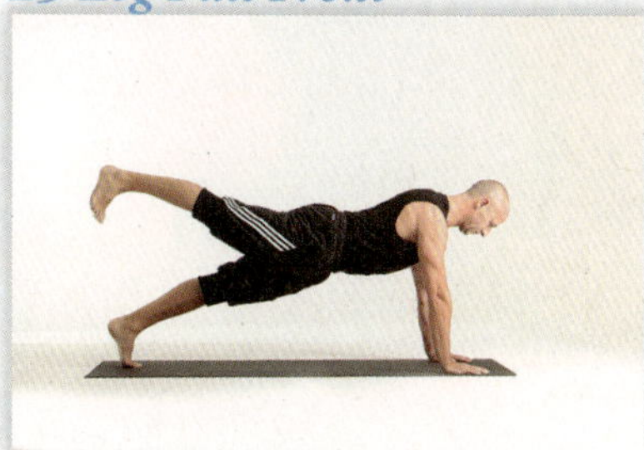

26 Leg Pull

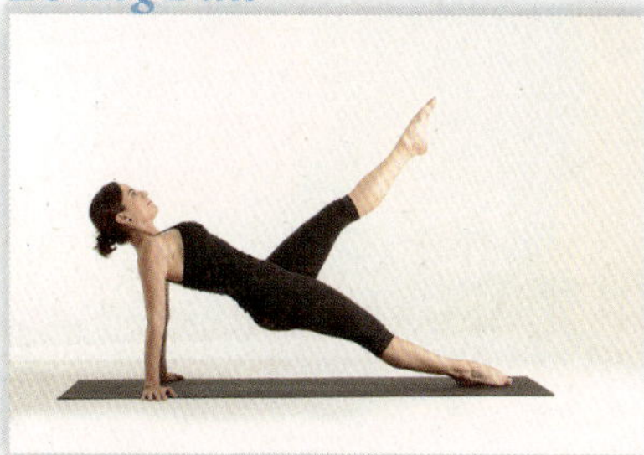

27 Side Kick Kneeling

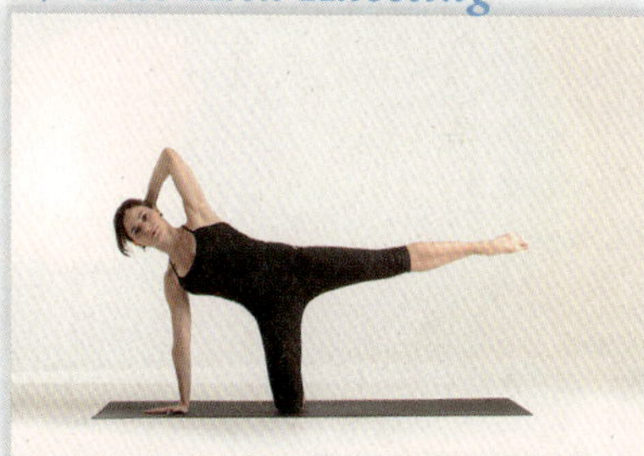

28 Side Bend

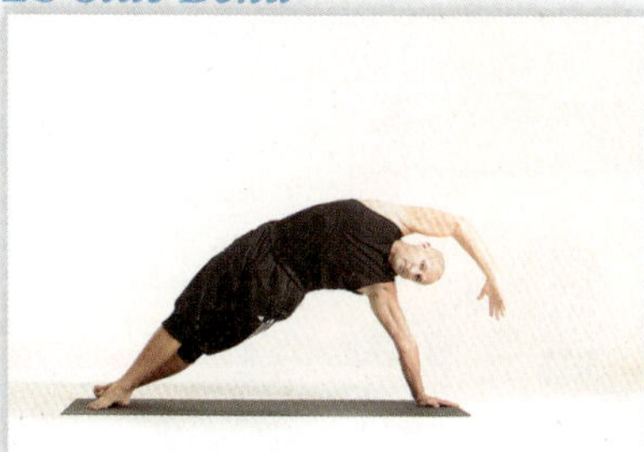

29 Seal

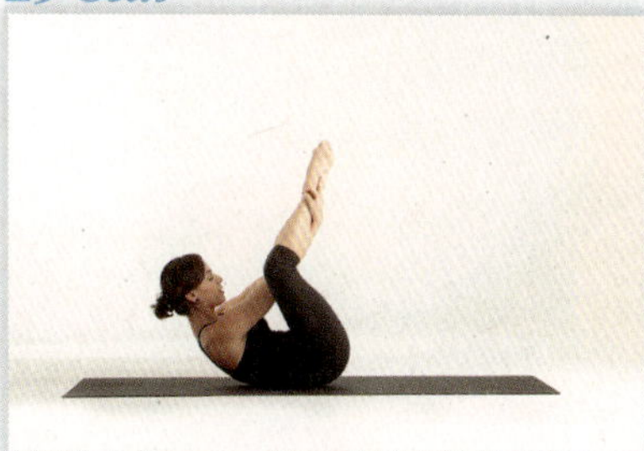

30 Rocking

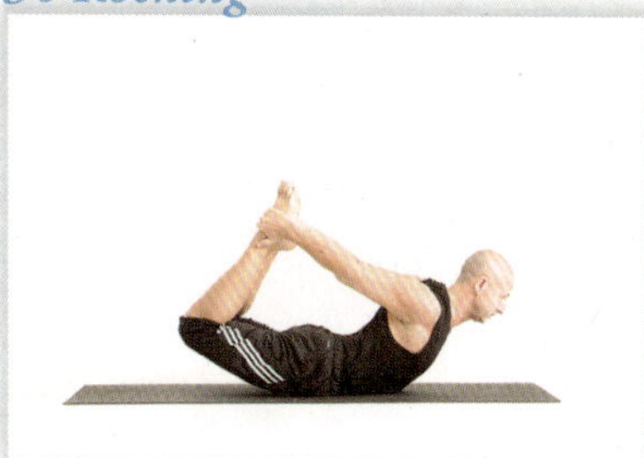

31 Control Balance

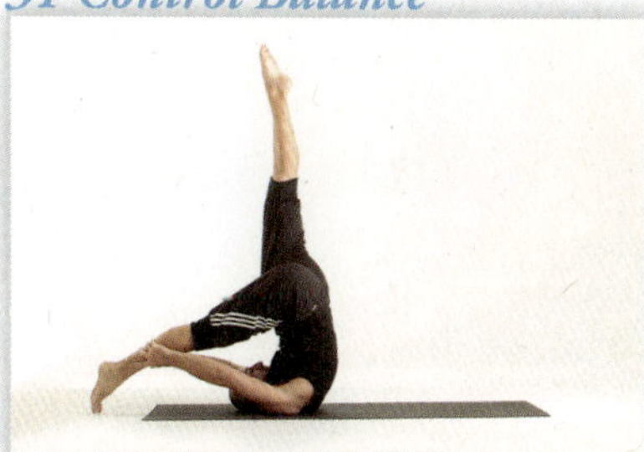

32 Push Up

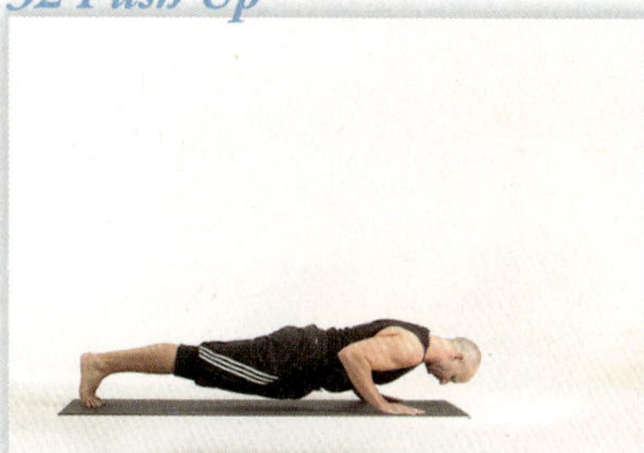

1. 헌드레드 Hundred

배경

Hundred는 유연성이 요구되지 않는 운동이다. Hundred의 주요 문제는 배근육과 엉덩관절 굽힘근, 목 굽힘근 뿐만 아니라, 큰가슴근과 작은가슴근, 넓은등근의 근력이다. 물론, 우리는 이들 부위의 근력을 필요로 하지만, Hundred의 반복 수행은 몸을 앞쪽으로 숙이게 되는 "책상 앉기(desk sitting) 자세"를 더욱 강화시킬 수 있다. 결과적으로, 우리는 반대 포즈를 권장한다; 즉, 그것들의 적응성 단축을 방지하기 위해 운동에 사용되는 주요 근육을 스트레칭한다. 우리는 전통 운동을 보다 안전하고 올바르게 수행하는 여러분의 능력을 촉진시키기 위해 반대 포즈와 스트레칭을 여러분께 제공할 것이다.

주요 관절과 근육

발가락을 쭉 뻗고, 발목을 발바닥굽힘한다. 이 자세를 촉진하기 위해, 1장에 있는 다리의 앞쪽 근육인 폄근군과 발등굽힘근군을 스트레칭을 수행한다. 예제는 "스트레칭 5"이다. 침범된 근육, 특히 장딴지근을 상쇄하고 스트레칭하기 위해 1장에 있는 굽힘근의 스트레칭을 참고한다.

엉덩관절을 굽힘한다. 반대 포즈를 위해 3장의 "넙다리네갈래근/엉덩관절 굽힘근 스트레칭", 스트레칭 25인 "Floor Godzilla"을 참고한다. 넙다리네갈래근과 엉덩관절 굽힘근은 무릎의 폄과 엉덩관절의 굽힘을 유지하기 위해 강하게 작용해야 한다. 그래서 반대 포즈에 스트레칭에 포함시키는 것이 중요하다.

척추. 척추 전체를 굽힘한다. 등뼈와 허리뼈의 반대 포즈를 위해 6장 스트레칭을 참고한다.

척추의 폄은 배곧은근이나 큰가슴근 등과 같은 침범된 근육의 단축을 상쇄시킬 것이다. 스트레칭 41인 "BOSU Back Bend"가 시작하기 좋은 스트레칭이다. 목도 굽힘한다. 반대 포즈로서 스트레칭 70인 "Neck Extension"을 참고한다.

"Hundred"를 수행할 때 어깨는 안쪽돌림되어야 한다. 추천되는 반대 포즈로는, 넓은등근을 위한 스트레칭 5, 큰가슴근을 위한 스트레칭 54, 그리고 안쪽돌림근띠를 위한 스트레칭 59가 있다.

Hundred

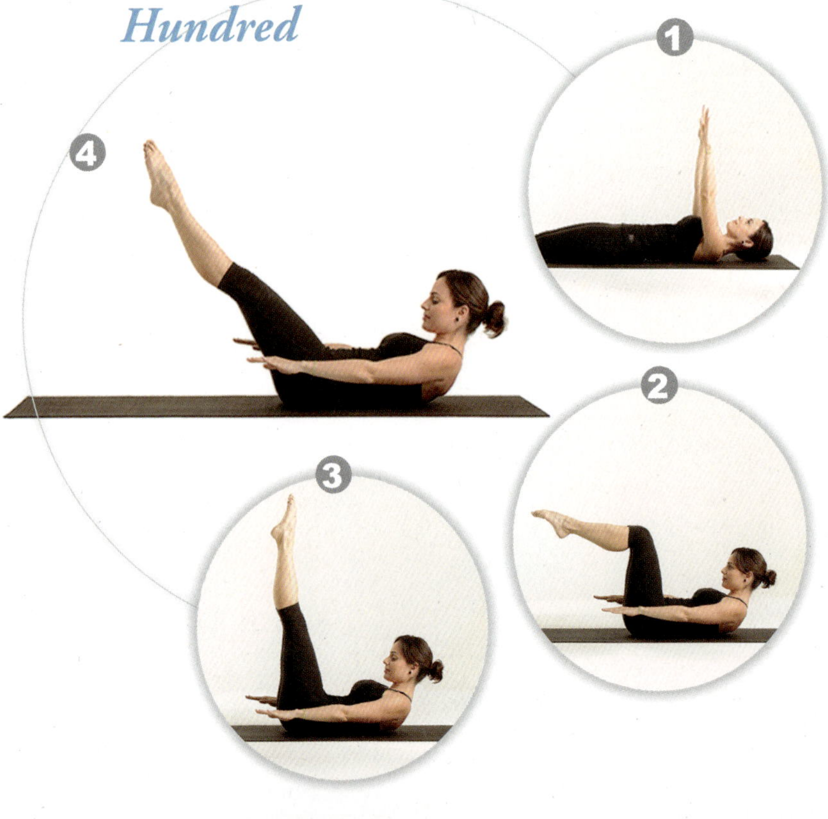

2. 롤 업 Roll Up

배경

Roll Up의 수행은 관절과 근육의 유연성을 필요로 한다. 최종 자세는 "posterior stretch"로 불리는 요가 자세와 비슷하다. 왜냐하면, 신체 뒤쪽에 위치한 근육들의 전체 사슬이 스트레칭되기 때문이다("Roll Up"의 목표가 굽힘을 지지하는 것인 반면, "posterior stretch"의 목표는 최대 굽힘이다). 여러분은 최종 자세에서 편안해지기 전에, 몇 개월 동안 모든 단일 관절 스트레칭을 수행할 필요가 있다. "Roll Up"도 엉덩관절 굽힘근의 동원을 상당히 이용하기 때문에, 여러분이 "Roll Up"을 종종 수행하다면 여러분의 운동 프로그램 안에 정기적인 엉덩관절 굽힘근 스트레칭을 포함시키는 것을 고려한다.

주요 관절과 근육

장딴지 근육의 유연성을 필요로 하는 "Roll Up"를 수행할 때 발목은 발등굽힘된다. 1장의 "굽힘근 그룹 스트레칭"이 발등굽힘을 도울 것이다. 만약 확실하지 않다면, "스트레칭 1"을 수행한다.

이 운동의 여러 단계 동안, 골반을 앞쪽경사하고 무릎을 편한다. 이것을 달성하려면, 뒤넙다리근, 큰볼기근 및 긴모음근이 좋은 유연성을 가져야 한다. "스트레칭 13"이 이 근육들을 정확하게 스트레칭할 것이다.

척추를 강하게 굽힘한다. 허리뼈 부위와 등뼈 부위를 위한 굽힘 스트레칭을 수행할 때, 척추를 여러 부위로 나누어서 수행한다. 먼저, 6장의 "스트레칭 37"과 8장의 "스트레칭 66"을 수행한다.

척추가 보다 편안하게 느껴질 때, 여러분은 목을 포함한 전체 척추를 위해 6장의 굽힘 스트레칭을 계속함으로써 척추로부터 더 많은 것을 요구할 수 있다. 예제는 "스트레칭 40"이다. 여러분이 바로 누워서 다리를 쭉 뻗고 엉덩관절을 90°로 굽힘할 수 있을 때까지, "Roll Up"이 허리뼈 관절에 강한 전단력을 가할 수 있다. 그래서 "Roll Up"을 수행할 때 매우 조심스럽게 수행해야 한다.

우리가 선호하는 "Roll Up"의 반대 포즈는 스트레칭 41인 "BOSU Back Bend"이다. 이것은 척추와 목 뿐만 아니라, 이때 작용하는 큰가슴근과 넓은등근과 같은, 팔과 가슴의 근육을 이완시킨다.

Roll Up

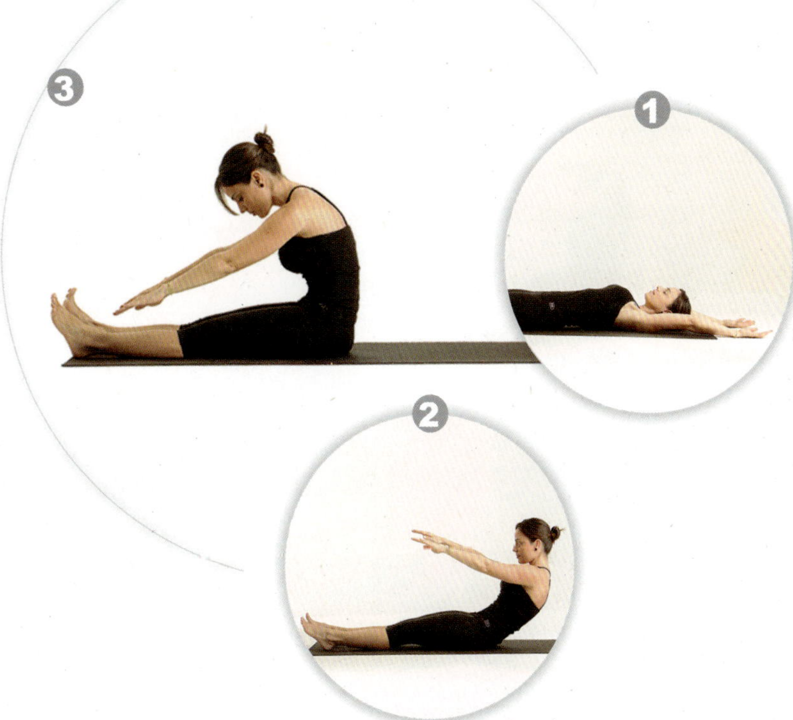

3. 롤 오버 Roll Over

배경

"Roll Over"도 유연성이 요구된다는 점에서 "Roll Up"과 비슷하지만, 몸통과 다리의 무게가 목에 가해진다는 점에서 큰 차이점이 있다; 반면, "Roll Up"의 경우는, 목과 몸통의 무게가 다리 위에 안전하게 가해진다. 여러분은 장딴지근, 뒤넙다리근 및 척추의 유연성 뿐 만 아니라, 이 운동을 달성하려면 아래쪽 목 관절의 굽힘이 거의 90°가 되어야 한다. "Roll Over"을 할 수 없는 사람도 있기 때문에, 다른 사람에게 "Roll Over"를 함부로 권하지 않는다. "긴장" 단락과 "압박" 단락이 그 이유를 설명할 것이다. 이것을 시도하기 전에 여러분의 선생님과 의논한다. 사진 3과 4의 자세는 요가의 "plough pose"와 비슷하다. 최근의 책인 "The Science of Yoga: the Risks and the Rewards"에서, William Board는 이 자세를 취할 때 뇌졸중이 발생한 사례를 제시했다. 그래서 "Roll Over"를 수행할 때 조심스럽게 선생님과 함께 수행한다.

주요 관절과 근육

이 운동의 가장 어려운 단계 동안 무릎을 펴하고, 엉덩관절을 굽힘 90-100°사이로 배치한다. 허벅지 뒤쪽과 엉덩관절의 근육은 이것을 촉진하기 위해 스트레칭을 필요로 한다. 엉덩관절 각도를 완전하게 구현하는 "스트레칭 4"인 "One-Leg Dog Pose"를 수행한다.

특별히 목을 강조하면서 척추를 굽힌다. 먼저, 8장의 "스트레칭 66"인 "Neck Flexion" 스트레칭을 수행한다. 만약 편안하다면, 스트레칭 40인 "Spinal Flexion" 스트레칭을 수행한다.

어깨를 약간 뒷당김하고, 아래팔을 엎침한다. 안전을 위해, 이런 뒷당김은 매우 중요하다. 왜냐하면 체중을 어깨뼈로 분산해야 하기 때문이다. 엎침을 위해, "스트레칭 64"을 수행한다. 어깨뼈 뒷당김을 더욱 촉진시키기 위해, "스트레칭 57"인 "Pectoralis Minor and Anterior Deltoid"를 수행한다. 7장의 "Biceps Brachi"를 위해 "스트레칭 56"을 수행한다.

팔이음뼈를 안정화시키는 중간등세모근과 마름근을 위한 반대 포즈는 스트레칭 39인 "Cat" 스트레칭이다. 척추를 위해, 스트레칭 42의 "Cobra"를 수행한다.

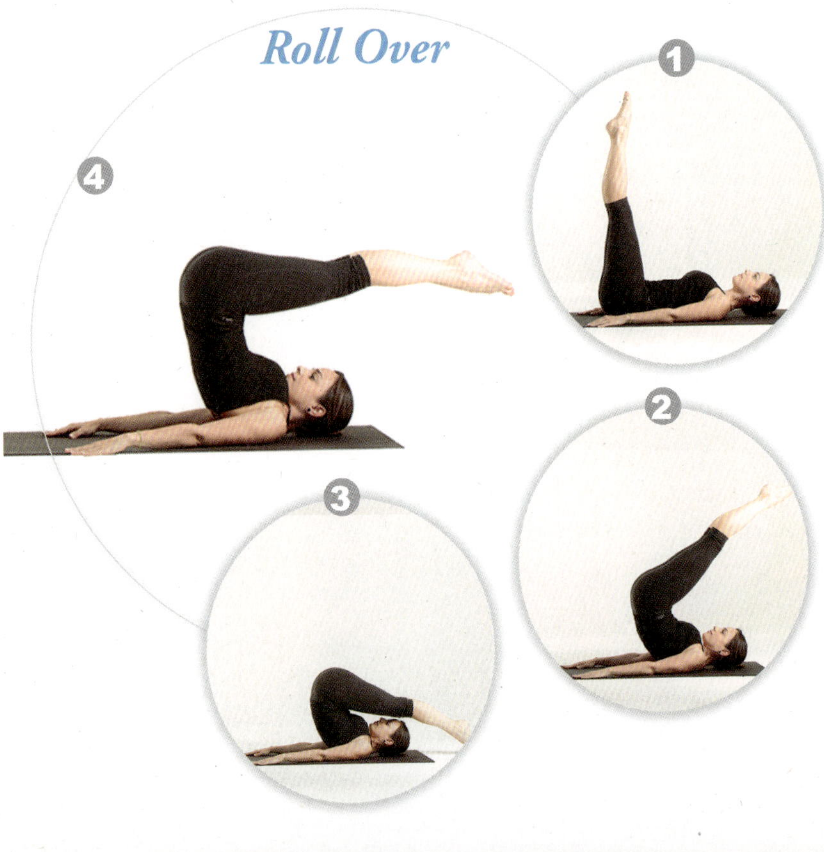

4. 뒤로 굴리기 Rolling Back

배경

"Rolling Back"를 수행할 때, 무릎, 엉덩관절 및 몸통 굽힘의 타이트 자세에서 몸은 안정성을 유지한다. 유연성이 요구될 필요는 없지만, 넙다리네갈래근과 큰볼기근의 스트레칭이 이 자세에 편안하게 도달하는데 도움을 줄 것이다. "Hundred"처럼, "Rolling Back"의 자세는 일상생활에서 자주 이루어진다. 이런 이유 때문에, 우리는 이 운동을 수행한 후, 반대 포즈를 몇 가지 추천한다.

주요 관절과 근육

엉덩관절을 심하게 굽힘하지만, 무릎관절도 굽힘하기 때문에 뒤넙다리근이 스트레칭되지 않는다. 오히려, 여기에서는 큰볼기근과 큰모음근이 더 많은 유연성을 필요로 한다. "Rolling Back"를 정확하게 수행하기 위해, 특별히 스트레칭 14인 "Hamstring Glute Partner"를 시도해 본다.

척추를 심하게 굽힘하지만, 다른 매트 운동만큼 많은 하중이 가해지지 않는다.

"Rolling Back"를 위한 준비로서, 여러분이 6장의 굽힘 스트레칭 중에서 선호하는 스트레칭을 수행한다.

반대 포즈를 위해, 우리는 "스트레칭 22"인 "Kneeling Hip Flexors" 스트레칭을 권장한다. 목과 척추의 굽힘에 균형을 맞추기 위해, "스트레칭 41"인 "BOSU Back Bend"을 수행한다. 건강한 척추를 가진 숙련된 학생들은 "스트레칭 42"인 "Cobra" 자세를 취할 수 있다.

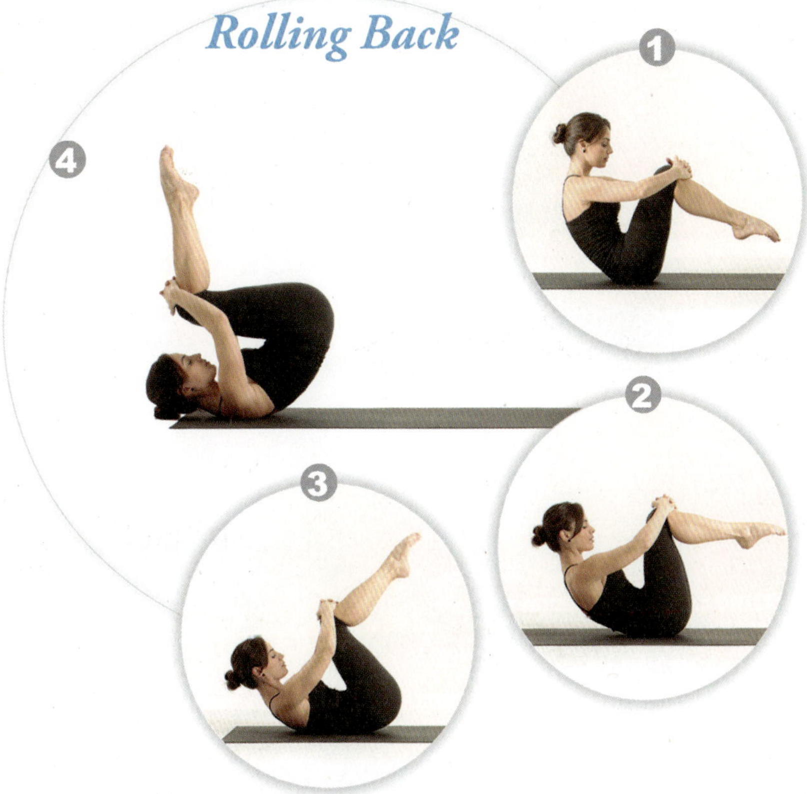

5. 원 레그 써클 One Leg Cirlce

배경

양쪽 방향으로 수행되는 서클은 휘돌림으로 알려진 움직임을 필요로 한다: 굽힘, 벌림, 폄 및 모음이 결합하여 하나의 기능적인 움직임을 일으켜야 한다. 운동의 현대적 해석은 골반이 안정되게 유지되어야 함을 필요로 한다. 골반과 엉덩관절의 어떤 근육이 수축해도 골반 움직임을 일으킬 수 있기 때문에, 골반의 안정화는 운동 수행에 있어 유연성을 더 필요로 한다. 그러므로 우리는 2가지 선택을 가지고 있다: 제한된 범위 내에서 휘돌림을 수행하는 것이나 또는 큰 가동범위를 위해 유연성을 발달시키는 것과 그리고 엉덩관절 근육과 관절을 위해 더 큰 이점을 얻는 것이다. 우리는 후자를 다룰 것이다.

주요 관절과 근육

엉덩관절은 굽힘, 벌림, 모음 및 폄이 복합된 움직임을 할 것이다; 비록 운동을 하는 동안 실제로 다리가 골반에 대해 폄된 자세로 움직이지 않지만.

엉덩관절의 굽힘은 뒤넙다리근, 큰모음근 및 큰볼기근의 유연성을 필요로 한다. "One Leg Circle"에서 엉덩관절의 모음은 벌림근의 유연성을 필요로 한다; 특히, 중간볼기근과 작은볼기근, TFL과 궁둥구멍근이다. 스트레칭 15인 "Hamstring" 스트레칭은 이러한 모든 움직임을 완벽하게 구현한다.

엉덩관절의 모음은 모음근들의 유연성을 필요로 한다. 5장은 이들 근육 중의 몇몇 모음근의 스트레칭을 다루고 있고, 다리의 정확한 각도에 따라 스트레칭되는 근육들이 따라질 수 있다. 이 운동의 성공을 위해, 5장의 "스트레칭 35와 36"을 수행한다.

반대 포즈: 여러분은 "One Leg Circle"을 수행할 때 엉덩관절 굽힘근이 매우 강하게 작용한다는 것을 알게 될 것이다. 그래서 엉덩관절 굽힘근은 좋은 스트레칭을 받아야 한다. "스트레칭 21"은 1 관절 엉덩관절 굽힘근과 2 관절 엉덩관절 굽힘근을 모두 이완시킬 것이다.

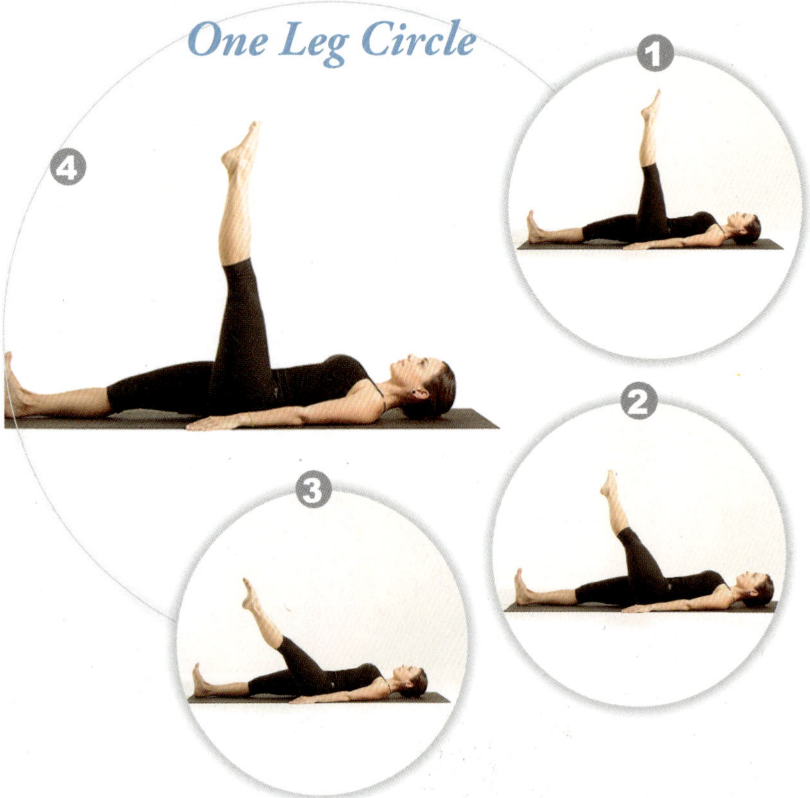

6. 원 레그 스트레치 One Leg Stretch

배경

이름과는 달리, "One Leg Stretch"는 주로 근력을 강화하는 운동이다. 강화되는 주요 근육은 엉덩관절 굽힘근과 넙다리네갈래근, 배근육 그룹과 가슴/목의 앞쪽 근육 등이다. 배벽의 타이트니스, 특히 배곧은근의 타이트니스는 앞쪽으로 굽힘된 자세 뿐 만 아니라, 더 깊고 더 중요한 배근육의 억제(이완)를 초래할 수 있다. 이런 문제를 이겨내기 위해, 우리는 "One Leg Stretch"를 완수하고, 침범된 주요 근육과 관절을 보상하고 완화시키기 위해 반대 포즈의 시리즈를 추천한다.

주요 관절과 근육

"One Leg Stretch" 동안 발목은 발바닥굽힘한다. 이런 긴장을 상쇄시키기 위해 1장의 "장딴지 근육 스트레칭"을 수행한다. 발바닥굽힘을 촉진시키기 위해, "스트레칭 5"를 수행한다.

"One Leg Stretch"를 하는 동안, 무릎은 굽힘과 폄을 한다. 3장의 스트레칭은 엉덩관절 굽힘근과 넙다리네갈래근의 놀라운 이완을 제공할 것이다. "스트레칭 21"이 가장 효율적이고, 한번의 운동으로 2개 근육군을 스트레칭한다. 엉덩관절 폄근을 위해서는, "스트레칭 19"를 수행한다.

"One Leg Stretch"를 수행할 때, 척추는 굽힘된 자세를 취한다.

반대 포즈로서 배근육을 늘이기 위해 6장의 강한 배근육 스트레칭을 수행한다. "스트레칭 41"인 BOSU 위에서 수행되는 "Seated Back bend"가 시작하기 좋은 스트레칭 중의 하나이다. 이것은 운동 내내 등척성으로 수축하는 앞쪽 목 근육을 스트레칭할 것이다.

어깨(오목위팔관절로도 불리는)는 "One Leg Stretch" 동안 굽힘하고 모음한다. 큰가슴근이 "One Leg Stretch" 동안 강하게 작용한다. 그래서 큰가슴근을 스트레칭해야 한다. 반대 포즈로서 7장의 스트레칭 55인 "Pec Stretching"을 수행한다.

One Leg Stretch

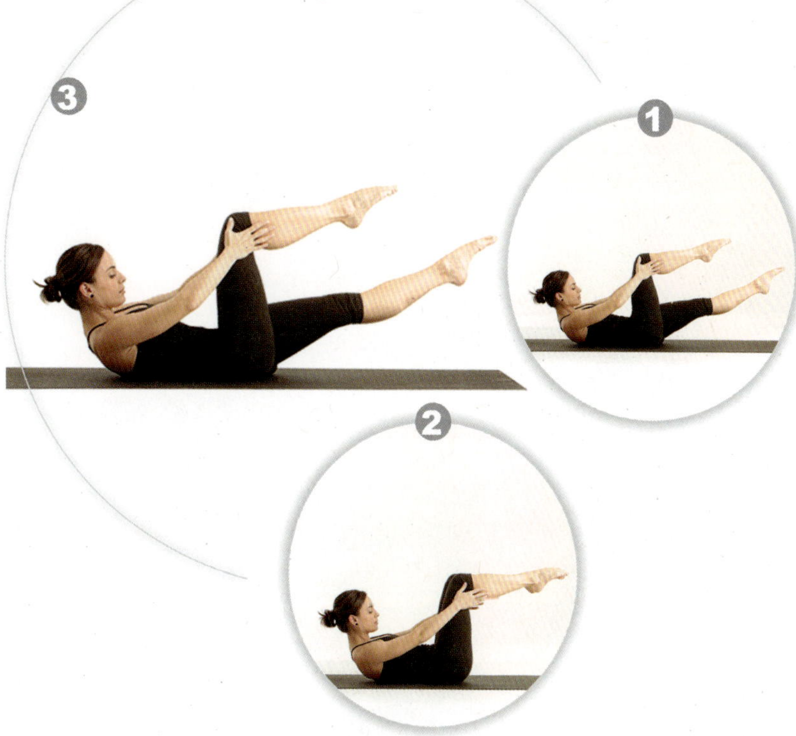

7. 더블 레그 스트레치 Double Leg Stretch

배경

"One Leg Stretch"과 마찬가지로, "Double Leg Stretch"도 유연성보다는 근력을 더 요구한다. 근력의 요구가 증가되는데, 그 이유는 양쪽 다리를 동시에 몸으로부터 뻗기 때문이다. 무릎, 엉덩관절 및 척추의 굽힘이 필요하고, "One Leg Stretch"과 마찬가지로, 반대 포즈를 권장한다. 반대 포즈를 위해, "One Leg Stretch"에서 설명된 모든 권장 사항을 준수하기 바란다.

주요 관절과 근육

엉덩관절을 굽힘한다. 이것은 좋은 관절 가동범위 뿐 만 아니라, 큰볼기근, 뒤넙다리근 및 긴모음근의 유연성을 필요로 한다. 스트레칭 14인 "Hamstring" 스트레칭은 이 근육들을 위한 훌륭한 복합 스트레칭 방법이다. 여기에서 "복합"의 의미는 동시에 3개의 근육을 스트레칭한다는 것이다. 4장과 5장의 어떤 스트레칭도 이것을 도와줄 수 있다.

척추는 운동 내내 굽힘되어야 한다. 스트레칭 39인 "Cat" 스트레칭이 이런 운동을 잘 수행하기 때문에, "Cat" 스트레칭을 수행한다.

반대 포즈. 배근육, 엉덩관절과 목의 굽힘근 등을 포함해, 몸 앞쪽에 있는 모든 근육들이 "Double Leg Stretch" 하는 동안 작용할 것이다. 스트레칭 41인 "BOSU Back Bend"가 효율적인 반대 포즈를 제공할 것이다.

"Double Leg Stretch"를 수행한 이후에는 엉덩관절 굽힘근이 피로해질 것이고, 통증이 발생할 수 있다. 그래서 우리는 스트레칭 21인 "Kneeling Hip Flecor" 스트레칭을 추천한다.

부가적으로, 반복적인 발 뻗음이 장딴지근과 가자미근을 단축시킬 수 있기 때문에, 스트레칭 3인 "Lying Calf with Strap"를 수행한다.

Double Leg Stretch

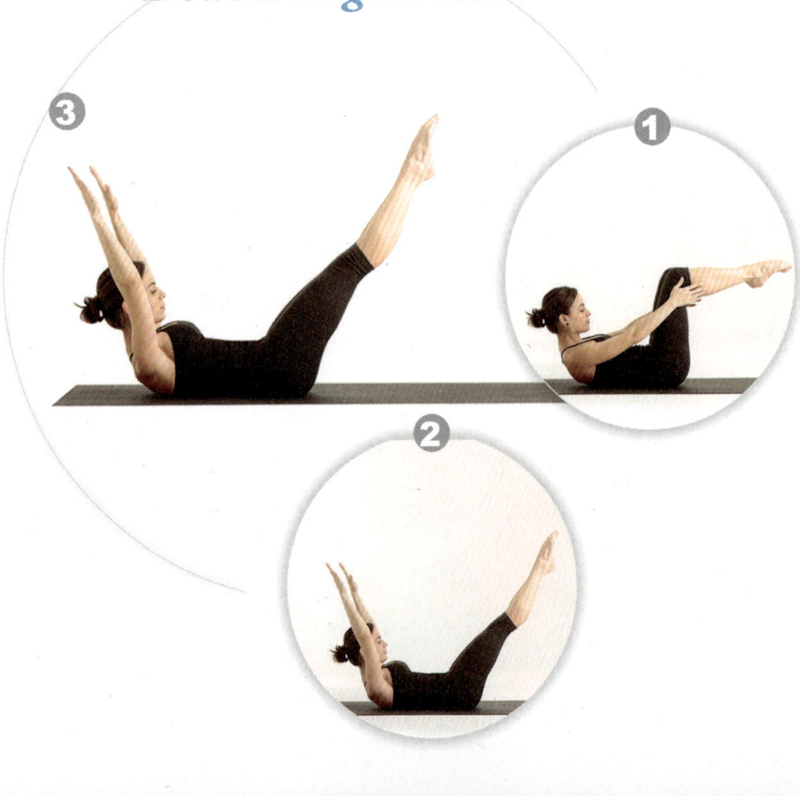

8. 스파인 스트레치 Spine Stretch

배경

"Spine Stretch"은 또 다른 굽힘 운동이다. 이것은 "Roll Over"와 비슷하지만, 배근육의 작용을 덜 필요로 한다. 안정화를 위해, 초기 자세는 척주세움근, 엉덩관절 굽힘근, 배근육 및 허리네모근의 작용을 필요로 한다. 그래서 이들 근육에 대한 반대 포즈를 권장한다. 최종 자세는 척추 뒤쪽 근육, 장딴지 근육, 뒤넙다리근 및 큰볼기근의 뚜렷한 유연성을 필요로 한다. 발 사이로 뻗을 수 있도록 특히 넓은등근, 위팔세갈래근의 긴갈래 및 마름근도 중등도의 신장성을 필요로 한다. 우리는 이들을 위해 몇 가지 스트레칭도 살펴볼 것이다.

주요 관절과 근육

장딴지 근육이 길어지도록, 운동 내내 발목은 발등굽힘을 유지해야 한다. 장딴지 근육을 위해 앉은 자세에서 운동을 시작한다. 스트레칭 3처럼, 스트랩을 발에 배치하기도 한다.

골반을 뒤쪽경사하고 무릎을 편다. 이런 자세는 결과적으로 뒤넙다리근 그룹과 큰볼기근을 스트레칭한다. 폼롤러를 이용한 "스트레칭 12"을 수행한다. 이 스트레칭은 정확한 운동의 요구를 원한다.

척추는 굽힘한다. 그래서 6장에 있는 굽힘 스트레칭 자세 중 아무 자세나 취한다. "스트레칭 37"은 그 자세를 정확하게 따라한다. 부가적으로, 스트레칭 66과 같이 "8장. 목"에 있는 목을 위해 앉은 자세에서 이루어지는 굽힘 스트레칭들을 수행한다.

어깨를 굽힘하여 발까지 손을 뻗는 운동은 넓은등근과 위팔세갈래근 긴갈래의 적절한 유연성을 필요로 한다. 넓은등근을 위해, 특히 "스트레칭 53"을 참고한다. 위팔세갈래근 긴갈래를 위해, 7장의 "스트레칭 58"을 수행한다. 마름근의 경우에는 스트레칭 48인 "Pull and Push"가 가장 좋다. 이것은 어깨뼈의 내밈을 가능하게 만든다.

엉덩관절 굽힘근에 대한 반대 포즈는 3장에서 설명되고 있다. 엉덩관절 굽힘근은 몸통을 다리 쪽으로 당김한다.

척추와 복부를 위해, 스트레칭 42의 "Cobra" 스트레칭을 수행한다.

Spine Stretch

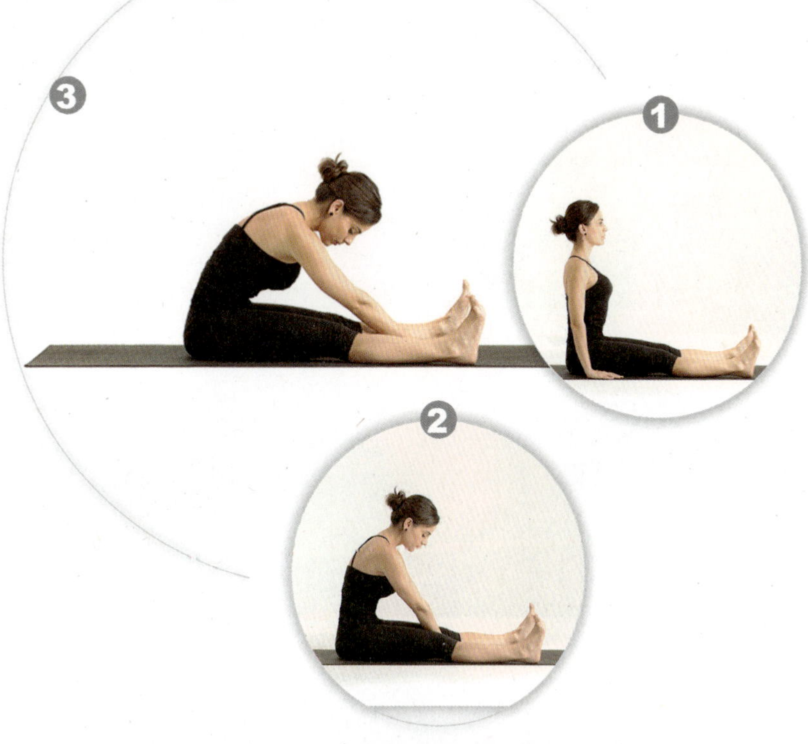

9. 락커 위드 오픈 레그 Rocker with Open Legs

배경

이 운동은 근력, 균형 및 협응 이외에, 몸통의 굽힘 뿐 만 아니라, 다리의 벌림도 요구한다. 운동 내내 유지되는 엉덩관절 굽힘 자세를 위해 강하게 엉덩관절 굽힘근이 작용한다. 여러분이 수행을 마무리할 때, 엉덩관절 굽힘근을 길게 늘이는 반대 포즈를 취하는 것이 좋다.

주요 관절과 근육

엉덩관절은 벌림되고, 모음근 그룹의 유연성을 필요로 한다. 5장의 어떤 동작도 좋은 준비와 장기적인 향상을 제공할 것이다. 부가적으로, 안쪽 뒤넙다리근이 이 운동을 위한 스트레칭을 필요로 한다. 5장의 스트레칭 33인 "Kneeling Shot Long"을 수행한다. 이 운동은 모음근과 안쪽 뒤넙다리근 모두를 스트레칭할 것이다.

앞뒤로 움직이는 동안 척추는 굽힘 자세를 취해야 한다. 이것을 위한 준비로서 여러분이 좋아하는 6장의 굽힘 스트레칭을 수행한다. 목을 위해 "8장의 목 굽힘 스트레칭"을 선택한다. "스트레칭 66"이 좋은 예이다.

이런 운동 동안 목뼈의 과도한 굽힘을 알아야 하는데, 그 이유는 체중이 목뼈에 직접적으로 가해질 수 있기 때문이다. 운동의 적합성에 대해 선생님과 함께 의논하고, 아래의 사진 4의 자세를 확인한다; 여러분은 어깨 위까지만 롤링해야 하고, 더 이상 롤링해서는 안 된다.

엉덩관절 굽힘근을 위한 반대 포즈는 3장에서 선택될 수 있다. 부가적으로, 여러분은 스트레칭 41"처럼 다른 방향으로 척추를 펴하기 위해, " BOSU 위에서 뒤쪽 굽힘을 할 수 있다.

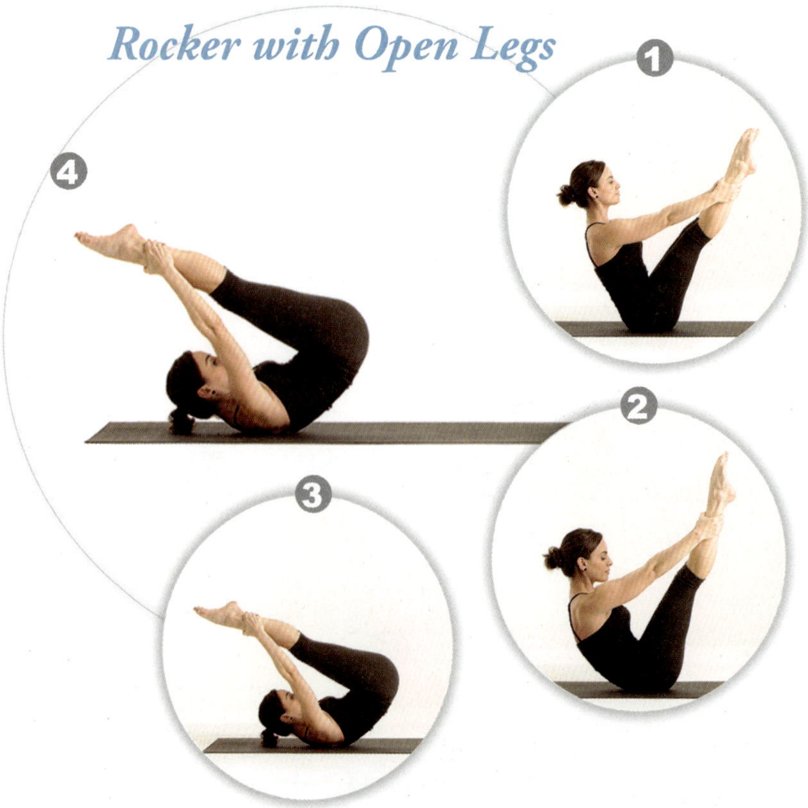

10. 코르크 스크루 Cork Screw

배경

"Cork Screw"는 상체와 어깨를 매트에 붙이기 위해 허리뼈의 굽힘, 강한 엉덩관절 굽힘근의 수축과 넓은등근과 척주세움근의 상당한 작용을 필요로 한다. 만약 이들 근육이 타이트하면, 작은가슴근과 위팔두갈래근이 어깨뼈가 매트에 편평하게 닿는 것을 방해할 것이다. 여러분은 이 운동을 위한 준비로서 누운 자세를 취할 때 어깨가 어디에 놓이는지를 관찰한다. 만약 어깨가 매트로부터 떨어지는 경향을 가진다면, 아래의 권장사항을 수행한다. 어깨는 안쪽돌림될 필요가 있다. 이런 자세를 촉진하기 위해, 아래의 권장사항을 수행한다.

주요 관절과 근육

엉덩관절을 굽힘한다. 이 자세를 촉진하기 위해, 뻗은 다리의 뒤넙다리근 스트레칭을 참고한다. "스트레칭 16"이 좋은 예이다.

허리뼈가 굽힘되어 있기 때문에, 준비 자세로서 6장의 스트레칭 38인 "Dangler"를 수행한다.

양쪽 어깨는 매트에 밀착되어야 한다. 이 자세가 가능하도록 작은가슴근을 위한 "스트레칭 57"과 위팔두갈래근을 위한 "스트레칭 56"을 수행한다.

부가적으로, 이 자세를 촉진하기 위해, "스트레칭 60"으로 가쪽 돌림근띠를 스트레칭한다.

척추를 위한 반대 포즈는 6장의 굽힘 운동을 포함할 수 있다. 부가적으로, 허리뼈 폄을 위해 스트레칭 42의 "Cobra"를 수행한다.

넓은등근과 몸통 근육을 위한 이완된 반대 포즈는 "스트레칭 53"이다.

어깨를 위한 반대 포즈는 안쪽 돌림근띠를 위한 "스트레칭 61"이다.

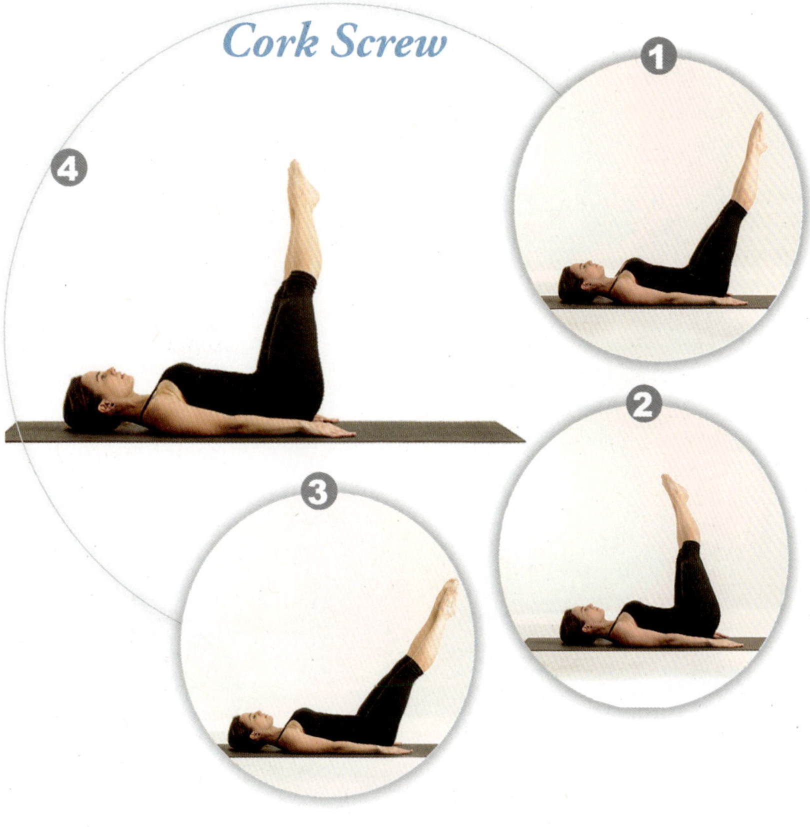

11. 쏘우 Saw

배경

"Saw"는 척추의 돌림과 굽힘의 결합이다. 운동 내내 양쪽 다리는 벌림되고 무릎은 폄되어야 한다. 똑바른 앉은 자세를 취하기 위해서는, 모음근과 뒤넙다리근의 유연성이 요구된다. "Saw"의 올바른 수행은 간단한 것처럼 보이지만, 아래에서 설명되는 관절 가동범위와 근육의 유연성을 필요로 한다.

주요 관절과 근육

발목을 발등굽힘한다. 먼저, 스트레칭 2인 "Standing Calf"를 수행하고, 그 다음 스트레칭 4인 "One Leg Dog Pose"와 같은 강한 운동으로 진행한다.

무릎을 폄한다. 이 자세로 일어나 앉기 위해서는, 2장의 스트레칭 16인 "Straight–Leg Hamstring" 스트레칭을 수행한다.

모음근의 좋은 유연성을 요구하는 엉덩관절 벌림을 수행한다. 준비 자세로서 5장의 "Seated Straight Leg" 스트레칭이나 "Lying Straight Leg" 스트레칭을 수행한다. 스트레칭 34가 완벽한 스트레칭이다.

척추는 돌림과 굽힘한다. 뻗은 다리에 어려움을 주지 않는 돌림과 굽힘의 결합 운동은 6장의 스트레칭 48인 "Pull and Push"이다.

부가적으로, 여러분은 6장의 스트레칭 45인 "Seated Rotation" 스트레칭만으로 돌림을 수행할 수 있다. 6장의 "Spinal Flexion" 스트레칭이 "Saw"의 최종 자세를 촉진한다. 스트레칭 37인 "Accelerator" 스트레칭을 수행한다.

"Saw"의 반대 포즈는 스트레칭 38의 "Dangler"이다(척주세움근이 "Saw"에서 강하게 작용하기 때문에, 좋은 매달기 자세가 보상해 준다). 허리뼈 굽힘과 반대되는 동작을 위해, 스트레칭 42의 "Cobra"를 수행한다. 뒤넙다리근이 타이트하면, 여러분은 엉덩관절 굽힘근에서 통증을 느낄 수 있는데, 그 이유는 여러분을 똑바로 일으켜 세울 때 엉덩관절 굽힘근이 강하게 작용하기 때문이다. 치료 수단으로써 스트레칭 22를 수행한다.

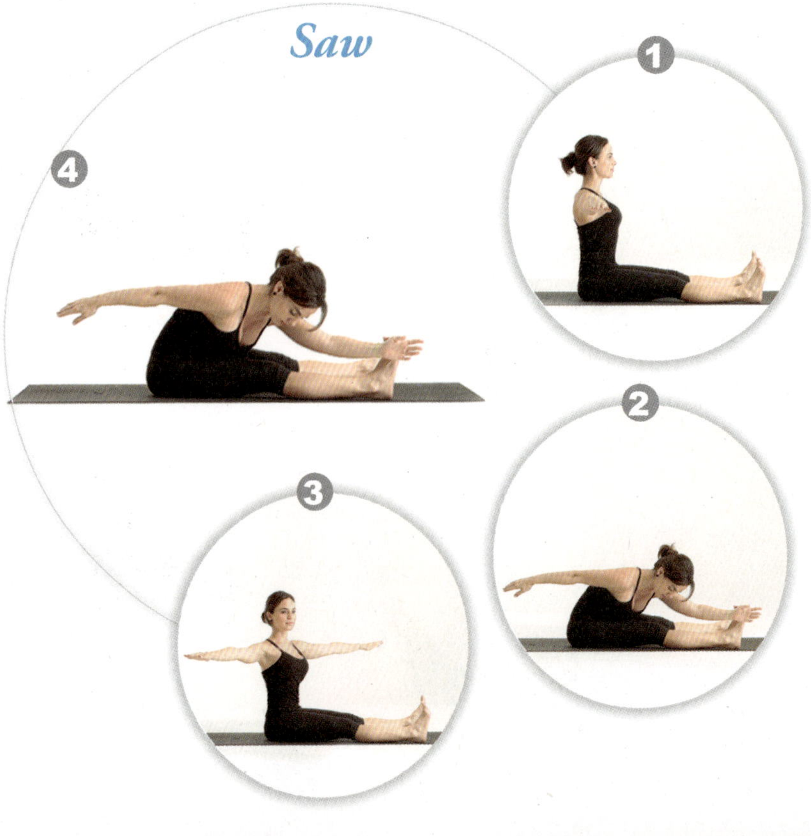

12. 스완 다이브 Swan Dive

배경

수정 버전에서는, 등뼈와 허리뼈가 폄되고, 가슴이 열리고, 엉덩관절이 폄된다. 부가적으로, 발목은 종아리 앞쪽 근육의 유연성을 요하는 발바닥굽힘을 한다. 만약 여러분이 뻣뻣하다면, 몇 달 동안 첫 자세와 두 번째 자세만을 수행하길 원할 것이다. 만약 이런 폄 자세를 취할 때 허리가 불편하다면, 조언을 듣기 위해 선생님께 상의해 본다.

주요 관절과 근육

발목을 강하게 발바닥굽힘한다. 이것은 장딴지 근육의 근력을 필요로 하지만, 종아리 앞쪽 근육의 적절한 유연성도 필요로 한다. 준비 자세로서 "스트레칭 21"을 수행한다. 비록 그것이 3장에 수록되어 있지만, 종아리 근육을 스트레칭한다.

최종 자세는 엉덩관절을 폄하고, 볼기근의 근력을 강화하지만, 엉덩관절 굽힘근과 같은 반대쪽 근육의 유연성도 요구한다. 이런 움직임을 수행할 수 있도록 3장의 "Hip Flexor" 스트레칭을 수행한다.

Swan Dive의 마지막 단계는 척추를 완전히 폄해야 하기 때문에, 이것을 시도하기 전에 몇 가지 지지된 폄 운동을 수행한다.

스트레칭 41처럼, BOSU 위에서 이루어지는 허리의 폄은 안전한 방법이고, 6장에서 볼 수 있다. 만약 여러분이 이런 동작을 할 때 편안하다면, 처음에는 양 팔을 넓게 벌린 스트레칭 42의 "Cobra" 동작을 수행하고, 점차 강한 버전으로 진행한다.

가슴에는 실제적인 관절이 없지만, "Swan Dive"를 할 때 팽창되어야 한다. "BOSU Back Extension"이 이것을 도와 주겠지만, 줄 것이지만, 가슴근(큰가슴근과 작은가슴근)의 유연성이 있어야 한다. 7장의 "스트레칭 54"를 수행한다.

척추를 굽힘하기 위해, "Swan Dive"의 반대 포즈인 스트레칭 38인 "Dangler"를 취한다.

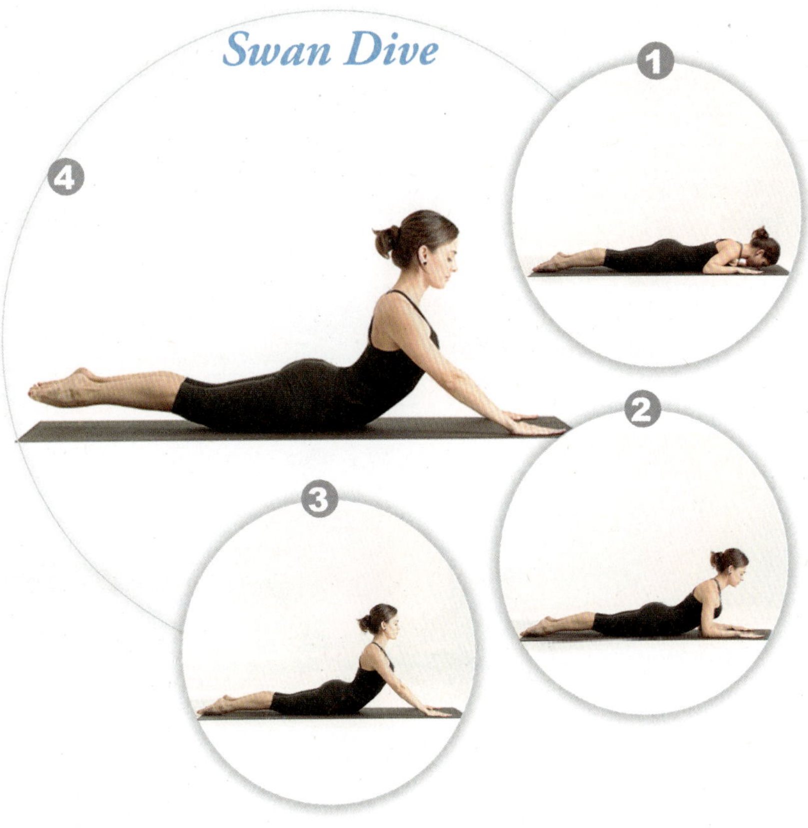

13. 원 레그 킥 One Leg Kick

배경

"One Leg Kick"은 협응과 조절을 필요로 하는 운동이다. 무릎을 굽힐 때, 뒤넙다리근이 작용한다. 그런 다음, 갑자기 넙다리네갈래근이 작용하여 그 운동을 중단시킨다. 척추는 운동 내내 중등도의 폄을 일으킨다. 무릎을 굽힐할 때, 움직임을 허용하기 위해 넙다리네갈래근이 늘어나야 하고, 허리뼈와 골반에 가해지는 넙다리곧은근의 당김을 제한해야 한다.

주요 관절과 근육

척추, 특히 허리뼈는 폄을 유지해야 한다. 이런 자세를 촉진하기 위해 6장의 지지된 뒤쪽 굽힘을 수행한다. 지지된 자세는 "One Leg Kick"을 할 때보다 척추와 척추 구조물에 가해지는 압박 하중을 줄일 수 있다. 엉덩관절 굽힘근이 타이트하다면, 엉덩관절 굽힘근이 폄된 허리뼈를 불편하게 만들 것이다. 1 관절 엉덩관절 굽힘근과 2 관절 엉덩관절 굽힘근을 늘이기 위해, 파트너와 함께 "스트레칭 23"을 이용하여 먼저 엉덩관절 굽힘근을 스트레칭한다.

무릎을 굽힘한다. 이것을 촉진하기 위해 3장에 있는 넙다리네갈래근 스트레칭 중의 하나를 수행한다. 만약 여러분이 "스트레칭 23"을 수행했다면, 여러분은 2번째 운동을 수행할 필요가 없다.

뒤넙다리근과 허리 근육을 위한 반대 포즈를 취하는 것이 현명한 방법일 수 있다. 스트레칭 12의 "Foam Roller Hamstring"을 수행한다. 이것은 허리 근육, 뒤넙다리근 및 장딴지 근육을 동시에 늘이는 훌륭한 스트레칭 방법이다.

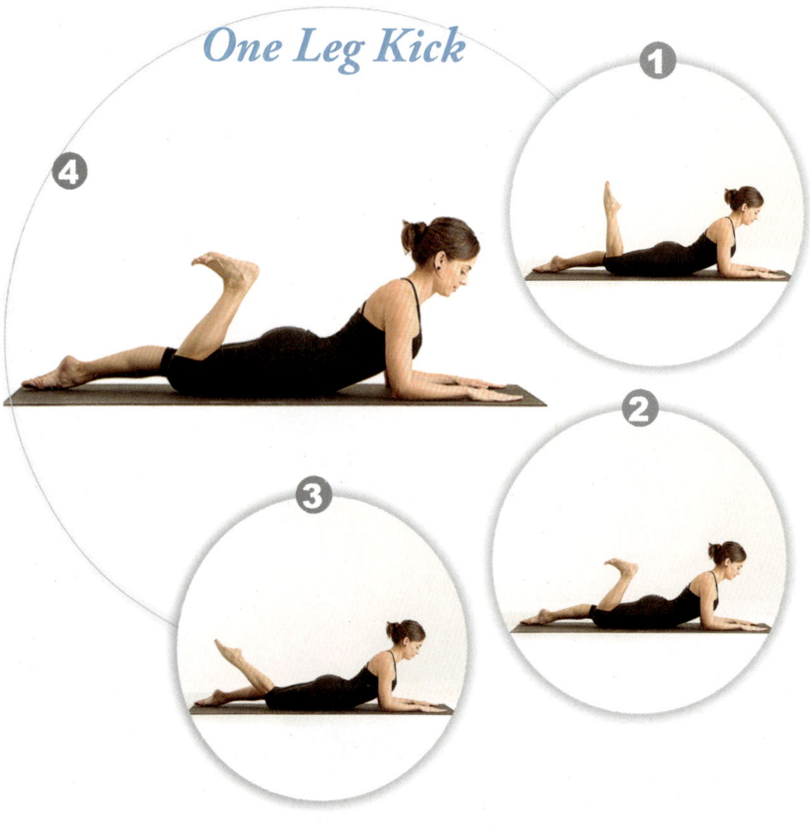

14. 더블 레그 킥 Double Leg Kick

배경

"Double Leg Kick"은 강한 엉덩관절 폄과 척추 폄 뿐 만 아니라 어깨관절의 뚜렷한 폄을 필요로 한다. 이와 같은 어깨관절의 폄은 작은가슴근, 위팔두갈래근과 앞어깨세모근의 유연성을 필요로 한다. 엉덩관절 굽힘근은 "차는" 동작을 허용할 만큼 적절한 유연성을 필요로 한다. 허리뼈 관절에 가해지는 압박 하중 때문에 이 운동을 수행한 이후에는 반대 포즈를 수행해야 한다.

주요 관절과 근육

엉덩관절은 "Double Leg Kick" 동안 펴되어야 한다. "Double Leg Kick" 동안 허리뼈가 너무 펴되는 것을 방지하기 위해, 넙다리곧은근과 1 관절 엉덩관절 굽힘근을 스트레칭한다. 스트레칭 25의 "Godzilla"이 잘 이루어지면, 엉덩관절 폄을 촉진할 수 있다.

무릎을 굽힘한다. 위에서 언급된 것처럼, 이런 과제를 위해 넙다리네갈래근을 늘이기 위해 "Godzilla"를 수행한다.

6장의 폄 스트레칭을 이용하여 허리뼈를 폄할 수 있다. 스트레칭 42의 "Cobra" 자세는 이런 동작을 그대로 구현한다.

어깨관절은 폄 상태를 취한다. 7장의 "스트레칭 57"을 이용하여 작은가슴근의 스트레칭을 시도하고, 그 다음 스트레칭 56의 "Lying Biceps"를 수행한다. 이런 스트레칭이 여러분의 앞어깨세모근을 잘 관리할 수 있을 것이다. 만약 여러분이 뻣뻣하다면, 사진처럼 팔과 어깨를 펴하는데 수 개월이 걸릴 것이다. 목의 돌림을 위해, "스트레칭 69"를 수행한다.

반대 포즈는 6장의 척추 굽힘 스트레칭인 스트레칭 37의 "Accelerator stretch"을 이용한다. 이것은 특히 척추와 중간등세모근을 위한 반대 포즈이다.

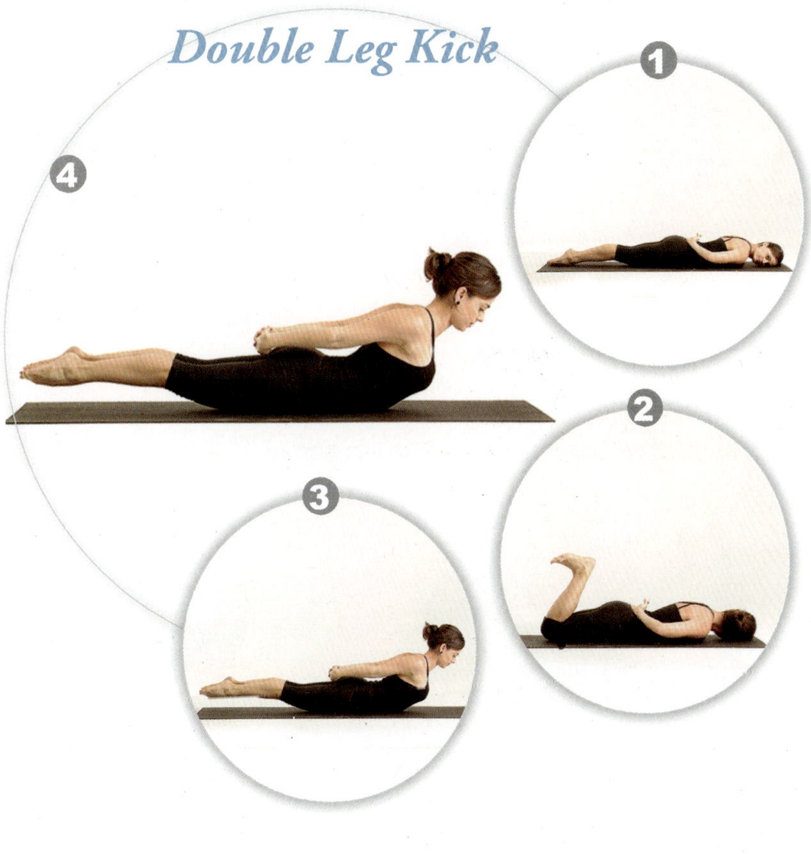

15. 넥 풀 Neck Pull

배경

"Neck Pull"에서 요구되는 유연성은 장딴지 근육과 뒤넙다리근의 유연성 뿐 만 아니라, 척추 굽힘이다. 엉덩관절 굽힘근과 배근육은 "Neck Pull" 동안 몸통을 굽힘하고 다리 쪽으로 몸통을 당기기 위해 강하게 작용할 것이다. 여러분이 이런 운동 후에 타이트함을 느낀다면 이 부위들을 위한 반대 포즈를 수행해 본다.

주요 관절과 근육

발목은 발등굽힘된다. 움직임을 방해하는 대항근(장딴지 근육)의 작용없이 강한 발등굽힘을 일으키기 위해서는 "Seated Calf Stretch"나 "Lying Calf Stretch" 중 하나를 수행한다. "스트레칭 3"이 좋은 예이다.

엉덩관절도 강하게 굽힘하고 또 골반을 앞쪽으로 돌림한다. 이것은 뒤넙다리근과 큰볼기근, 큰모음근의 상당한 유연성을 요한다. 볼기근과 모음근의 스트레칭을 위해 3장의 스트레칭 26의 " Lunge Pose"를 수행한다. 강한 뒤넙다리근 스트레칭을 위해 2장도 참고한다. "스트레칭 16"이 적절하다.

여러분이 뒤넙다리근 스트레칭에 몇 가지 척추 굽힘을 포함시키길 원한다면, "스트레칭 13"을 수행한다. 그렇지 않다면, 뒤넙다리근에 집중함으로써 "Neck Pull"을 시도하고, 그 다음 척추에 집중한다.

척추는 강하게 굽힘한다. 이것을 촉진하기 위해 6장의 굽힘 스트레칭 중 하나를 수행하고, 또 8장의 "Neck flexion" 스트레칭를 수행한다.

반대 포즈. 만약 여러분이 "Neck Pull"의 반대 포즈를 느낀다면, 움직임을 보존하기 위해 6장의 척추 폄 스트레칭 중에서 하나를 선택한다.

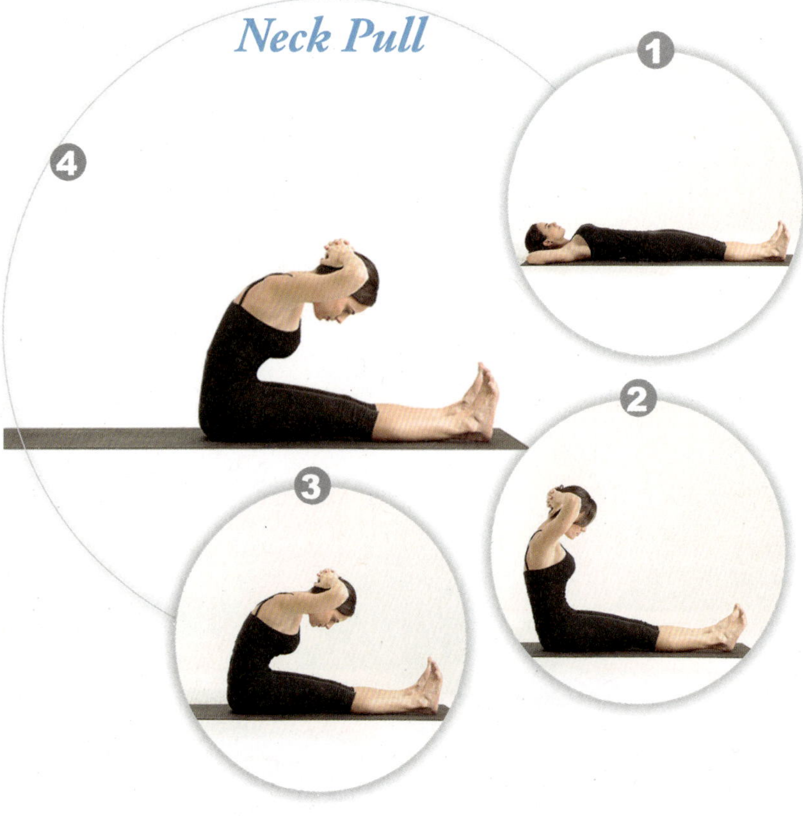

16. 시져 Scissors

배경

"Scissors"는 강한 목 굽힘을 필요로 한다. 목의 굽힘은 주의깊게 수행되어야 한다. 부가적으로, 다리의 "criss-cross" 움직임은 엉덩관절의 좋은 유연성으로만 수행될 수 있다. 어깨를 매트에 유지하려면, 등세모근과 마름근과 같은, 어깨뼈 뒷당김근의 근력이 필요하고, 또 어깨뼈를 뒷당김할 수 있는 작은가슴근의 좋은 유연성도 필요하다.

주요 관절과 근육

엉덩관절은 굽힘과 폄된다. 엉덩관절이 폄될 수 있을 만큼 굽힘근을 스트레칭하려면, 3장에 있는 스트레칭 26의 "Lunge Pose"를 수행한다.

뒤넙다리근은 2장에 있는 "Straight leg hamstring" 스트레칭 중의 하나를 이용함으로써 가장 잘 준비된다. 스트레칭 16은 좋다 기법이다.

목뼈가 굽힘된다. 8장의 목 굽힘 스트레칭 중의 하나를 수행한다; 예를 들어, 스트레칭 66이 좋은 스트레칭이다. 이것은 조심스럽게 진행되어야 하는데, 그 이유는 목뼈 관절을 통해 체중을 부하는 것이 항상 편안하지 않기 때문이다. 특히, 여러분의 척추뼈가 크거나 가시돌기가 길기 때문이다.

더 많은 정보를 위해 긴장과 압박에 대한 단락을 체크한다.

어깨/어깨뼈 관절은 어느 정도 뒷당김을 필요로 한다. 스트레칭 57의 "Standing Pectoralis Minor"는 뒷당김을 완벽하게 구현한다. 부가적으로 스트레칭 55의 "Lying Pec Major"를 수행한다. 이들 스트레칭을 수행하고, 가슴이 벌어지는 경험을 가졌다면, 여러분의 "Scissors" 수행은 보다 우아하고 유연하게 느껴질 것이다.

이 운동 동안 상당한 체중이 가해지는 손목의 반대 포즈와 같이, 스트레칭 62의 "Wrist Extension"을 수행한다.

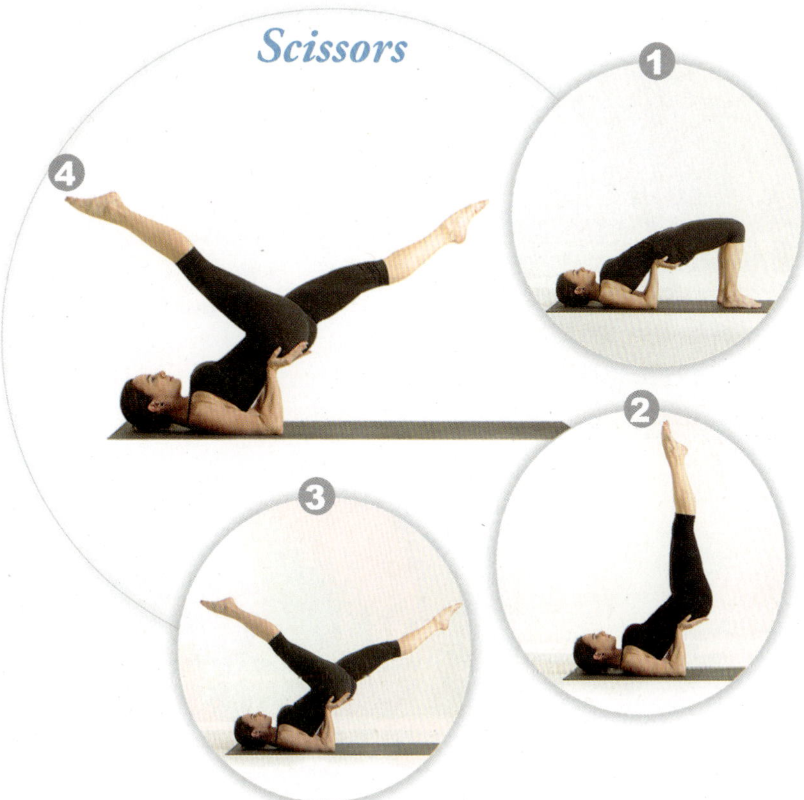

17. 바이씨클 Bicycle

배경

"Bicycle"은 앞의 운동인 "Scissors"와 비슷하다. 유연성이 요구되는 주된 부위는 목이다. "Bicycle" 동안 무릎이 굽힘되기 때문에, 다리 근육이 느슨해지고 유연성을 덜 필요로 한다. 결과적으로, 우리는 여러분이 운동을 수행한 후 여러분들에게 스트레칭을 제공하기 위해 몇 가지 반대 포즈를 추천할 것이다.

주요 관절과 근육

목뼈가 심하게 굽힘된다. 스트레칭 66인 8장의 "Neck Flexion"을 수행한다.

어깨는 뒷당김된다. 이런 자세를 촉진하기 위해, 스트레칭 57의 "pec minor stretch"과 스트레칭 55의 "pec major stretch"을 수행한다.

"Bicycle"을 수행한 후에 목과 다리를 위한 반대 포즈를 권장한다. 반대 방향으로 머리와 목을 가져가기 위해 스트레칭 70인 8장의 "Neck Extension" 스트레칭을 수행한다.

넙다리네갈래근과 엉덩관절 굽힘근이 운동 동안에 강하게 작용한다. 스트레칭 방법을 통해 이 근육들을 이완시킨다.

스트레칭 23의 "Lying Quadricep" 스트레칭을 수행하거나 스트레칭 25의 "Godzilla"을 수행한다.

보기 힘들 수도 있지만, 이런 스트레칭의 많은 버전들은 허리뼈를 폄 자세로 유지한다. 스트레칭 37-40은 이 자세의 반대 포즈로서 적합할 수 있다.

스트레칭 42의 "Cobra"는 허리와 목을 동시에 스트레칭 할 수 있는 다관절 운동이고, "Bicycle"과 반대되는 방향으로 움직인다.

스트레칭 48의 "Pull and Push"는 중간등세모근과 마름근을 이완시키는데 도움을 줄 것이고, 신체의 자세를 강하게 유지할 것이다.

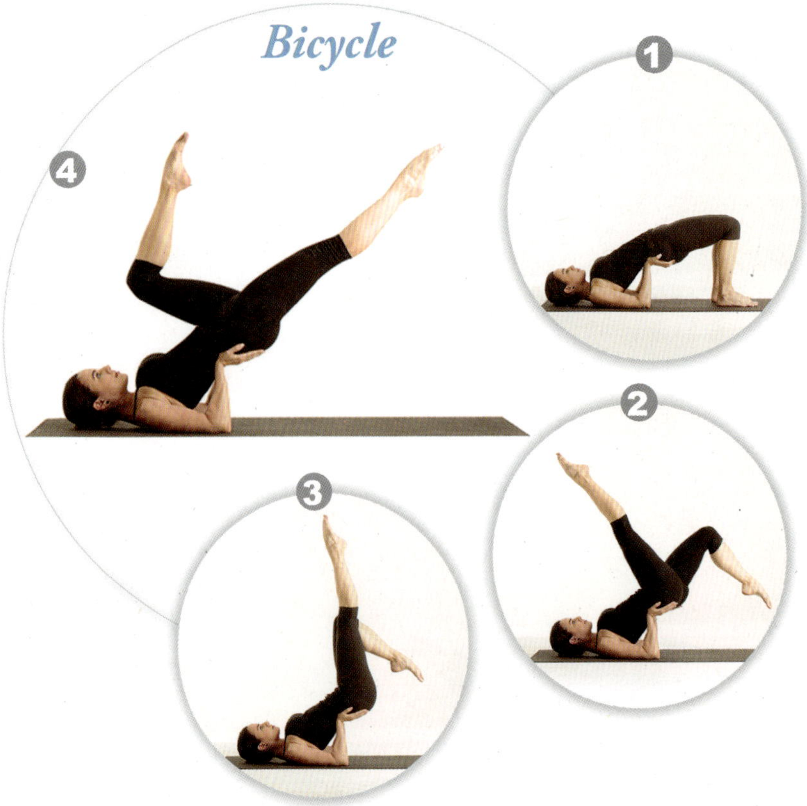

18. 숄더 브리지 Shoulder Bridge

배경

"Shoulder Bridge"는 근력을 요하는 운동이지만, 엉덩관절을 굽힘하고 다리를 들어올리기 때문에, 뒤넙다리근의 상당한 유연성을 필요로 한다. 목이 다시 굽힘되기 때문에, 목에 대한 조언을 얻기 위해 앞의 몇몇 스트레칭을 참고한다. 부가적으로, 어깨는 매트에 잘 유지되어야 한다. 이것은 작은가슴근의 유연성을 검사하고, 볼기근은 신체를 브릿지 자세로 유지하기 위해 강하게 작용한다. 엉덩관절 굽힘근의 긴장이 볼기근의 활성화를 억제할 수 있기 때문에, 엉덩관절 굽힘근을 스트레칭해야 한다.

주요 관절과 근육

다리를 바닥으로부터 들어올릴 때 엉덩관절이 굽힘된다. 이런 자세를 촉진하기 위해, 2장의 스트레칭 기법들로 뒤넙다리근을 강하게 스트레칭한다. 다양한 접근법을 위해 "스트레칭 18"을 수행한다.

지지된 다리로 엉덩관절을 들어올리려면, 엉덩관절 굽힘근이 어느 정도 유연성을 필요로 한다. 위에서 언급되었듯이, 엉덩관절 굽힘근의 이완은 볼기근의 강한 수축을 허용할 것이다. 촉진 스트레칭으로써 "스트레칭 20"을 수행한다.

어깨관절이 내밈되고, 앞어깨세모근과 가슴근(특히, 작은가슴근)의 유연성이 요구된다. "스트레칭 55"와 "스트레칭 57"을 수행한다.

반대 포즈. "Shoulder Bridge" 동안 척주세움근이 강하게 작용하기 때문에, 스트레칭 39의 "Cat"가 반대 포즈로 작용할 것이다.

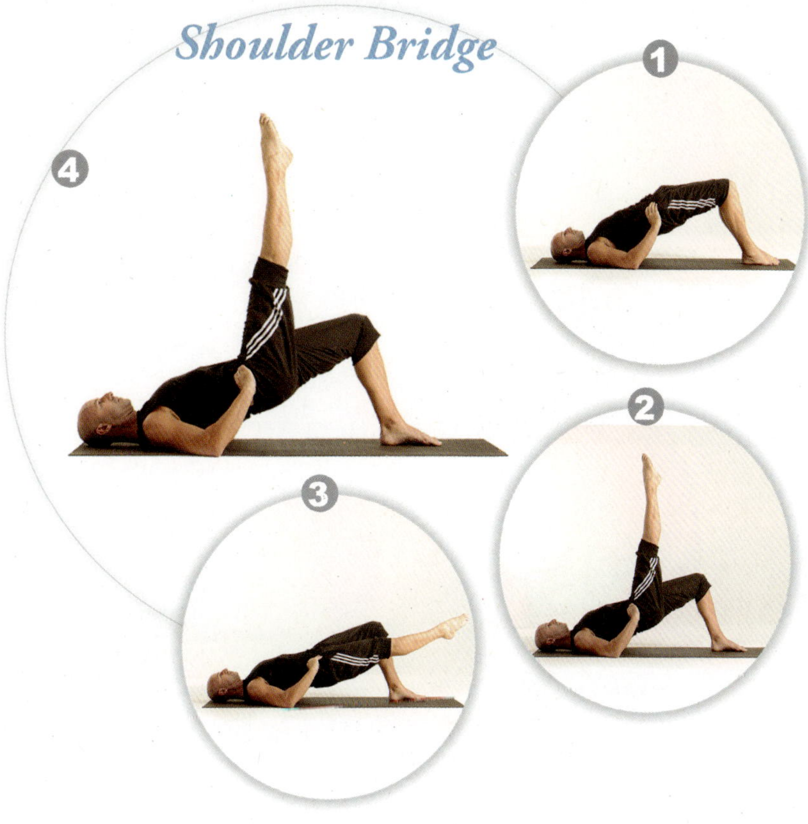

19. 스파인 트위스트 Spine Twist

배경

"Spine Twist"는 앉은 자세를 가능하게 하는 장딴지근, 뒤넙다리근 및 긴모음근의 유연성과 몸통 돌림을 가능하게 하는 등뼈 관절과 배빗근의 능력을 필요로 하는 훌륭한 운동이다.

주요 관절과 근육

발목은 발등굽힘된다. 이것은 충분한 근육 유연성을 필요로 한다. 이런 운동을 위한 준비로서 장딴지 근육 운동을 수행한다. "스트레칭 3"이 좋은 예이다.

무릎을 편한다. 앉은 자세를 허용하기 위해 무릎의 폄은 뒤넙다리근과 큰모음근과 같은 모음근의 충분한 유연성을 필요로 한다. "스트레칭 15"의 2가지 버전을 수행한다. 이것은 "Spine Twist"를 위한 훌륭한 준비 단계인데, 그 이유는 변형 버전이 뒤넙다리근과 모음근 그룹의 스트레칭으로 전환되기 때문이다.

척추가 돌림된다. 대부분의 돌림은 등뼈와 목뼈의 관절과 주위 근육에서 일어난다. 움직임을 준비하거나 촉진하기 위해, 가장 적절한 스트레칭은 스트레칭 45의 "Seated Rotation"이다. 여러분은 스트레칭 69의 "neck rotation"을 추가할 수 있다.

반대 포즈. 척주세움근은 "Spine Twist" 동안 수직된 척추를 유지하기 위해 강하게 작용한다. 이 근육들을 위한 이완 운동으로써 "스트레칭 39"를 수행한다.

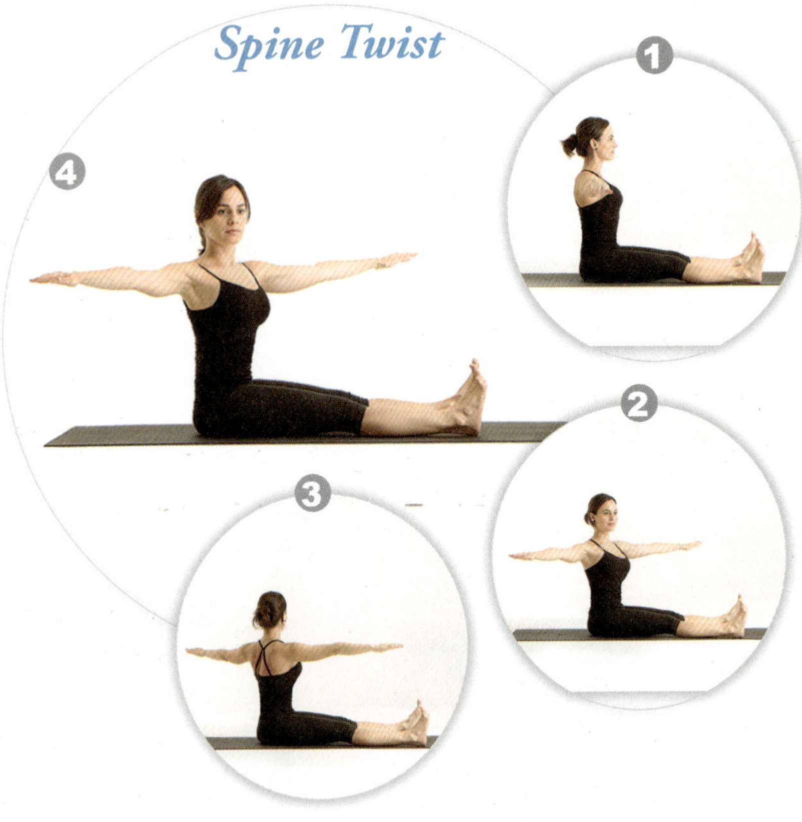

20. 잭 나이프 Jack Knife

배경

"Jack Knife"는 척추와 엉덩관절이 모두 굽힘되는 중간 자세에서 척추 유연성과 뒤넙다리근 유연성을 필요로 한다. 최종 자세 때 아래쪽 목뼈에 강한 하중이 가해지기 때문에, 이 자세가 모든 사람에게 적합한 것은 아니다. 평균적인 일반 사람의 목에도 다양한 뼈 구조물의 변형이 있음을 고려해야 하고, 또 어떤 사람은 90°로 굽힘하지 못한다는 것도 고려해야 한다. 만약 이것이 여러분께 적용된다면, 수직 자세를 시도하지 않아야 하고, 여러분의 몸통이 바닥과 수직될 수 없음을 알고 어느 정도의 엉덩관절 굽힘을 허용한다. 어깨도 폄되는데, 이것은 가슴 팽창을 어느 정도 필요로 한다.

주요 관절과 근육

척추는 운동 시 여러 지점에서 굽힘된다. 등뼈와 허리뼈를 준비시키기 위해, 스트레칭 37의 "Accelerators Stretch"를 수행한다. 준비 단계에서 목이 굽힘되어야 하기 때문에, 8장의 "스트레칭 66"을 수행한다. 만약 여러분이 앉은 자세에서 충분한 목 굽힘을 수행할 수 없다면, "Jack Knife"를 계속 수행하는 것은 좋은 생각이 아니다.

엉덩관절이 여러 단계에서 굽힘되기 때문에, 준비 단계에서 스트레칭 12의 "Foam Roller Hamstring"과 같은 "Seated Hamstring"과 "Spinal Stretch"를 완수한다.

어깨는 폄되는데, 이것은 앞어깨세모근, 위팔두갈래근 및 가슴근(특히, 작은가슴근)의 유연성을 필요로 한다.

이들 모든 근육의 복합 스트레칭은 스트레칭 56의 "Lying Biceps"이다. 이 운동을 위해 여러분의 가슴을 준비시키기 위해 이런 운동을 수행한다. 만약 이런 스트레칭이 없다면, 여러분의 체중이 어깨뼈가 아닌 목에 더 많이 가해지는 경험을 하게 될 것이다.

반대 포즈. 근육의 앞쪽 사슬과 뒤쪽 사슬이 "Jack Knife"때 작용하기 때문에, 우리는 스트레칭 42의 "Cobra"과 스트레칭 38의 "Advanced Dangler"을 권장했다.

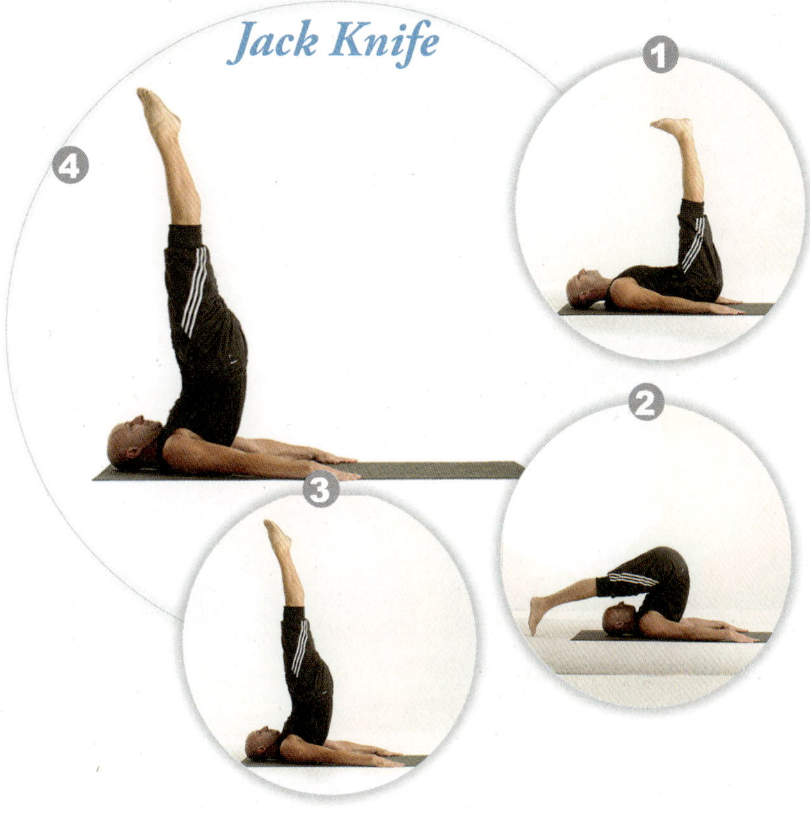

21. 사이드 킥 Side Kick

배경

"Side Kick"은 몸통의 코어 근육을 자극하고, 뒤넙다리근과 엉덩관절 굽힘근의 유연성 부족이 코어 근육을 약하게 보이도록 만든다. "Side Kick"은 다리가 앞뒤로 스윙하기 때문에 뒤넙다리근과 엉덩관절 굽힘근을 교대로 스트레칭한다. 그리고 "Side Kick"은 골반과 척추를 강하게 당김하여, 코어 근육의 작용을 일으키지 못하도록 한다. 이들 근육의 큰 유연성은 몸통의 안정성을 떨어뜨린다. 우리가 선택했던 버전에서는, 신체를 팔꿈치와 어깨로 고정한다. 우리는 이들 관절 주위에서 작용하는 근육들의 반대 포즈를 수행할 것이다.

주요 관절과 근육

엉덩관절은 굽힘과 폄의 능력을 필요로 한다. 뒤넙다리근을 위해 2장의 운동을 수행하고, 엉덩관절 굽힘근을 위해 3장의 운동을 수행한다.

어깨는 넓은등근, 어깨세모근 및 배 근육을 강하게 수축하는 몸통과 약 90°로 유지된다. 특히, 허리네모근이 몸통을 지지하기 위해 작용할 것이다.

먼저 넓은등근을 위해 "스트레칭 53"을 수행한다. 스트레칭 59와 스트레칭 60의 "Rotator Cuff Stretch"로 진행한다. 그 다음, 허리네모근을 위한 스트레칭 49의 "Foam Roller Mermaid Stretch"을 수행한다. 바닥쪽 다리와 엉덩이의 벌림근도 골반을 고정하기 위해 강하게 작용할 것이기 때문에, 근육통과 뻣뻣함을 방지하기 위해 스트레칭 27의 "Seated Hip Stretch"를 수행한다.

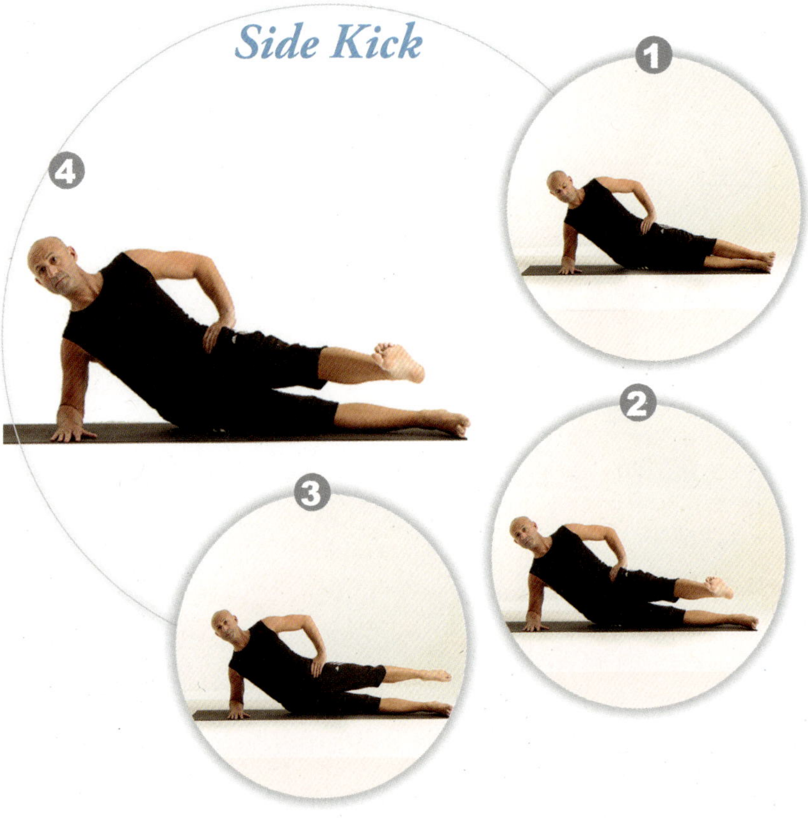

22. 티저 Teaser

배경

"Teaser"는 근력, 균형 및 조절을 위한 어려운 운동이다. 유연성의 관점에서 볼 때, 뒤넙다리근의 유연성이 요구된다. 앞에서 언급되었듯이, 보다 중요한 것은 특정 근육 그룹에 의해 수행된 일을 상쇄시키는 것이다. 일상 생활에서, 우리는 굽힘근을 과도하게 사용하는 경향이 있다. 그래서 이 운동을 수행한 후에, 우리는 몇 가지 동반 스트레칭을 권장할 것이다.

주요 관절과 근육

엉덩관절을 굽힌다. 다른 자세를 촉진하기 위해 2장의 뒤넙다리근 스트레칭을 수행한다. 만약 여러분의 선생님이 굽힘된 몸통과 골반을 허용하기 보다는 운동 동안 척추 중립위를 요구한다면, 뒤넙다리근에 더 큰 유연성이 필요할 것이다. 부가적으로, 여러분이 중립위를 유지하길 원한다면, 넓은등근의 유연성이 필요할 것이다. 만약 넓은등근이 타이트하다면, 여러분이 어깨를 굽힘할 때 그들이 허리뼈를 폄할 것이다. 이 운동을 하기 전에 넓은등근을 위해 "스트레칭 53"을 수행한다.

반대 포즈는 다리를 위한 엉덩관절 굽힘근 스트레칭과 넙다리네갈래근 스트레칭을 포함해야 한다. "스트레칭 25"를 수행한다.

"Teaser" 동안 강하게 작용하는 척추 근육을 이완하기 위해, 돌림과 굽힘을 수행한다. 만약 여러분이 "Teaser"를 수행할 수 있다면, 여러분의 기준이 높아질 가능성이 있기 때문에 더 어려운 운동을 수행한다. 돌림을 위해 스트레칭 38을 수행하고, 굽힘을 위해 스트레칭 40을 수행한다.

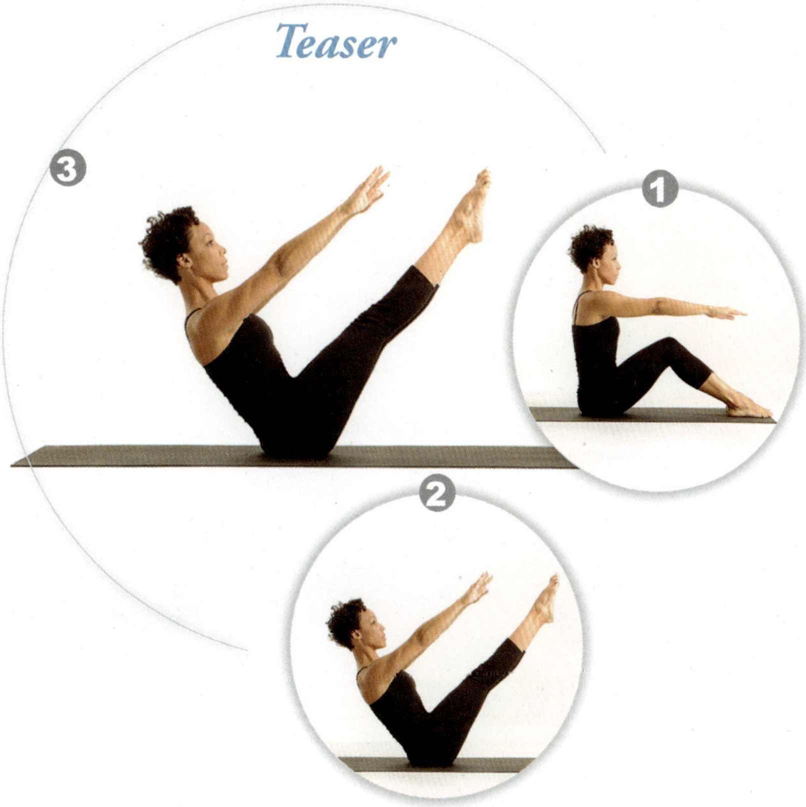

23. 힙 트위스트 위드 스트레치드 암 Hip Twist with Stretched Arms

배경

이 운동은 팔, 가슴, 척추 및 다리를 통한 등척성 작용과 등장성 작용의 다양한 결합을 요구한다. 엉덩관절 굽힘근은 다리를 들어올리고 움직이기 위해 강하게 작용하고, 배근육은 몸통을 고정시키는 작용을 하고, 넙다리네갈래근은 뻗은 다리를 유지시키는 작용을 한다. 수 백개의 근육이 운동에 관여하지만, 우리는 스트레칭과 이완에 작용하는 주된 근육을 살펴볼 것이다.

주요 관절과 근육

엉덩관절이 굽힘되고, 이런 굽힘 자세를 촉진하는 뒤넙다리근을 스트레칭한다. 2장의 스트레칭 중 어느 스트레칭도 충분할 것이다.

어깨가 뒷당김되기 때문에, 이것을 촉진하기 위해 앞어깨세모근과 작은가슴근을 스트레칭한다. 스트레칭 57의 "Lying Bicep"를 수행한다.

반대 포즈. 척추, 목 및 배의 근육을 위한 좋은 반대 포즈인 스트레칭 42의 "Cobra"을 수행한다.

운동 동안 강하게 작용하는 넓은등근과 위팔세갈래근의 반대 포즈는 "스트레칭 58"이다. "스트레칭 49"를 이용하여 배빗근과 허리네모근을 수행하기 위해 폼 롤러 위에서 옆굽힘을 수행한다.

"스트레칭 23"으로 엉덩관절 굽힘근과 넙다리네갈래근을 보상한다. 모음근을 길게 늘인다. 양쪽 다리를 함께 유지시키는 모음근을 "스트레칭 24"로 길게 늘인다.

Hip Twist with Stretched Arms

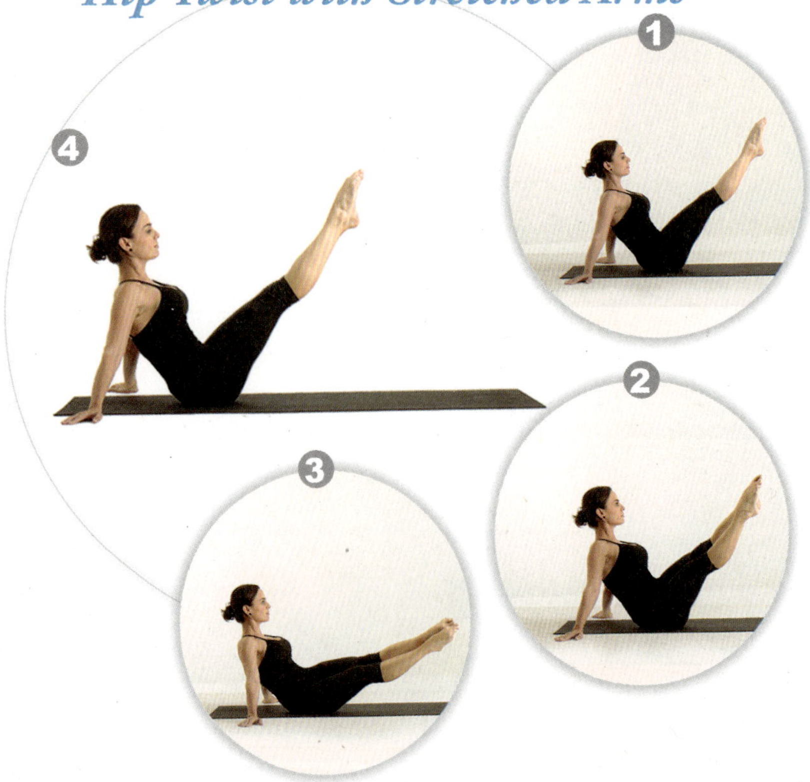

24. 스위밍 Swimming

배경

"Swimming"은 서로 반대쪽의 팔과 다리를 들어올리는 것이다. 이것은 근력을 필요로 하지만, 엉덩관절 굽힘근과 앞쪽 가슴벽의 긴장이 근력의 요구를 훨씬 크게 만들 것이다. 여러분은 팔과 다리의 들기를 촉진하기 위해 신체 앞쪽에 있는 근육을 스트레칭해야 하고, 과도한 폄과 압박으로부터 아래쪽 허리뼈를 보호해야 한다. 엉덩관절 굽힘근과 넓은등근 모두는 허리뼈와 근막을 펌할 것이고, 그것들이 뻣뻣하면, 시간이 경과함에 따라 미세손상과 허리 통증을 일으킬 수 있다.

주요 관절과 근육

엉덩관절은 폄한다. "스트레칭 26"으로 "Swimming" 이전과 이후에 엉덩관절 굽힘근을 스트레칭한다. 이것은 상호억제 과정(파트 B의 소개 단락에서 설명된)을 통해 큰볼기근의 강한 수축을 촉진할 것이다.

여러분이 팔을 들어올릴 때 어깨는 기능적으로 굽힘한다. 이런 움직임을 촉진하기 위해, 다음의 근육 그룹을 스트레칭한다: 7장의 스트레칭 53으로 넓은등근을 스트레칭하고, 스트레칭 55로 큰가슴근을 스트레칭한다.

반대 포즈를 위해 우리는 스트레칭 38의 "Box Dangler"를 제안한다.

여러분은 중간 등을 위한 스트레칭 37의 "Accelerator"을 좋아할 것이다.

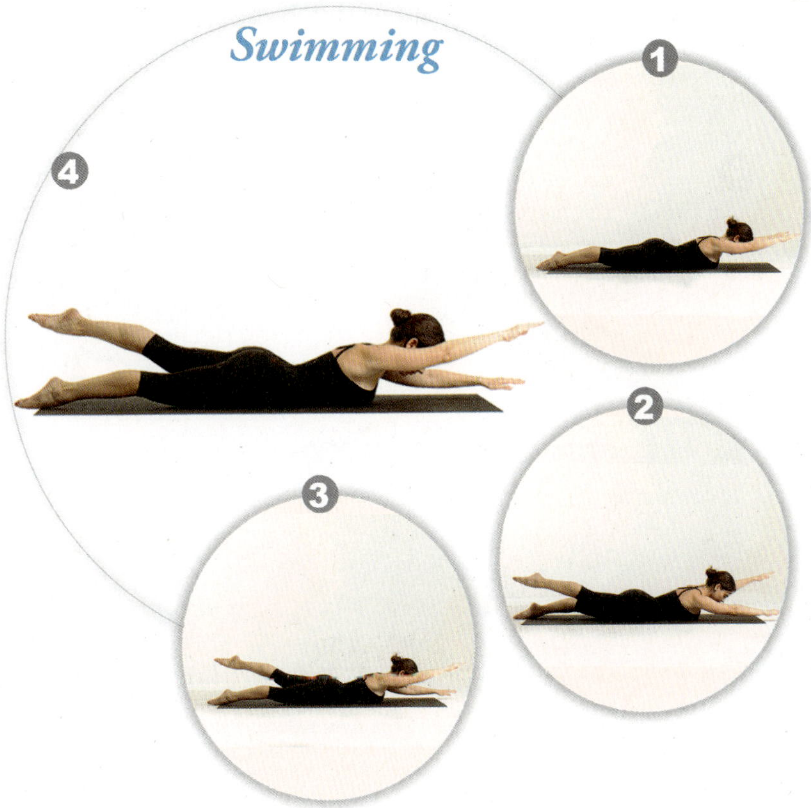

25. 레그 풀 프런트 Leg Pull Front

배경

"Leg Pull Front"는 강한 어깨와 배의 안정성과 볼기근의 근력을 필요로 한다. 다리 들기에 대한 저항은 엉덩관절 굽힘근에서 나오고, 팔이음뼈는 몸통을 지지하기 위해 강하게 작용한다. 배 근육도 몸통 지지를 위해 작용한다. 엉덩관절 굽힘근을 위한 예비 스트레칭을 수행하고, 어깨와 배를 위한 몇 가지 반대 포즈를 취한다.

주요 관절과 근육

엉덩관절은 폄을 한다. 폄을 촉진하기 위해 3장에 있는 엉덩관절 굽힘근 스트레칭을 수행하고, 주요 엉덩관절 폄근인 큰볼기근을 활성화시킨다. 엉덩관절 굽힘근의 타이트니스는 허리뼈를 폄시켜 불편과 스트레인을 일으킬 수 있음을 의미한다.

어깨는 어깨뼈 자세를 유지하기 위해 강하게 작용한다. 중간등세모근과 마름근을 위한 반대 포즈를 취함으로써 그것들을 이완한다. 이것을 위한 최상의 스트레칭은 스트레칭 48인 "Pull and Push"이다.

어깨를 위한 만족스런 반대 포즈는 "Internal and External Rotator Cuff" 스트레칭이다. 8장의 스트레칭 60과 스트레칭 61에서 이들 스트레칭을 찾는다.

큰가슴근을 이완시키기 위해 스트레칭 54를 수행한다.

배근육을 이완시키는 "Lying Back Bend"는 스트레칭 41의 "BOSU Back Bend"이다. 만약 더 많은 어깨 작용의 수행을 여러분이 느낀다면, 스트레칭 42의 "Cobra"를 수행한다.

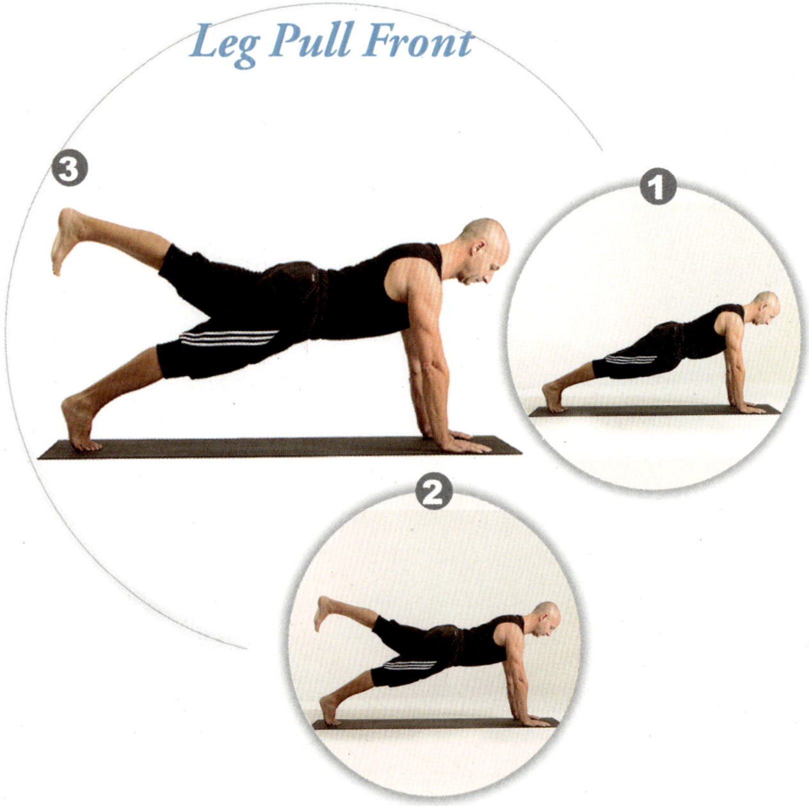

26. 레그 풀 Leg Pull

배경

"Leg Pull" 시리즈의 두 번째 스트레칭은 뒤넙다리근과 장딴지 근육의 유연성을 필요로 하고, 가슴 앞쪽을 통한 넓어짐을 필요로 한다. 엉덩관절 굽힘근도 강하게 작용하기 때문에, 우리는 반대 포즈로 그것들을 보상할 것이다.

주요 관절과 근육

엉덩관절은 굽힘을 하고, 충분한 뒤넙다리근과 장딴지 근육의 유연성을 필요로 한다. 먼저, 1장의 스트레칭 3인 "Lying Calf"를 수행하고, 그 다음 스트레칭 13의 "Hamstring Stretch"를 수행한다.

어깨는 폄을 하고, 가슴 앞쪽 근육의 유연성을 필요로 한다. 스트레칭 55의 "Pectoralis Major"를 수행한 다음, 스트레칭 57의 "Pectoralis Minor"를 수행한다.

반대 포즈를 위해, 폼 롤러 위에서 스트레칭 20을 파트너와 함께 수행함으로써 엉덩관절 굽힘근을 보상해 준다. 아래쪽 관절을 감압하고 이 자세에서 등척성 수축하는 척주세움근을 이완시키기 위해 스트레칭 37의 "Accelerator Stretch"로 여러분의 척추를 보상한다.

넓은등근과 배빗근도 반대 스트레칭되어야 할 것이다. 스트레칭 52의 "Seated Side Bend"를 수행한다.

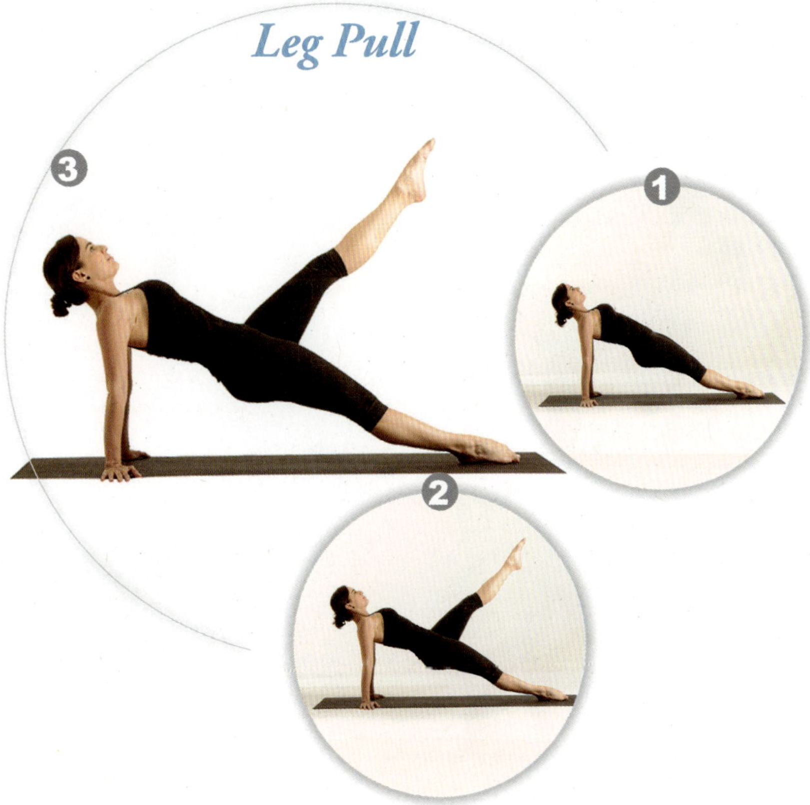

27. 사이드 킥 닐링 Side Kick Kneeling

배경

본 운동은 단순한 "Side Kick"보다 강한 근력과 조절을 요구한다. 위쪽 다리는 뒤넙다리근, 큰볼기근, 모음근 및 엉덩관절 굽힘근의 유연성을 요구하는 앞쪽 스윙과 뒤쪽 스윙을 한다. 수정 버전은 모음근과 벌림근의 더 큰 유연성을 요구하는 위쪽 다리의 휘돌림을 포함한다.

주요 관절과 근육

엉덩관절은 굽힘, 폄, 모음 및 벌림을 다양하게 수행한다.

먼저, 스트레칭 15로 뒤넙다리근을 스트레칭한다. 스트레칭 26으로 엉덩관절 굽힘근을 스트레칭한다. 그 다음, 큰볼기근을 스트레칭한다. 스트레칭 20은 볼기근과 큰모음근을 스트레칭하고, 뒤넙다리근과 엉덩관절 굽힘근을 위한 다른 스트레칭을 제공한다.

끝으로, 다리를 뻗은 채 "스트레칭 34"로 모음근을 스트레칭한다. 이것은 모든 모음근을 표적으로 한다.

허리 가쪽 근육을 위한 반대 포즈는 이완을 통해 이런 어려운 운동을 더 쉽게 만들 것이고, 다음 날의 근육통을 예방할 것이다. 만약 여러분이 "Side Kick Kneeling"을 수행할 수 있다면, "Side Bend"의 바닥 버전을 수행할 수 있을 것이다. 스트레칭 50을 참고하여 스트레칭을 수행한다.

가쪽 엉덩관절 근육도 운동을 하는 동안에 강하게 작용한다. 스트레칭 29를 수행하면, 그것들 모두를 이완시킬 것이다.

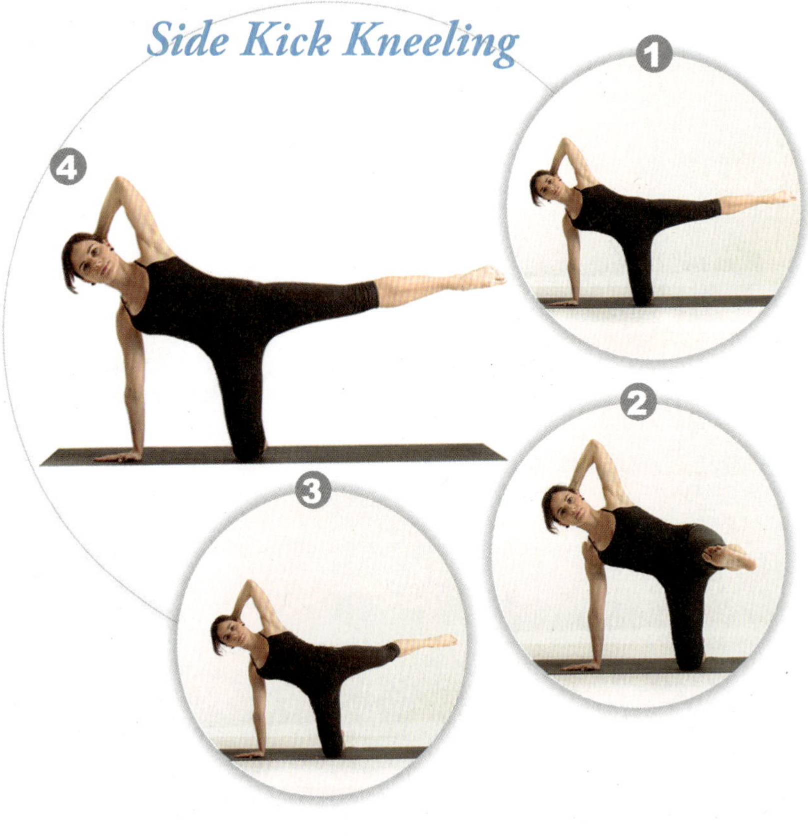

28. 사이드 벤드 Side Bend

배경

"Side Bend"는 옆굽힘으로 불리는 신체 측면의 유연성을 촉진한다. 여러분이 똑바른 자세로 들어올리기 위해서는 근력을 필요로 한다. 만약 여러분의 측면이 빳빳하다면, 더 큰 근력이 이런 빳빳함을 극복하고, 좋은 자세를 달성하는데 필요할 것이다. 보다 우아하고 유연한 운동의 수행을 위해 배빗근, 척주세움근, 넓은등근 및 허리네모근을 스트레칭한다. 그리고 어느 정도의 등뼈 돌림도 필요하다. 촉진 스트레칭으로써 6장에 있는 스트레칭 46의 "Lying Rotation"을 수행한다.

주요 관절과 근육

척추를 옆굽힘하는 쪽으로 들어올린다. 준비 단계로서, 6장의 스트레칭 51인 "Seated Side Bend"를 수행한다. 만약 파트너가 있다면, 이것을 완벽하게 준비할 수 있다. 이런 스트레칭의 장기간 수행은 더 큰 성공을 촉진시킬 것이다.

여러분의 넓은등근이 타이트하면, 대체 방법으로써 스트레칭 53의 "Kneeling Lats"를 수행하거나, 스트레칭 51의 "Seated Side Bend"를 수행한다. 등뼈 돌림을 위해, 촉진 스트레칭으로써 스트레칭 45를 수행한다.

허리네모근을 위한 반대 포즈를 조언해 준다. 스트레칭 50를 수행한다. 부가적으로 스트레칭 30이나 더 강한 버전인 스트레칭 31로 중간볼기근을 이완한다.

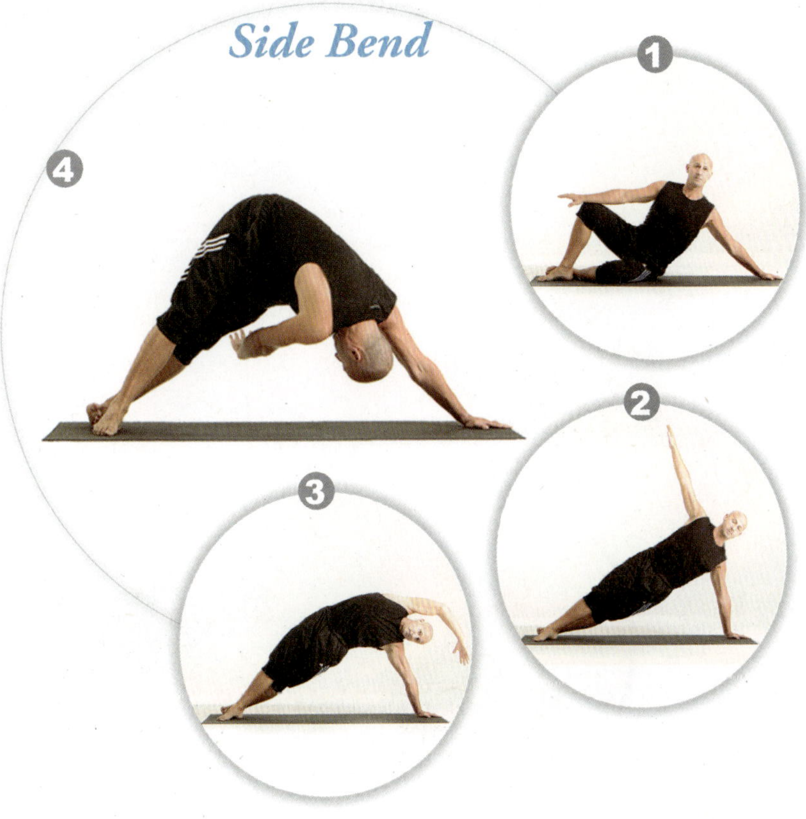

29. 씰 Seal

배경

"Seal"은 우선적으로 균형과 조절을 요구한다; 그러나 운동을 하는 동안 모음근의 유연성이 필요하고 척추가 굽힘된다. 운동을 수행한 후, 굽힘 편중을 상쇄시키기 위해 배와 척추를 폄시킨다.

주요 관절과 근육

엉덩관절은 벌림과 가쪽돌림한다. 특히, 짧은 엉덩관절 모음근이 유연성을 필요로 하는데, 그 이유는 무릎이 굽힘되어, 두덩정강근과 안쪽 뒤넙다리근과 같이, 긴 2 관절 모음근의 긴장을 줄이기 때문이다. 스트레칭 32의 "Frog"가 정확하게 이 근육들을 표적으로 하기 때문에, 완벽한 준비가 된다.

척추는 굽힘한다. 척추 굽힘과 큰볼기근을 준비시키기 위해 스트레칭 40을 수행한다.

"Seal"의 반대 포즈는 스트레칭 42의 "Cobra"이다. 그것은 근력을 필요로 하지만, "Seal"과 반대되는 방향으로 허리, 엉덩이, 가슴, 배 및 목을 움직인다.

부가적으로, 엉덩관절 가쪽돌림근도 다리 자세를 유지하는데 작용한다. 스트레칭 28인 "Criss-Cross"로 그것들을 보상해 준다.

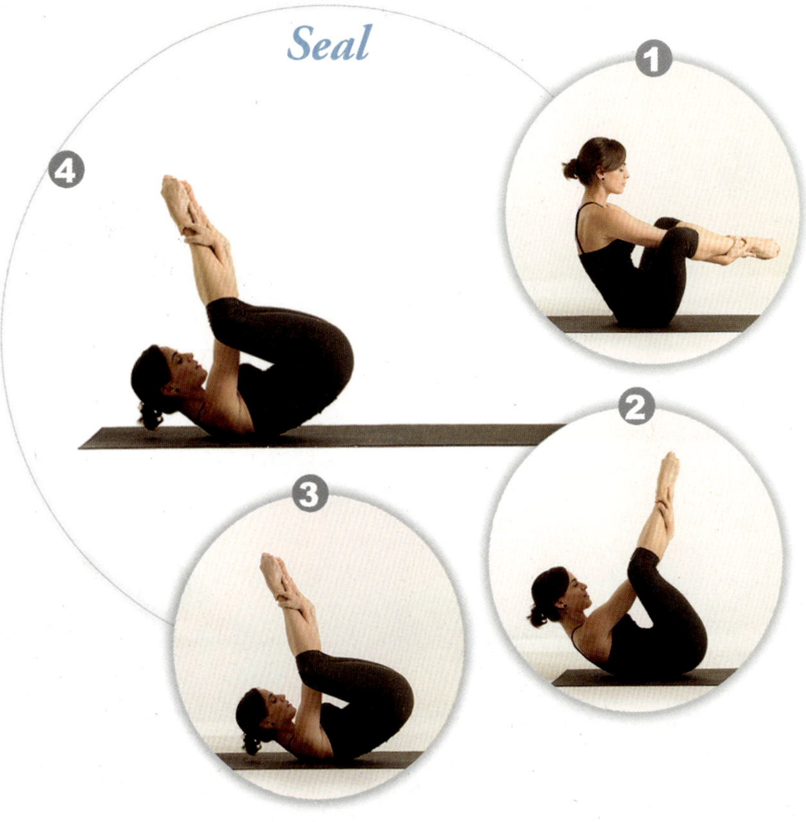

30. 락킹 Rocking

배경

"Rocking"은 아래의 사전에서처럼, 척추 전체의 폄 유연성과, 넙다리네갈래근과 가슴 및 어깨의 유연성을 필요로 한다. 척추는 폄되고, 이 자세를 모든 사람이 수행할 수 있는 것은 아니다. 통증이 발생하면, 선생님과 의논한다.

주요 관절과 근육

무릎을 굽힘한다. 무릎 굽힘을 촉진하기 위해, 스트레칭 25의 바닥 버전으로써 넙다리네갈래근을 스트레칭한다. 이것은 무릎과 엉덩관절을 통과하는 넙다리곧은근을 포함해 넙다리네갈래근을 모두 스트레칭한다.

발을 잡기 위해서는 어깨 앞쪽 부위의 유연성이 좋아야 한다. 특히 여러분의 팔이 길지 않을 때 더욱 그러하다. 손이 발에 닿지 않으면, 여러분의 허리가 더 많이 폄되어야 한다.

"Rocking"의 팔 움직임을 그대로 구현하는 스트레칭 57을 수행한다. 특히 사진 D의 변형 때 더욱 그러하다.

반대 포즈로서, "Spinal Flexion"을 일으키는 모든 것이 가치가 있다. 스트레칭 38의 "Dangler"는 허리뼈 원반을 감압시킬 것이고, 스트레칭 37의 "Accelerator Stretch"은 어깨뼈를 당겨 벌림시킬 것이다. 만약 시간이 된다면, 이들 2가지 스트레칭을 수행한다.

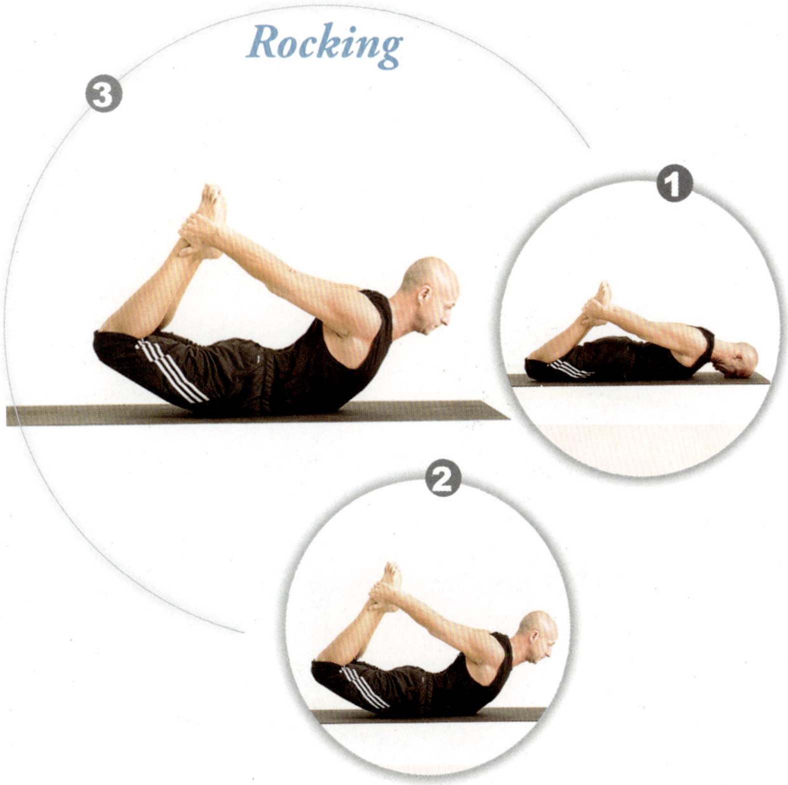

31. 컨트롤 밸런스 Control Balance

배경

"Control Balance"는 강한 목 굽힘, 척추 굽힘과 뒤넙다리근과 엉덩관절 굽힘근의 좋은 가동범위를 요구한다. 한쪽 다리를 수직으로 들어올리려면, 골반을 뒤쪽경사할 때 엉덩관절 굽힘근이 유연성을 가져야 한다. 두 번째 사진의 이런 자세를 달성하기 위해서는, 팔과 어깨도 좋은 폄 능력을 필요로 한다.

주요 관절과 근육

엉덩관절은 굽힘과 폄한다. 이런 운동을 시도한다는 것은 여러분이 이미 숙련된 학생이라는 의미이기 때문에, 준비 단계에서 스트레칭 72의 "전방 다리 찢기"를 수행한다. 이것은 뒤넙다리근과 엉덩관절 굽힘근을 모두 스트레칭할 것이다. 만약 여러분이 전방 다리 찢기를 수행할 수 있다면, "Control Balance"을 위한 좋은 유연성을 가지는 것이다.

척추가 굽힘된다. 스트레칭 12의 "Foam Roller Hamstring stretch"를 수행하고, 그것이 편안한지를 알아본다. 만약 편안하다면, "Control Balance"로 조심스럽게 진행한다. "Control Balance"은 여러분의 체중이 목에 가해지기 때문에 매우 어려운 동작이다.

반대 포즈는 스트레칭 43의 "Box Wheel"이나 스트레칭 44의 "Floor Wheel" 이다. 여러분은 준비되어 있는가!

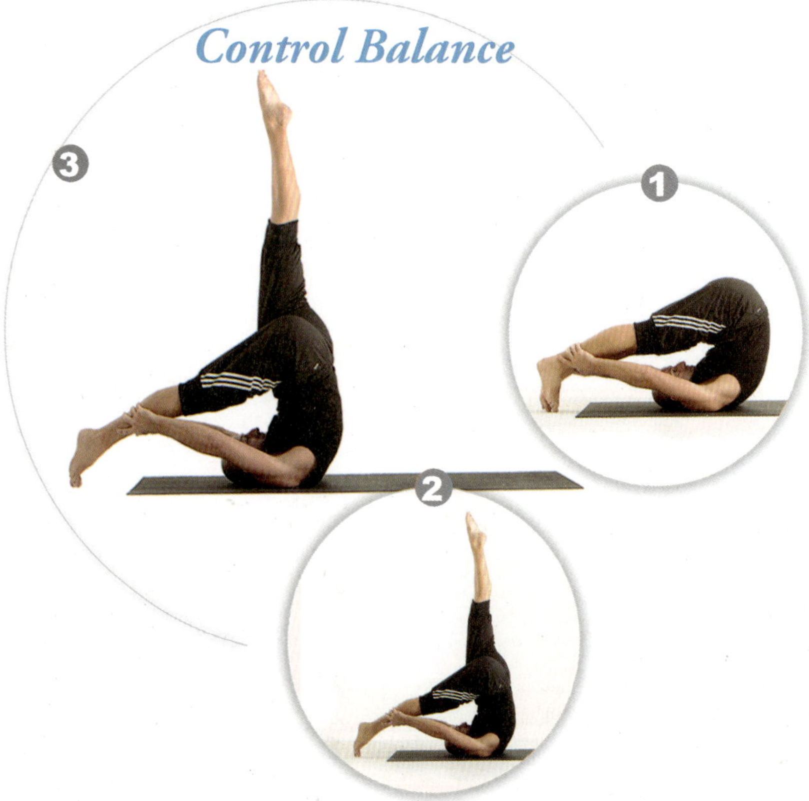

32. 푸쉬 업 Push Up

배경

이런 비범한 움직임의 결합은 근력과 유연성을 필요로 한다. 유연성은 대개 두 번째 사진에 있는 포즈로부터 나온다. 여러분은 엉덩관절을 굽힘하여 바닥이나 매트에 손이 닿아야 한다. 허리뼈와 함께 장딴지 근육, 뒤넙다리근, 큰볼기근 및 긴모음근 등이 스트레칭된다.

주요 관절과 근육

엉덩관절도 어깨처럼 굽힘한다. 강한 촉진 스트레칭은 스트레칭 4의 "One Leg Dop Pose"인데, 그 이유는 "Push Up"의 요구를 잘 구현하기 때문이다. 다양한 "Dog Pose" 자세는 장딴지 근육, 뒤넙다리근, 볼기근 및 모음근에 초점을 맞춘다. 그것은 상당한 어깨의 근력을 필요로 하고, "Push Up"를 준비하는데 도움을 줄 것이다. "스트레칭 4"를 완벽하게 수행한다.

"Push Up"의 반대 포즈는 스트레칭 58의 "Triceps Stretch"과 스트레칭 55의 "Pectoralis Major Stretch" 이다.

이들 두 근육은 운동 동안에 강하게 작용한다. 이완된 뒤쪽 굽힘도 좋은 자세일 수 있다. 6장의 폄 스트레칭 시리즈에 있는 스트레칭 42의 "Cobra"와 스트레칭 41의 "BOSU Back Bend"가 여러분의 척추에 잘 적합할 것이다. 골반 앞쪽을 고정한 이후에 엉덩관절 굽힘근도 이완되어야 한다. 스트레칭 20을 수행한다. 만약 파트너가 없다면, 롤러 위에서 한쪽 다리를 올려놓고 이완한다.

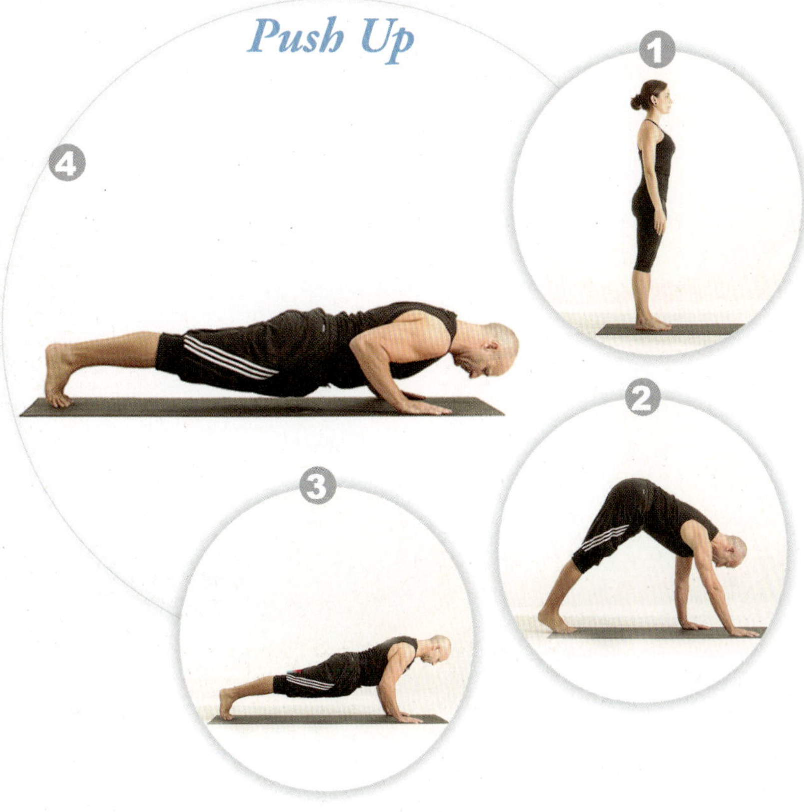

Part B

스트레칭의 혁신

Innovations Stretches

개요 - *Part B*

표준과 버전

파트 B에서 스트레칭은 2가지 이유 때문에 다양한 표준을 가진 단락으로 나누어지지 않는다. 첫 번째 이유, 각 스트레칭은 다양한 난이도를 가진다. 여러분은 가장 쉬운 버전부터 시작할 수 있고, 진전이 이루어질 때 신체 자세의 조절로 난이도를 증가시킨다. 만약 여러분이 스트레칭의 많은 부분을 느끼지 못하면, 여러분의 폼(form)이 올바르는지를 확인한다. 만약 신체의 폼이 올바르다면, 여러분은 이런 특정 영역에서 과하게 유연해질 수 있을 것이다. 두 번째 이유는 수 년 동안 사람을 스트레칭한 후, 사람이 범주 안에 일반화될 수 없다는 것이 우리의 믿음이다. 사람과 그들의 신체는 복잡하다. 유연성이 전신적인 특성이 아니고, 몸 전체에 균일하게 나타나지 않음을 보여주는 연구는 무수히 많다. 사실, "유연성은 특정 관절에 국한된다"는 반대 의견을 지지하는 연구도 있다. 예를 들어, 엉덩관절의 좋은 유연성이 어깨나 다른 엉덩관절의 적절한 유연성을 보장하지 않는다(Alter, Science of flexibility p3 참고).

파트 A의 소개에서, 나는 Sartre를 인용했고, 자주 반복할 가치가 있다. "우리는 우리 자신들의 작가이고, 우리의 행동과 실패를 통해 우리 스스로를 설계할 수 있다.(Sartre)" 스트레칭 상황에서, 이것은 특정의 반복 행동이 침범된 우리의 신체를 가진다는 의미이다: 어떤 행동은 타이트니스와 제한을 일으킬 것이고, 또 다른 행동은 자유와 유연성을 일으킬 것이다. 그래서 여러분이 여러분 스스로를 뻣뻣하다고 생각하면, 이런 뻣뻣함은 특정 행동의 결과로서 특정 부위에 국한되는 것 같다. 유사하게, 여러분이 여러분 스스로 유연하다고 생각하면, 예외가 있을 수 있다. 나의 스튜디오를 방문하는 많은 발레 댄서들이 좋은 예이다. 비록 발레 댄서들이 전반적으로 매우 유연하지만, 그들은 그들의 신체를 반복 패턴의 사용이나 스트레스에 노출시키는 운동을 좋아한다. 전통 댄스에 중요한 턴아웃(넙다리뼈의 가쪽돌림)의 요건은 우리가 보아온 모든 댄서들이 매우 타이트하고 강한 가쪽돌림근을 가지고 있음을 의미한다. 결과적으로, 그들의 유연하고 우아한 근육 내에서도, 타이트니스, 뻣뻣힘과 운동 제한이 존재한다는 것이다.

비록 우리가 특정 스트레칭과 행동(재활에서 스포츠 훈련까지 모든 신체 훈련의 지배 원리는 SAID 원리:"Special adaptation to imposed demand"이다)에 반복적인 노출을 따를 수 있는 몇 가지 결과를 예측할 수 있지만, 유연성의 패턴에 대한 가장 일반적인 법칙은 단순함 자체이다. 여러분의 과제는 여기에서 이용할 수 있는 스트레칭을 천천히 그리고 집중적으로 탐구하는 것이고, 여러분 스스로를 가장 타이트한 곳과 가장 느슨한 곳을 발견하는 것이다. 근본적으로 여러분은 여러분의 신체가 어떻게 활동과 경험을 기록했는지를 발견하게 될 것이다.

얼마나 자주 스트레칭을 해야 하는가?

이런 질문에 대한 명확한 답은 없다. 스트레칭은 탐구를 요하는 주관적 경험이다. 우리는 모든 엄격한 수행을 지지하는 "certainty peddlers"을 원하지 않는다. 그러나 유용한 구분은 여러분의 스트레칭 치료를 "도전적 스트레칭"과 "회복 스트레칭"으로 나누는 것이다. 가동범위가 관절마다 다를 수 있기 때문에, 스트레칭이 도전적 스트레칭일 수도 있고, 회복 스트레칭일 수 있다. 그리고 양쪽 스트레칭이 결합할 수도 있다.

도전적 스트레칭(challegning stretch)은 아마 며칠 동안 근육통을 일으킬 것이다. 도전적 스트레칭의 목적은 현재의 가동범위나 유연성 수준을 향상시키는 것이다. 지연성 근육통(DOMS)은 활동 이후에 종종 나타나는 근육통이고, 대개 훈련 후 48시간 경에 가장 심하다. 이런 상태에서는 스트레칭에 대한 감각이 없을 것이다. 반복 스트레칭이나 이미 피곤해진 근육의 훈련(그 물질에 대한 심리-생리적 스트레스 종류)은 과훈련, 또는 번아웃(burnout)를 초래할 것이다. 번아웃은 신체의 순응 능력이나 회복 능력을 초과한 경우이다. 우리의 몸과 적응 능력은 유한하고, 훈련에 대한 적응의 많은 부분이 치료 사이에서 발생하는 것이며, 치료 도중에 발생하는 것은 아님을 명심해야 한다. 여러분은 몸이 치유될 시간적 여유를 가져야 한다. 유연성 증가를 위한 "도전적 스트레칭"은 해당 근육군당 1주일에 2-3회 수행되는 것이 가장 좋다. 그래서 여러분의 운동 프로그램에 적절한 휴식을 포함시켜야 한다.

요가에서 타이틀로 사용되는 "회복 스트레칭"은 다르다. 만약 과거 활동으로 뻣뻣하거나 근육통을 느꼈다면,

회복 스트레칭의 목표는 현재 유연성 수준의 심리생리적 이완, 유지 및 회복이다. 회복 스트레칭은 도전적 스트레칭보다 더 자주 이용될 수 있다 – 회복 스트레칭은 스포츠 활동 이전이나 장기간의 좌식 생활 이후에 적용된 도전적 스트레칭 이후나 도전적 스트레칭 사이에서 이루어진다. 회복 스트레칭이 도전적 스트레칭과 동일하게 보일 때, 여러분은 그것이 다르다는 것을 느낄 것이다. 여러분은 이것을 너무 믿어서는 안 된다. 가장 중요한 것은 여러분의 몸이 조화를 이루는 것이고, 주어진 시간내에 여러분 스스로에게 어떻게 느꼈는지를 물어본다. 피곤한가? 이완이 필요한가? 또는 오늘날의 치료가 도전적이었고, 여러분의 현재 상태를 향상시키는가?

좋은 폼

폼에는 2가지가 있다: "이상적인 폼"과 "좋은 폼". 이들 각각의 폼은 자신만의 정확성 범위가 있다.

이상적인 폼은 카피북(copybook)이다: 수행된 스트레칭이 완벽하고, 주어진 지시사항을 똑같이 수행한다. 이상적인 폼은 스트레칭의 최종 목표이고, 미용과도 관련되어 있다. 스트레칭이 어떻게 보이는가? 이상적인 폼은 시작부터 높은 수준의 유연성을 전제로 하기 때문에, 스트레칭을 막 시작한 사람에게 혼돈을 줄 수 있다.

스트레칭할 때 폼이 이상적이고 스트레칭이 상대적으로 쉽게 반복될 수 있으면, 여러분은 그런 특정한 스트레칭을 더 이상 수행할 필요가 없을 것이다. 이 시점에서는 스트레칭 시간을 잘 보낼 수 있는 유용한 방법을 찾는 것에 신중해야 할 것이다(스트레스가 적응을 이끌어내기 때문에, 스트레스가 없으면 적응도 없음을 명심한다). 물론, 여러분의 목표가 현재 수준의 유연성을 그대로 유지하는 것이라면 스트레칭을 수행해야 할 것이고, 또는 여러분이 특정 운동을 좋아하거나 과시하는 것을 좋아하기 때문에도 스트레칭을 수행할 수도 있다.

좋은 폼은 이상적인 폼을 모방하는 시도이고, 스트레칭이 디자인된 근육에서 스트레칭을 느끼는데 꼭 필요하다. 좋은 폼이 없다면, 여러분은 다양한 스트레칭을 수행하게 될 것이다. 나는 이것을 "창조적 스트레칭" 또는 "프리스타일 스트레칭"이라고 부른다. 이상적인 폼과 반대로, 좋은 폼은 기법과의 관련성이 많다. 적절한 감각을 느낄 수 있도록 여러분이 자세를 취하고 있는가?

좋은 폼과 이상적인 폼 사이의 구분은 중요하다. 필라테스 전문가들은 스트레칭이 이상적인 자세로 수행되지 않을 때 스트레칭이 올바르지 않다고 주장한다. 그러나 그것이 생체역학적으로 올바르다면, 그 스트레칭이 올바르지 않은 것은 아니다 – 그런 스트레칭을 수행하는 사람은 정확한 순간에 완벽한 방법으로 그것을 수행할 수 있는 유연성을 가지지 못한다. 그러나 그것은 바람직한 감각을 생산하는 이상적인 자세와 비슷하다는 점에서 여전히 좋은 폼이다.

좋은 폼은 특별한 감각을 이끌어내기 위해 우리들이 시도하는 대부분의 스트레칭 자세이다. 이것은 공간내에서 특정의 형태를 재현하는 시도보다 더 중요하다. 결국, 수년간의 수행을 통해, 우리는 특별한 형태를 정확하게 모방해 낼 수도 있다. 물론 이것도 즐거운 일이고, 우리에게 성취감을 제공해 줄 수 있다.

정확성의 범위는 좋은 폼의 제한 내에서 이루어지는 자유로운 탐구이고 감각 이동을 가진다. 우리의 몸은 여러 방향으로 주행하는 근육과 근막으로 덮여 있다. 약간의 관절각도 변화도 해당 감각의 이동을 이끌어낼 것이고, 이런 이동으로 근육내의 타이트한 근섬유 밴드를 스트레칭하거나 근육군 내의 특정 근육을 스트레칭할 수 있다(모음근 스트레칭이 이런 정확성 범위의 근거를 제시할 것이다). 이런 탐구는 그 과정이 중요하기 때문에, 반드시 장려되어야 한다. 탐구는 내적 초점과 관심을 장려시킬 수 있고, 최소한 것(우리에게 불편과 통증을 가져다주는)을 탐구하길 원하는 우리들의 참여를 장려시킬 수도 있다. 이들 영역을 여는 과정은 치료적이고 자각인 과정일 수 있다: 자가탐구를 위한 음식물, 그것이 적절할 때의 수용, 그리고 변화를 위한 우리의 결정과 바람을 증가시키는 시기 등.

워밍업

(체온과 조직 온도를 증가시키는)

경기장에서, 워밍업은 필수가 되었고, 특정 요건을 충족시켜야 한다. 워밍업 그 자체는 특별해야 하고, 특정의 관절 위치와 활동 패턴을 구현해야 한다. 워밍업의 목표는 전신적인 "워밍(warmth)"과 다양한 관절의 윤활이 아니라, 활동을 위한 특정 신경 패턴과 운동 스킬의 재점화이고, 구조물로 적절한 혈류를 보내는 것이다.

스트레칭을 위한 준비를 할 때, 여러분의 워밍업은 엄격하게 이루어질 필요는 없다. 우리는 실제 스트레칭을 모방할 필요는 없다; 체온을 증가시키는 활동만으로 충분하다. 보다 중요한 것은 스트레칭을 시작하기 전에 여러분의 몸이 소진되면 안 된다는 것이다. 여러분은 충분한 워밍업 절차를 필요로 하고, 어느 경우에는 워밍업을 빠른 속도로 수행할 필요도 있다. 발생된 열이 빠져나가지 못하도록 따뜻한 옷을 입는 것도 유용한 방법이다. 나는 겨울에 "사우나 슈트"를 입는다 – 나이론 트랙슈트는 열이 빠져나가지 않도록 한다. "walking garbage bag"이 좋아 보이지만, 그것을 믿으면 안 된다. 발레 댄서는 바(bar) 운동을 할 때 열 생산과 움직임을 좋게 하기 위해 플라스틱 팬츠를 입는 것으로 알려져 있다.

신체의 큰 근육을 사용하는 활동(팔, 다리 및 몸통의 대단위 운동)은 5–10분 이내에 여러분의 체온을 상승시킬 것이다. 워밍업을 위한 워밍업을 해야 하는가? 아니다. 워밍업은 영구적으로 가동범위를 증가시킬 수 없다. 처음에는 워밍업을 느리게 시작하고, 땀이 날 만큼 체온이 상승되었다고 느껴지면, 점차 빠른 템포로 워밍업을 진행한다. 블록 주위를 걷거나, 스쿼트를 여러 번 수행하거나, 동적 필라테스 운동을 10분 정도 수행한다(우리의 DVD인 "필라테스의 혁신"은 리포머에서 행지는 워밍업을 다루고 있다). 여러분이 워밍업되었다면, 이제 스트레칭을 할 수 있는 준비가 된 것이다.

왜 우리는 워밍업을 해야 하는가? 스트레칭을 위한 워밍업의 직접적인 이점의 대부분은 점성과 혈류 저항을 감소시키는 것이다. 근육과 결합조직의 점성이 움직임을 제한하는 요소라고 알려져 있다. 열은 점성과 반비례 관계에 있다. 즉, 신체의 열이 상승하면, 체액의 점성이 떨어진다. 이렇게 감소된 점성은 움직임의 저항을 감소시켜 유연성을 증가시킨다.

체온이 올라가면 신경충동의 전달 속도가 증가함을 잘 알고 있다(손가락이 차가워지면, 손가락에서 어떤 느낌이 나는지를 생각한다). 스포츠의 세계 기록이 더운 지방에서 다시 수립되는 이유이기도 하다. 스트레칭할 때, 이것은 신체 조절로 전환된다. 여러분은 큰 개선을 통해 움직임을 느끼고 조작할 수 있다. 이것은 의심할 것도 없이 스트레칭할 때 더욱 안전한 상태이다.

끝으로, 우리는 워밍업의 수동 형태를 살펴봐야 한다. 수동 형태의 예로는, 뜨거운 물 목욕, 적외선, 마사지, 그리고 다양한 사우나 등이 있다. 체온을 올리는 수동 형태는 근육의 긴장을 감소시키는 활동(근육 이완을 향상시키는 활동) 보다 더 효과적이다. 만약 여러분의 목표가 회복 스트레칭을 수행하는 것이라면, 수동 워밍업과 이완 워밍업의 결합이 가장 좋은 결과를 가져다 줄 것이다. 여러분의 신경계는 차분해질 것이고, 여러분은 더 큰 이완 수준을 얻을 것이다. 만약 여러분이 수면 장애를 가지고 있다면, 침대에 들기 전에 이런 수행을 해 보면 큰 변화를 경험할 것이다.

스트레칭의 종류 – 반사

스트레칭은 특정 관절의 각도를 증가시키거나 감소시킴으로써 근육군과 근막을 길게 늘이는 것이다. 유연성은 관절의 가동범위로서도 정의된다.

관절 움직임이 빠르게 그리고 다양한 속도를 가지고 지속적으로 수행될 때, 우리는 동적 스트레칭 또는 탄도적 스트레칭이라고 부른다. 스트레칭이 느린 속도로 수행될 때, 그것을 정적 스트레칭이라고 부른다. 정적 스트레칭의 예는 천천히 몸을 앞으로 숙여 발가락으로 손을 뻗는 것이다. 일정한 시간 동안 긴장이 일어난 지점에서 그 자세를 유지한다. 동적으로 스트레칭을 수행하고자 할 때는, 손을 발 쪽으로 10회나 20회 정도 바운스를 주면서 몸을 굽히면 된다.

과거 20–30년 전에, 많은 연구들이 다양한 스트레칭 수행의 장점과 각 스트레칭의 장점과 단점을 다루었다(Christopher Norris The Complete Guide to Streching 2004, Aron Mattes Active Isolated Stretching 2000, Michael Alter Science of Flexibility 2004, Leon Chaitow Soft Tissue Manipulation 1987과 Ayal Lederman Functional Stretching 2014 참고). 어느 것이 더 좋은 방법인지에 대한 질문을 받았을 때 하는 우리의 답은 "사정에 따라 달라질 수 있다"는 것이다. 다양한 결과와 고

려되는 범위의 다양성을 위해 다양한 스트레칭을 권장한다. 여러분의 나이는 얼마인가? 여러분은 어떤 운동을 하고 있고 병력이 있는가? 운동 전, 운동 후에 스트레칭을 하는가? 유연성을 위해 여러분이 원하는 것이 운동과 관련이 없는가? 손상을 입었는가? 어떤 종류의 손상인가? 손상이 얼마나 지속되었는가? 여러분은 이완하는 방법을 배울 필요가 있는가? 신체를 각성시키는 방법을 배우고 싶은가? 특별한 자극에 반응하는 순응은 매우 특이성 높고(스포츠 훈련에서 특이성 원리로 불리는), 수행해야 할 스트레칭의 종류에 영향을 줄 것이다. 예를 들어, 스포츠 수행을 향상시키기 위해 스트레칭 운동을 선택할 때, 우리는 가동범위, 유연성이 요구되는 특정의 관절 각도, 그리고 최대 이익을 얻기 위해 스트레칭되는 근육 등을 고려할 필요가 있다. 그런 고려사항의 결과에 따르면, 우리가 찾고자 하는 결과를 알 때까지 우리는 다른 방법보다 이 방법이 더 유리하다고 말할 수 없다.

우리의 목적을 위해, 근육과 관절의 가동범위를 안전하고 효율적으로 증가시키려면, 정적 스트레칭이 가장 좋은 방법이다. 1985년 Wallin의 연구(Wallin, 'Improvement of Muscle flexibility, a Comparison of two techniques', American Journal of Sports Medicine, 13:263-268)는 수축-이완의 정적 스트레칭(25% 증가)을 훈련받은 사람이 탄도적 스트레칭(7% 증가)을 훈련받은 사람보다 발바닥굽힘근과 엉덩관절의 모음근과 폄근에서 더 큰 유연성 향상을 보였음을 보고했다. 그 이유는 무엇인가? 원시 근육반사 때문이다. 반사는 척수레벨에서 수행되는 단순하고 무의식적인 운동 반응이고, 그들은 높은 의식 중추로 우회한다. 반사는 선택사항이 아니고, 의식적인 노력 없이도 즉각적으로 일어난다. 우리는 반사가 이루어진 후에 반사를 인식하게 된다. 신체 반사 중 몇 개의 반사는 스트레칭 과정에서 중요한 역할을 한다. 반사는 스트레칭 과정을 방해할 수도 있고, 가속시킬 수도 있다.

"근신전 반사"는 우리가 너무 빠르게 스트레칭을 할 때 일어난다(무릎반사가 좋은 예이다). 무릎뼈 바로 밑에 있는 무릎뼈힘줄을 가볍게 때리면, 그 충격이 허벅지 앞쪽에 있는 넙다리네갈래근을 스트레칭한다. 그 결과는 발을 위쪽으로 뻗는 넙다리네갈래근의 반사적 수축과 보호성 수축이다. 이 반사는 신체 전반에서 나타나며, 스트레칭에 대한 그의 효과는 엄청나다; 만약 여러분이 너무 빠르게 스트레칭하면, 여러분의 근육이 수축할 것이다. 동적 움직임은 근정적 스트레칭 반사를 활성화하여 근육내의 신장수용기를 흥분시키고, 근육을 단축시키는 운동단위를 자극하고, 스트레칭하는 우리의 능력을 제한한다. 사실, 움직임에 대한 생각이 신경 활동을 초래하지만, 적어도 몇몇의 운동단위를 활성화할 만큼 운동신경을 자극한다.

이 반사 때문에, 우리는 우리의 신체를 달래고 어루만지는 정적 스트레칭을 필요로 한다. 우리의 목표에 적합한 스트레칭은 잠을 자기 위한 행동과 비교될 수 있다. 우리가 침대로 갈 때, 우리는 습관적으로 수면을 유도하는 조건을 만든다 – 감각 자극을 최소화하고, 움직임을 최소화하고, 호흡률을 천천히 떨어뜨리고, 휴식을 취한다. 이런 사고방식을 이용한 스트레칭의 접근(즉, 힘을 적용하지 않고 천천히 수행하는)은 문제를 야기하지 않고 가동범위를 증가시키는데 큰 도움이 될 것이다; 예를 들어, 마치 체육관에서 운동을 하는 것처럼. 이런 구분은 중요하다: 가동범위를 증가시키는 스트레칭은 운동 훈련의 형태와는 근본적으로 다른 사고방식을 요한다. 그것은 인내와 이완, 그리고 여러분 내부에서 무엇이 일어나는지에 대한 관심을 필요로 한다(Job's Body에서, Juhan은 근신전 반사를 다음과 같이 설명하고 있다: '근육 감각시스템의 기본적인 일 중의 하나는 근육 길이의 갑작스런 변화에 저항하는 것이고, 이런 저항은 자동반사에 의해 강화되며, 천천히 이루어지는 스트레칭을 받는 사람의 비위협적인 압박과 스트레칭은 수축성 반응의 유발을 피할 수 있다').

근신전 반사와는 달리, 접칼반사로 알려진 또다른 스트레칭 반사인 '후-등척성 이완'이나 '자동억제'가 우리의 이점을 위해 사용될 수 있다. 이것은 표적 근육의 수축보다는 근육의 이완을 유발한다. 이런 반사를 활성화시키는 자극은 동적 움직임이 아니라, 근육에서 발생하는 수축성 긴장이다. 이런 반사를 활성화하기 위해, 우리는 신장된 자세를 취하게 하고 그 자세를 유지하는 정적 수축을 일으킨다. 우리가 이런 수축을 유도할 때 근육힘줄 이음부 근처에 위치한 골지건 힘줄이 반응하여, 근육을 반사적으로 이완시킬 것이다. 근육의 수축이 자신의 활성화를 중단시키는 이런 피드백 고리는 온도가 어느 정도 올라가면 그 온도를 떨어뜨리는 온도조절장치와 같다. 이것은 보호 기능으로써 근 부착점을 손상시킬 만큼 강한 수축으로부터 근육을 예방한다 [억제의 억제(dis-inhibition)는 이런 반사의 억제에 붙여진 이름이고, 이것은 근력 훈련의 첫 몇 개월 동안에 일어난다. 이 시기 동안에는 실제로 근력이 발생하지 않지만, 더 무거운 저항을 들어올릴 수 있다. 사람의 신경계는 보다 더 큰 운동단위의 동원을 허용한다].

접칼반사는 신경생리학자인 Herman Kabat와 그의 동료인 Henry Kaiser, 물리치료사인 Dorothy Voss에 의해 발견되었다. 1950년대 그들은 마비된 사람의 근육을 재활시키기 위해 9가지 기법을 만들었고, 이를 고유수용성 신경근 촉진법(PNF)이라고 불렀다. PNF의 수축-이완(CR)은 접칼반사의 활성화에 붙여진 이름이다(CR은 오스티오패시나 카이로프랙틱에서 근에너지 기법으로도 알려져 있다. Leon Chaitow Soft Tissue Manipulation 참고).

수축-이완 (contrat-relax)

실제로, 수축-이완 기법은 단순하다. 스트레칭하기 위해 스트레칭을 제공하는 사람이 먼저 근육을 길게 늘인다. 근육을 긴장 지점(즉, 위에서 기술된 근정적 스트레칭 반사를 활성화시키지 않기 위해) 까지 천천히 가져간다. 스트레칭을 제공하는 사람이 적응과 이완을 장려하는 동안, 이 자세를 5번의 심호흡을 하는 동안(25-30초) 유지한다(움직임에 대한 생각으로도 운동신경원이 자극될 수 있음을 기억한다).

두 번째는 스트레칭을 받는 사람에게 5초 동안 스트레칭될 근육을 수축하도록 주문한다(등척성 수축은 근육군이 활성화나 수축될 때 실제로 움직임이 일어나지 않아야 하고, 그렇게 되기 위해서는 반대의 힘과 같아야 한다: 반대의 힘은 파트너의 힘이다). 스트레칭을 제공하는 사람의 힘은 다양할 수 있다. Chaitow는 최대 근력의 25-30%가 좋다고 했지만, Goodbridge('Mucsle energy techniques: Definition, explanation, methods of procedure', Journal of American Osteopathic Association, 1981)는 큰 근육의 경우에는 큰 힘을 적용하고, 약하고 작은 근육의 경우에는 작은 힘을 적용해야 한다고 했다. 우리의 경험으로 봤을 때 최대 근력의 50%까지가 가장 좋은 결과를 산출했고, 그 이상의 힘을 사용해도 결과에서 뚜렷한 차이점가 없었다. 그러나 처음에는 최소의 힘으로 시작했다가, 5초 동안에 50%까지 힘을 증가시킨다.

세 번째는 수축을 한 후 스트레칭을 받는 사람은 이완하고, 심호흡을 한 후 내쉬기를 할 때 팔다리를 천천히 더 깊고 강한 위치로 움직인다. 이런 새로운 위치를 최소 10번의 심호흡 동안 그대로 유지한다. 추가 스트레칭의 정도는 다양하다. 우리의 경험으로 볼 때 여러분이 이런 수행을 많이 해 볼수록, 추가 스트레칭을 더 많이 할 것이다. 여러분은 몸을 이완하는 방법을 배워야 한다. 처음에는 1-5 ㎜의 증가에도 만족해야 한다. 추가 스트레칭의 시간이 경과할수록, 각도나 길이가 더욱 증가할 것이다. McAtee(Facilitated Stretching 2007, p16)에 따르면, 추가 스트레칭할 때 내쉬기가 중요하다. 그 이유는 내쉬는 동안 여러분의 몸이 더욱 이완되기 때문이고, 근육의 톤이 약간 더 낮아지기 때문이다. 우리의 수행은 McAtee의 주장을 지지한다.

수축-이완을 한 번 더 수행하려면, 약간의 불편이 느껴지는 지점 까지 뒤넙다리근을 가져간 다음, 5-5-15 타이밍 순서로 시작한다. 시작 자세는 아래와 같다. 최소 5회 심호흡 동안 그 자세를 유지시킨다.

수축은 최대 근력의 30-50%로 5초 동안 수행된다. 수축의 방향은 검은 화살표 방향이다.

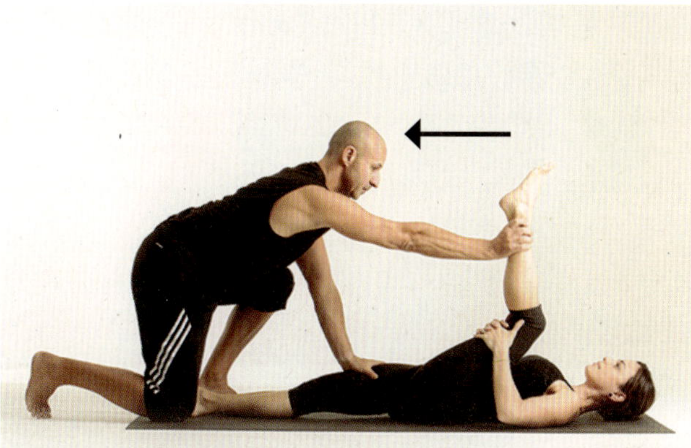

수축 후, 스트레칭을 받는 사람은 이완하고 깊게 숨을 들이 쉰 후 내쉴 때, 스트레칭을 제공하는 사람은 새로운 위치로 그 사람의 다리를 이동시키고, 15회의 심호흡을 하는 동안 그 자세를 유지시킨다(주: 새로운 위치가 불편해서는 안된다. 사실, 운동자각도('RPE')는 추가 스트레

칭 이전과 동일해야 한다). 추가 스트레칭은 아래 사진에서 잘 보여지고 있다.

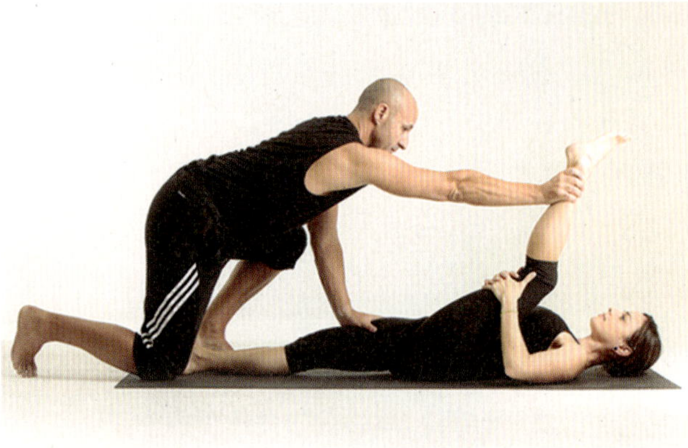

이것은 수축–이완 절차의 한번 반복을 설명하고 있다. 여러분은 더 큰 결과를 얻기 위해 3회 반복까지 시도할 수 있다.

상호억제

상호억제 또는 상호신경지배(RI)는 1947년 Sir Charles Sherrington에 의해 발견되었다. 신경근육 시스템이 어떻게 작용하는지에 대한 모델을 제시했다. RI는 또다른 불수의적인 반사로서, 우리의 스트레칭 수행에 영향을 줄 수 있다. 위팔두갈래근에서처럼, 근육이 수축할 때 반대 근육인 위팔세갈래근을 억제하기 위해 RI가 작용한다. 그 이유는 상호억제가 어떤 움직임을 방해하기 때문이다. 상호억제의 가치는 2가지이다: 그것은 스트레칭을 하기 전이나 직후에 유용할 수 있다. 우리는 수축 후 추가 스트레칭을 할 때 반대 근육군을 이용하여 언제든지 움직임을 일으킬 수 있다. 예를 들어, 뒤넙다리근을 스트레칭하고자 할 때, 우리는 수축 후 스트레칭을 증가시키기 위해 넙다리네갈래근과 엉덩관절 굽힘근을 사용할 수 있다. 그렇게 함으로써, 우리는 근육(스트레칭되는)으로 가는 신경충동을 감소시키고, 또 저항을 감소시키기 위해 RI를 이용한다.

우리는 스트레칭 직전에, 표적 근육을 이완시키기 위해 상호억제를 사용할 수 있다. 예를 들어, 뒤넙다리근을 스트레칭하기 직전에 이루어지는 넙다리네갈래근의 수축은 뒤넙다리근을 반사적으로 이완시킨다. 이것은 오스티오패시에서 수행되는 일반적인 방법이다.

상호억제는 클리닉 필라테스에서 자주 사용되고 있고, 교정 운동의 한 방법이다. 좋은 자세와 정렬은 관절 주위에 있는 근육 힘의 균형에 좌우된다. 예를 들어, 둥근 어깨와 내밈 턱(위쪽 교차증후군으로 알려진)은 팔이음뼈 주위에 있는 근육 불균형의 결과이다. 일반적인 현상은 위등세모근, 어깨올림근, 가슴근 및 위팔두갈래근이 단축되어 타이트해지고, 반면 깊은 목 굽힘근과 아래쪽 어깨뼈 고정근은 억제되고 약화된다. 이런 근불균형을 교정할 때, 우리는 약한 근육을 단순하게 강화해서는 안 된다. 그 이유는 무엇인가? 상호억제 반사 때문이다. 예로, 가슴의 타이트한 근육은 관절의 다른 쪽 근육을 억제시켜, 근육톤을 감소시키고(근육에 도달하는 신경충동의 숫자를 감소시킴으로써), 더 강해질 기회를 막는다. "가짜 마비"로 알려진 이런 효과는 관절 주위에서 발생하는 근불균형의 우월한 특징이고, 근력을 강화시키기 전에 타이트한 근육을 먼저 스트레칭할 필요가 있다. Craig Leibenson은 "the influential Rehabilitation of the Spine"에서 다음과 같이 말했다: "재활에서, 중요한 것은 근력강화 방법을 시도하기 전에 과도하게 활성화되고 단축된 근육을 확인하고 교정하는 것이다. 근력강화 프로그램을 시작하기 전에, 과긴장 근육이 이완되고 스트레칭되면, 재활 프로그램의 효율성이 강화된다."

신체 반사는 복잡하고 종종 압도적인 것처럼 보인다. 사실, 그것의 과정을 추상적으로 토의하면 그 과정을 파악하기 어려울 것이다. 그러나 수행할 때, 우리의 스트레칭 목적을 강화시키기 위해 간단한 방식으로 그것을 이용할 수 있다.

신체의 네 번째 반사도 짧게 언급할 가치가 있다. "자동 굽힘" 반사는 통증이나 두려움을 경험했을 때 일어난다. 큰 소리를 들었을 때와 뜨거운 것을 잡았을 때의 반사적 반응은 몸을 움츠리게 하고, 태아 자세와 같은 굽힘 자세로 움직일 것이다. 이런 반사는 근육의 뻣뻣함 패턴에 영향을 줄 것이다. 만약 여러분이 생리적이든 심리적이든 걱정과 긴장에 반복적으로 노출되거나, 약간의 공포와 중등도의 스트레스를 받게 되면, 근육은 굽힘 반사로 인해 적응적으로 단축될 것이다. 많은 클라이언트는 다음과 같은 모습을 보여 줄 것이다: 어깨가 귀 쪽으로 올라가고, 가슴이 움푹 파이고, 엉덩관절이 단축된다. 우리의 일은 이런 클라이언트에게 매우 유익한 방법이 될 것이다.

스트레칭 동안의 호흡

숨이 멈출 때(만약 재미를 허용해 준다면), Anatomy of Harta Yoga(2002)에서 Coulter는 4가지 호흡 종류(기이호흡, 흉식호흡, 복식호흡 및 가로막 호흡)를 기술했고, 스트레칭이나 Hatha Yoga의 수행과 이들의 관계를 기술했다. 호흡이 이 책의 범위를 벗어난 내용이지만, 자세가 호흡에 영향을 주는 방법과 호흡이 자세에 영향을 주는 방법은 매우 흥미로운 일이고 복잡하다.

수행 동안, 여러분의 호흡이 제한되는 자세가 있을 수 있고, 완전하게 호흡할 수 있는 자세가 있을 수 있다. 이것은 정상이기 때문에 놀라운 일이 아니다; 호흡은 신체의 자세와 고정되거나 이완되는 신체의 분절에 좌우되고, 또 가로막에 대한 효과에 좌우된다. Leslie Kaminoff는 그의 책인 "Anatmomy For Yoga" 에서 "신체 공간의 형태 변화"로 호흡을 기술함으로써 이런 과정에 공들여 왔다. 스트레칭하는 동안, 이런 간단한 설명을 명확하게 인지할 수 있다. 갈비우리와 복강의 대부분이 호흡에 영향을 받았기 때문에, 그들의 형태가 변할 수 있다. 가로막이 다차원의 움직임을 가지기 때문에, 그것에 의한 형태 변화는 안정된 부착점인지 아니면 가동성이 좋은 부착점인지에 따라 좌우될 것이다. 가로막의 움직임은 배를 볼록하게 만들고, 갈비우리를 들어올리거나 또는 양쪽 모두를 일으킬 수 있다. 예를 들어, 누운 자세에서 스트레칭을 할 때 가로막의 돔 부위는 주사기의 피스톨처럼 작용할 것이고, 가슴벽은 실린더처럼 작용할 것이다. 가로막이 내려갈 때 배벽은 앞쪽으로 스트레칭하고, 가로막이 이완하고 내쉬는 동안 올라갈 때는 가로막이 뒤쪽(아래쪽)으로 움직인다.

옆굽힘은 다른 경험을 제공하고, 갈비우리 팽창과 함께 배가 절반정도 부풀어 오를 것이다. 옆굽힘하는 쪽의 복부와 갈비우리의 아래쪽 절반이 압박되기 때문에, 가로막 돔의 아래쪽 움직임이 방해를 받을 것이다. 복부 장기가 체액으로 되어 있고 압박되지 않기 때문에, 여러분이 스트레칭할 때 복부장기는 받침점으로 작용하고, 갈비우리에 붙은 가로막의 갈비뼈부착점을 기준으로 갈비우리 바닥을 앞쪽, 뒤쪽, 양측 측면으로 벌어지게 만든다.

여러분이 복부 팽창을 느끼거나 갈비우리 팽창을 느끼거나, 또는 양쪽 모두를 느낄 때, 가능하면 깊은 심호흡을 쉬면서 모든 부위를 스트레칭한다. 호흡 뿐 만 아니라 스트레칭에도 집중한다; 이것은 내적 초점(여러분 몸의 억제)을 장려함으로써 스트레칭의 경험을 강화시킬 것이다.

만약 여러분이 스트레칭에 처음 접하게 되면, 부드럽게, 공평하게, 느리게, 그리고 아주 깊게 호흡하는데 집중해야 한다. 이런 방식의 호흡은 이완이고, 이완은 심리생리적 경험이다. 여러분이 더욱 이완될수록, 저항이 스트레칭 근육에 덜 가해질 것이다. 깊은 호흡은 심오한 치유 효과를 가진다. Herb Benson의 책인 "The Relaxation Response"는 대상자에 대한 획기적인 업적이고, 호흡과 이완에 대한 양성 신경생리적 반응의 많은 부분을 다루고 있다.

여러분의 호흡이 얕아지고 제한되었는지를 확인해 본다. 얕은 호흡은 위쪽 가슴 호흡이고, 복부의 정상적인 올림과 내림이 일어나지 않고, 복장뼈의 아랫 부분과 아래쪽 갈비뼈가 움직이지 않는다. 얕은 호흡을 할 때, 들이쉬기의 유일한 징후는 빗장뼈의 올림과 떨어짐이다. Coulter가 말한 것에 따르면, "습관성 위쪽 가슴 호흡"은 "신체적 문제와 정신적 문제로 발생하는 것이 아니고, 그 문제들을 만들어 낸다". 사실, 반복적인 얕은 호흡은 "투쟁-도망"반응을 자극하고, 심박동수와 혈압을 상승시키고, 근육 긴장을 일으키고, 불안하게 만든다. 제한 호흡은 비효율적이다: 이것은 공기를 폐의 위쪽 부위(혈액이 잘 공급되지 않는 부위)로 전달한다. 끝으로 "제한 호흡"은 여러분이 이완하길 원하는 머리와 목 주위에 있는 호흡보조근의 과활동을 초래한다. 이런 메시지는 명확하다: 호흡하고 이완하고, 호흡하고 이완하고 ....

근불균형

스트레칭을 시작할 때, 여러분은 여러분의 몸이 비대칭임을 발견하고 깜짝 놀랐을 것이다. Job's Body에서 Juhan은 비대칭의 발달에 대해 설명했다:"비정상의 발달은 필수불가결인데, 그 이유는 신체를 대칭적으로 사용하지 않기 때문이다." 우리는 직관적으로 이런 코멘트의 진실을 알고 있다. 의식적인 의도를 해도, 우리의 몸을 대칭적으로 사용하는 것은 거의 불가능하다 – 좌우 손을 매일 바꾸면서 컴퓨터 마우스를 사용하는 것과 매주 후반부는 오른손이 아닌 왼손으로 자동차를 운전하는 것을 상상해 보자.

신체를 대칭적으로 사용하지 못하게 하는 다른 장애물은 운동 패턴을 일으키고, 그것을 빠르게 습득하는 우리들의 습관이다. 우리가 문자 그대로 모든 단계를 계획해야만 한다면, 복잡한 삶을 의식하지 않은 이런 반복적이고 몸에 배인 스킬은 매우 어려울 수 있다. 그러나 무의식적인 운동 패턴의 발달에 있어서는, 작은 생각이 근육을 대칭적으로 발달시키는데 제공될 수 있고, 또 비대칭 발달이 우리의 건강에 영향을 줄 수 있다. 우리는 무엇을 해야 하지? 실무적인 측면에서 볼 때 답은 간단하다. 즉, 타이트한 근육을 스트레칭하는 것이다. 간단한 경험상의 법칙으로 볼 때, 동일 근육(예, 뒤넙다리근)이 2가지 특성을 가질 수 있다: 한쪽 근육은 타이트하고, 다른쪽 근육은 스트레칭되어 있다. 스트레칭 치료를 할 때는 타이트한 근육을 먼저 스트레칭하고, 그 다음에 느슨한 근육을 스트레칭하고, 다시 타이트한 근육을 스트레칭한다. 이때 쯤(2–3개월), 불균형이 해결될 수 있다.

스트레칭 시기가 아닌 경우에는, 스트레칭 때 여러분이 얻었던 커다란 자각을 이용함으로써 파괴적인 운동 습관을 해결할 수 있다. Juhan은 이것을 다음과 같이 설명했다: '퇴행성 습관의 발달을 없애기 위해, 우리를 이끄는 근육 습관으로 향하는 경향을 자각할 필요가 있고, 그들 경향을 조절하는 신체의 국소 영역을 자각할 필요가 있고, 우리의 패턴이 달랐다면 어떻게 느껴지는 것을 자각할 필요가 있다.'

스트레칭은 다른 수단보다 더 빠르고 직접적인 방법으로 이런 자각에 영향을 줄 수 있다. 집중하여 스트레칭을 수행하면, 여러분이 스트레칭을 중단할 수 있고, 습관적인 사용을 통해 무엇이 일어났는지를 실제로 느낄 수 있고, 문제 부위를 알아낼 수 있고, 그리고 무엇보다 중요한 것은 이완을 경험할 수 있다는 것이다.

스트레칭을 얼마나 유지해야 하는가

우리는 유연성을 얻기 위해 2가지 제한을 극복해야 한다. 첫째는 신경성 제한 또는 수축성 제한이고, 둘째는 역학적 제한이다. 신경계의 보호 기전이 없다면, 근섬유, 결합조직 및 신경이 찢어질 것이다. 앞에서 설명된 수축/이완과 기타 신경학적 기법은 우리가 보호 기전을 이용할 수 있도록 돕는다. 역학적으로는, 근섬유와 주위 결합조직과 근막이 길게 늘어나야 한다.

우리는 신경계를 어떻게 속일 수 있는가에 대해 토의해 왔다. 수축–이완 기법은 즉각적인 효과를 가져, 관절가동범위를 향상시킬 수 있다. 반복적인 수행을 통해, 무엇이 '정상 길이'에 대한 뇌의 이미지를 재설정한다. 이것은 우리가 장려하기를 원하는 반복 스트레칭에 대한 신경 순응이다. 스트레칭에 대한 저항의 많은 부분이 신경계 활동의 조기 유발로 인해 일어나고, 제한이 정상이 되는데, 이렇게 되는 이유는 신체의 일상 활동의 제한 때문이다. 유연성을 향상시키기 위해 신경계를 이용할 때, 우리는 앞에서 기술했듯이, 최소한 한 번의 스트레칭(5–5–15)을 수행해야 한다. 그러나 우리는 신경계 물론, 더 큰 범위에 영향을 주길 원하기 때문에, 나는 3번 까지의 반복 수행을 지지한다.

신경계와 그것의 제한은 그 경로 상에 특별한 지점을 가진다: 그 지점은 통증을 통해 조직 손상이 발생할 수 있음을 우리에게 경고한다. 신경계가 완전히 폐쇄되면, 예를 들어, 깊은 마취 상태일 때, 근육이 느슨해져 관절의 탈구가 쉽게 일어날 수 있다. 그러므로 신경계는 일상의 삶에서 실질적인 유연성 제한을 줄 수 있고, 근육과 결합조직은 최대 제한을 줄 수 있다.

유연성에 대한 역학적 제한의 영향은 더 많은 일을 요구한다. 근육이 길어지면, 근잔섬유들이 분리되고, 근육원섬유마디가 길어지게 된다. 시간이 경과되면, 근육원섬유마디의 반복 스트레칭은 근육원섬유마디의 숫자를 증가시킴으로써 근육을 순응시킬 것이다. 사실상, 근육은 수축 단위에 더 많은 수축 단위를 더함으로써 길이 증가를 한다. 이것은 사슬에 다른 사슬을 연결시키는 것같다(역학적 자극에 대한 생리적 순응을 역학적 변환이라고 부른다). 결합조직은 근섬유의 리드를 점차적으로 따르고, 근육은 전체적으로 더 길어진다.

스트레칭된 자세로 석고고정한 근육의 연구는 근육원섬유마디의 성장을 확인한다. 불행하게도, 단축된 상태로 유지된 근육(또는 거의 완전 능력을 사용하지 않았을 때)은 근육원섬유마디를 소실하여 더욱 단축될 것이다.

그런 생물학적 순응의 효과를 얻기 위해, 여러분은 선호하는 것보다 더 길게 스트레칭을 유지해야 한다. 위에 기술된 5–5–15 호흡 주기는 최소값이다. 스트레칭을 시작하고 1개월이나 2개월 후에는, 스트레칭에 대한 신경의 반응이 어느 정도 감소할 때, 수축-이완 기법의 3회 반복이 가장 선호된다. 특히 큰 근육군에서 더욱 그러하다. 신경계를 속일 수 있지만, 장시간 스트레칭을 하지 않으면 근육과 근막의 성장과 늘어남이 자극을 받지 않을 것이다.

해부학

우리는 여러분이 해부학 그림을 즐기길 희망한다 - 그림은 천개의 단어만큼 가치가 있다. 모든 스트레칭이 많은 근육을 대상으로 작용하고 있음을 명심한다. 종종 너무 많은 것을 보여준다. 우리가 수행해 왔던 일은 스트레칭되는 주요 근육을 선택하는 것과 몇 가지 흥미로운 그래픽 디자인으로 근육을 보여주는 것이다. 흥미로운 이것을 보다 자세히 알고 싶어서, 우리는 여러분이 참고할 수 있는 포괄적인 근육 차트를 제시했다. 이것은 정확하게 운동을 하는 동안 여러분으로 하여금 스트레칭되는 근육을 확인할 수 있도록 한다.

긴장과 압박

긴장과 압박은 스트레칭할 때 경험되는 가장 중요한 2개의 감각이다. 매우 유명한 요가 해부학자인 Paul Grilley는 그의 책 "Anatomy for Yoga"에서 이런 아이디어를 내게 소개해 주었다. 긴장은 스트레칭의 느낌이고, 근육과 근막의 늘어남이고, 스트레칭의 올바른 수행을 이끄는 섬세한 감각이다. 만약 여러분이 민감성과 매개변수 내에서 스트레칭을 하지 않으면, 물론 긴장이 통증으로 변할 수 있다. 긴장은 설명되기 어렵고, 스트레칭에 익숙하지 않거나 특히 자신의 몸에 익숙하지 않은 사람은 모든 감각을 스트레칭으로 기술하는데, 그 이유는 스트레칭 동안 발생하는 감각 사이를 구분하는 방법을 배우지 않았기 때문이다. 그것은 종종 동물계에서 자주 관찰될 수 있다. 그것의 기술적 이름은 기지개(pandiculation)이다. 고양이와 개는 앞쪽이나 뒤쪽으로 등을 활처럼 휘게 하여 기지개를 편다.

압박은 반대 감각이다. 압박은 움직임을 방지하기 위해 함께 작용하는 관절, 힘줄, 뼈, 피부 및 지방의 경험을 기술한다. 여러분이 할 수 있는 만큼 팔꿈치를 굽힘하고, 아래팔과 위팔두갈래근 사이의 압박을 느껴본다(이것은 종종 보디빌더가 왜 뻣뻣해지는지를 알려주는 예제이고, 역도가 뻣뻣함을 일으키는 원인이 아니지만, 근육의 크기가 움직임을 방해할 것이고 또 시간이 경과되면 적응성 순응을 일으킬 것이다). 여러분은 할 수 있는 만큼 팔을 뻗고, 팔꿉관절을 이루는 뼈들 사이의 압박을 느껴본다.

다음 페이지에서, 우리는 스트레칭 동안 압박이 발생하는 예를 강조할 것이다. 이것 다음에, 압박이 왜 어떤 사람에게는 일어나고, 다른 사람에게는 일어나지 않는지를 설명하기 위해 우리는 다양한 뼈구조물 변형의 예를 제시하고자 한다. 우리의 워크샵에서, 우리는 개인과 함께 일할 수 있고, 구조물의 차이와 압박 가능성을 검사하고, 다른 방법을 추천할 수 있다. 개인 내에서는 물론 개인 간에서도 무수히 많은 구조물의 변형이 있기 때문에, 우리는 이 책에서 이것을 공부할 수 없을 것이다. 그 대신, 우리는 일어날 수 있는 관절 위치를 시각적으로 보여줌으로써 압박의 가능성을 여러분께 일깨워 주고 있다.

몇몇 경우에서, 시간이 경과하면 압박이 염증과 조직 손상을 유발시킬 수 있다. 예를 들어, 팔을 머리 위로 반복적으로 들어올릴 때 일어나는 어깨관절의 압박이 힘줄 병리를 유발시킬 수 있다. 다른 경우에서는 압박이 유해하지 않다; 사실, 관절의 압박은 여러 이유 때문에 순간적으로 유익할 수 있다. 옆굽힘할 때 허리 주위의 지방 압박이 부가적인 스트레칭을 막을 것이고, 이로 인해 더 이상의 손상이 발생하지 않을 것이다. 척추의 원반은 수화와 재개를 위한 움직임과 압박에 실질적으로 좌우된다. 압박이 일어날 때 여러분이 알아야 할 필수 내용이 무엇이고, 다양한 스트레칭 접근법을 시도할 필요가 있다. 여러분은 다양한 스트레칭을 시도할 필요가 있고, 압박 느낌을 완화하기 위해 스트레칭 내에서 천천히 움직인다. 그리고 대부분의 경우에는 압박이 그 관절의 가동범위 끝지점에서 일어난다는 것이다. 부가적인 스트레칭도 여러분의 뼈 형태를 변화시킬 수 없다. 여러분은 스트레칭을 수행하고, 그 다음에는 무엇을 수용해야 하는가! 여러분은 압박이 개인적임을 알아야 한다 - 그것은 약증이나 실패의 징후가 아니고, 아래의 "해독제" 단락에서 설명되듯이, 각 개인에 따라 다를 것이고, 또 개인 안에서도 다를 것이다. 물론, 긴장과 압박을 모두 경험하는 것이 가능하다. 그런 예를 통해, 여러분과 여러분의 선생님은 어느 방향으로 스트레칭을 진행할 것인지를 결정할 수 있다.

해독제

필라테스 학생으로서 초년병 시절 때, 나는 리포머에서 'Knockey Knees'로 불리는 운동을 배웠다. 그것을 수행할 때 여러분은 캐리지 위에 양 발을 엉덩관절 넓이만큼 벌리고 누워서 양쪽 무릎으로 캐리지를 견고하게 압박한다. 그런 다음 여러분은 캐리지를 안쪽과 바깥쪽으로 30-50회 움직인다. 이 운동의 주요 목적은 넙다리네갈래근의 여러 지점을 강화하는 것이다. 나는 이 운동을 수행할 때 항상 무릎과 엉덩관절 모두에서 상당한 통증을 느꼈다. 나는 엉덩관절의 통증이 왜 발생하는지를 지금은 알고 있다: 넙다리뼈머리와 절구가 압박되기 때문이다. 나의 엉덩관절 구조물은 상당한 압박이 일어나지 않으면 넙다리뼈 안쪽돌림을 허용하지 않는다. 무릎의 통증은 장시간의 부하 상태로 인한 스트레스 때문이며, 이것이 반달판 문제를 일으켰다. 나는 무릎의 비틀림 힘을 경험했다.

20세가 지난 후, 나는 양쪽 무릎의 반달판 수술을 받았다. 물론, 다른 요소들이 반달판 퇴행에 영향을 주었지만, 긴장과 압박의 지식을 통해 무릎과 엉덩관절에 가해지는 부적절한 힘의 부과를 피해 왔다.

수년 전에 Kenyi가 환자로서 방문했고, 몇 년간 필라테스를 수행한 후, 명상을 할 때 그는 완전한 가부좌 자세는 아니지만, 어느 정도의 가부좌 앉세로 앉을 수는 있었다. 그의 선생님은 그가 집중하지 않았고 수행도 성실하지 않았다고 말했다. 엉덩관절의 안쪽돌림이나 가쪽돌림(가부좌 자세에서는 주된 동작)의 능력을 검사할 때, 그의 엉덩관절은 가쪽돌림하도록 잘 설계된 구조물이 아니었다. 그래서 더 많은 수행이 필요했던 것이다. 이런 이야기는 선생님과 학생으로서 우리가 프로그램의 효율성을 최대화시키고, 유해(심리적 유해나 신체적 유해)의 가능성을 최소화시킬 수 있도록 긴장과 압박을 알 필요가 있다.

압박 – 어깨관절(Compression – the Shoulder Joint)

어깨관절은 압박이 가장 많이 일어나는 관절 중의 하나이다. 팔을 머리 위로 올리는 스트레칭을 할 때와 하중 부하할 때 관절의 깊은 곳에서 압박의 느낌이 일어날 수 있다. 여기에서의 압박은 큰결절이나 작은결절 사이의 조직과 봉우리돌기 사이에서 일어난다. 아래 사진의 뼈 사진을 보면, 뼈가 크기와 형태에서 다양함을 알 수 있는데, 이것은 왜 어떤 뼈가 쉽게 압박되고, 다른 뼈가 압박되지 않는지를 설명해 준다.

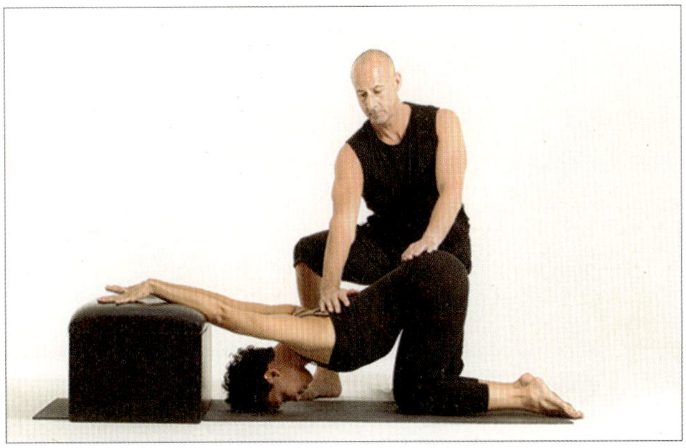

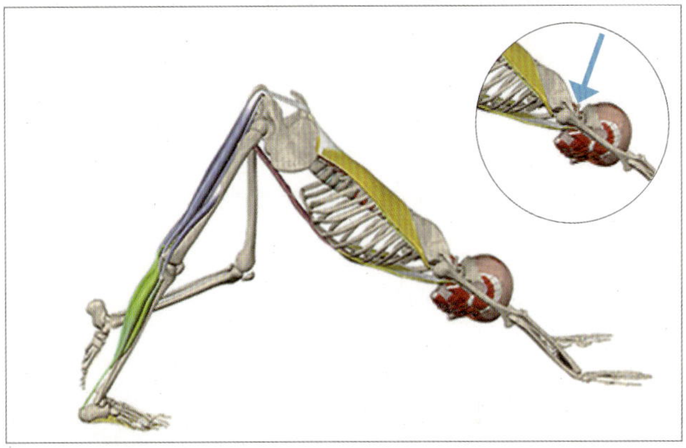

매트 운동을 하면, 어깨관절의 압박이 발생할 수 있다.

만약 여러분이 어깨에서 압박을 경험했다면, 첫 단계로서 위팔뼈를 가쪽으로 돌림한다. 두 번째 단계는 스트레칭을 약간 후퇴한다. 종종 이것이 스트레칭을 할 때 관절 충돌을 일으키기 보다는 문제를 경감시키고, 더 강한 근육의 작용을 허용한다.

어깨 압박이 일어날 수 있는 스트레칭으로는 "One Leg Dog Pose", "the Latissimus Dorsi", "the Triceps", "Floor Side Bend", "Seated Side Bend", "Lying Bicep and Pectoral Stretch" 등이 있다. "Double Leg Stretch", "the Teaser"의 여러 버전, "Neck Pull" 및 "Swimming" 등과 같이, 어깨를 굽힌 상태에서 이루어지는 필라테스

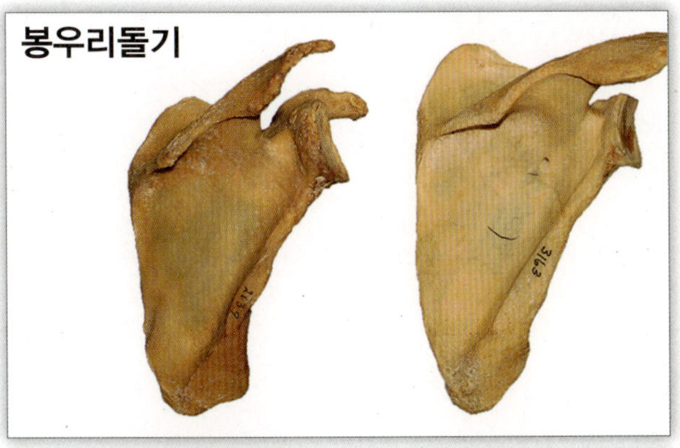

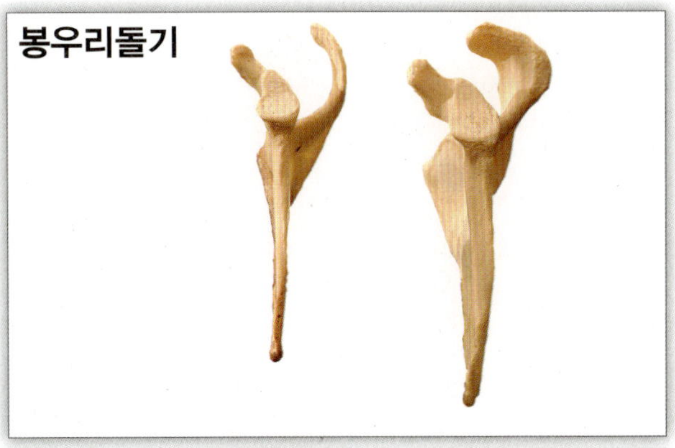

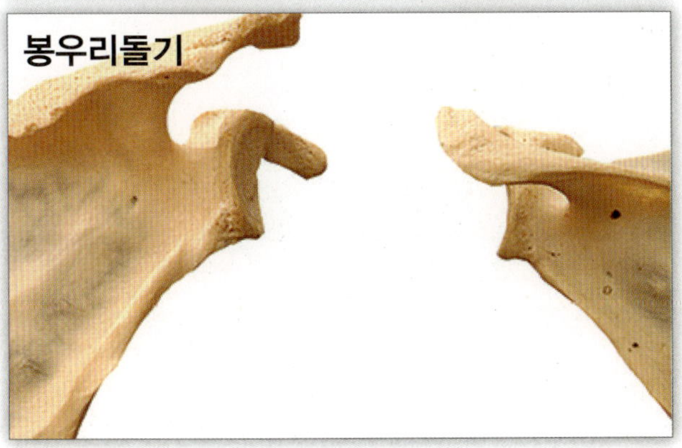

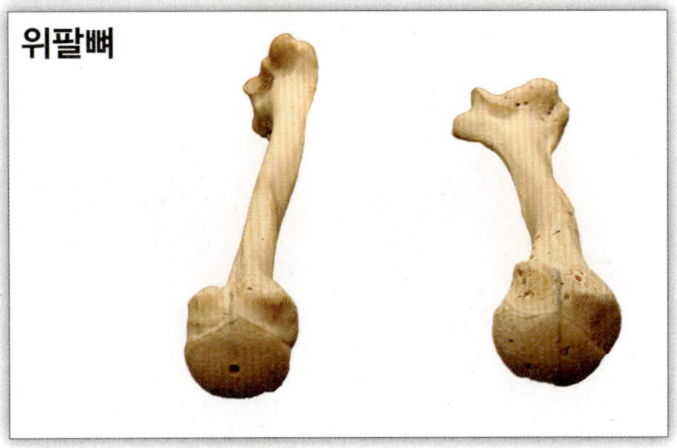

압박 – 엉덩관절(Compression – the Hip Joint)

엉덩관절은 압박이 일어날 수 있는 또다른 주요 관절이다. 다리뼈와 넙다리뼈를 벌림하거나 고정하는 스트레칭은 압박 감각을 발생시킨다. 압박은 큰뼈돌기와 엉덩관절 테두리(절구로 불리는)사이의 조직에서 주로 일어난다. 아래 사진의 뼈는 엉덩관절과 넙다리뼈의 다양한 형태를 보여주고 있다. 넙다리뼈의 머리와 목은 특별한 차이점을 보여 주고, 절구의 각도도 마찬가지다. 여러분은 이런 변형에 의해 발생되는 다양한 움직임을 상상할 수 있다. 같은 사람에게도 변형이 발생할 수 있기 때문에, 한쪽 엉덩관절이 다른 쪽 엉덩관절과 다를 수 있음을 명심한다.

여러분이 엉덩관절을 굽힘할 때 압박을 경험했다면, 다리를 약간 벌림한다. 옆으로 다리 찢기와 같은 다리 벌림을 할 때 엉덩관절에서 압박이 일어나면, 더 큰 공간을 만들기 위해 넙다리뼈를 가쪽돌림한다.

압박이 한 요소가 될 수 있는 몇몇 스트레칭으로는, 4장의 모든 “Adductor Stretch”과 3장의 “Lunge Pose” 등이 있다. “Leg Circle”, “the Seal”, 그리고 강한 “Hip Flexion”과 같은 필라테스 매트 운동이 엉덩관절의 압박을 일으킬 수 있다.

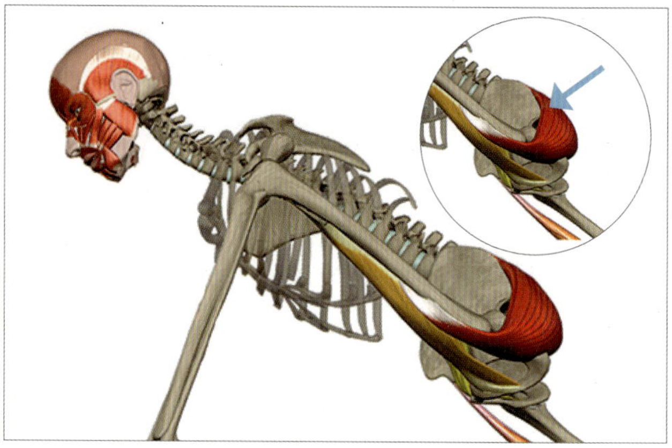

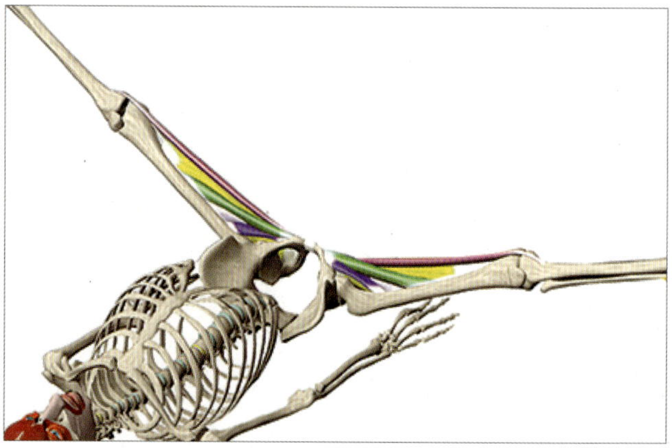

넙다리뼈

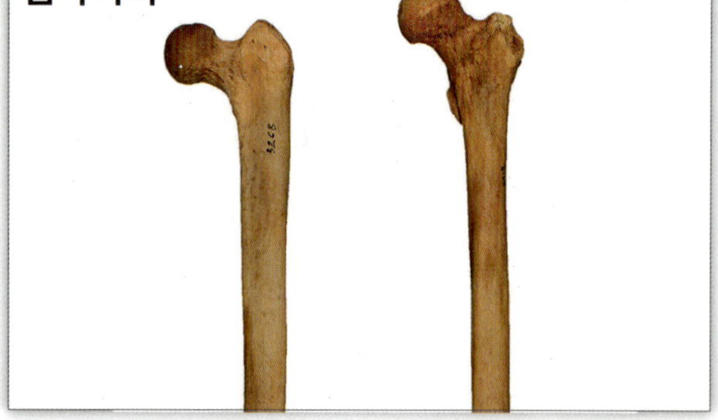

엉덩관절 절구

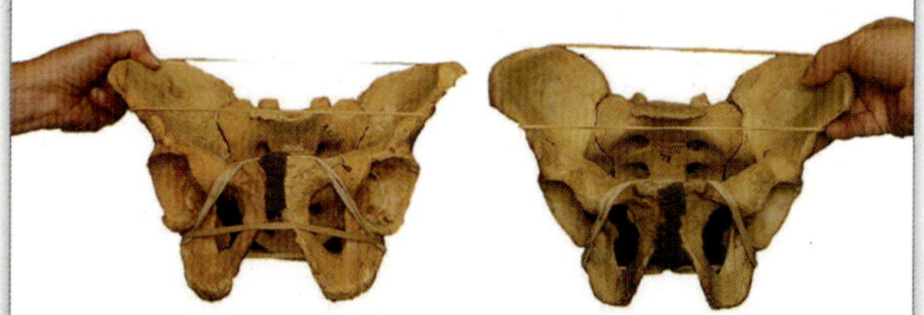

엉덩관절 절구

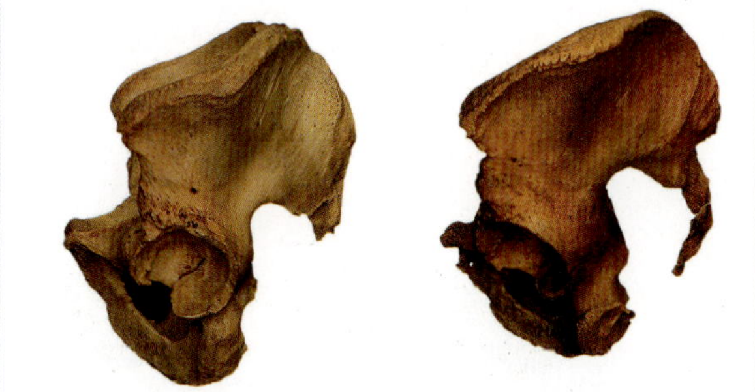

넙다리뼈

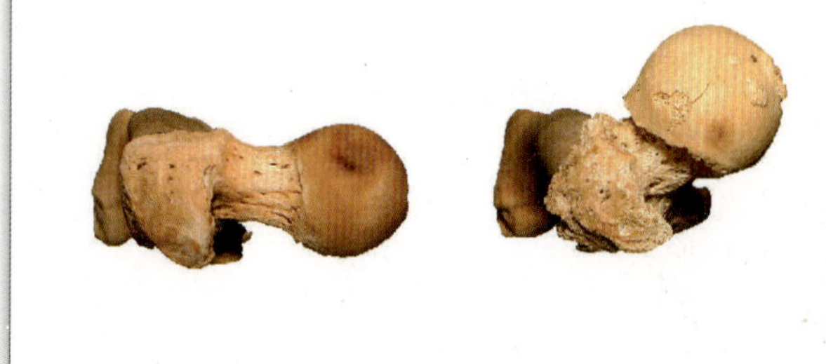

압박 – 허리뼈(Compression – the Lumbar Spine)

전체 척추뼈의 가시돌기는 척추의 폄을 막기 위해 압박될 수 있다. 우리가 스트레칭 운동을 할 때, 허리뼈가 종종 폄 손상을 당할 수 있다. 가시돌기가 충돌될 때, 압박이 일어나고, 가시돌기의 충돌은 척추사이원반의 앞쪽 스트레인을 초래할 수 있다.

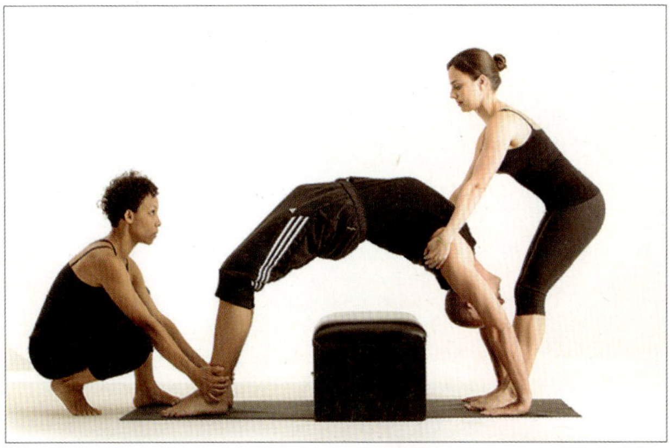

아래 사진은 어떤 척추뼈가 다른 척추뼈보다 폄이 크게 일어날 수 있음을 보여 주는데, 그 이유는 척추뼈 가시돌기 사이에 공간이 커서 더 큰 움직임을 허용하기 때문이다. 오른쪽 사진의 "Wheel Pose"처럼, 심한 등 폄 운동을 하기 전에, 척추의 가동성을 미리 알아보는 것이 유리하다. 만약 압박이 한 요소이면, 순응이 필수적일 수 있다. 6장의 "Box Wheel"이 한 예제로서, 발의 올림이 허리뼈 폄을 감소시킨다. "Cobra", "Bosu Back Bend" 및 "Latissimus Dorsi Stretch" 등과 같은 다른 운동이 뼈 압박에 의해 제한될 수 있다.

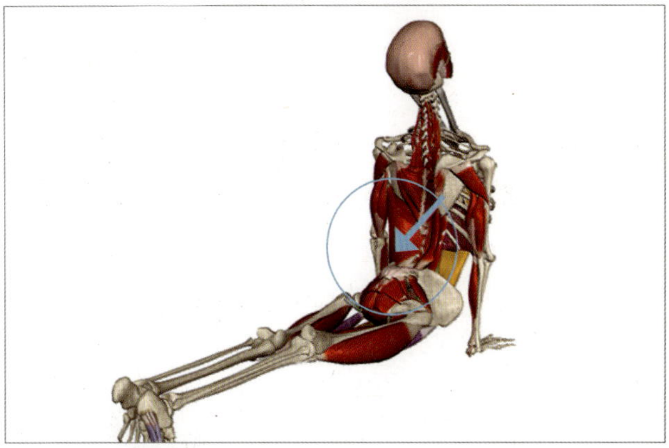

"Rocking", "Swan Dive", "Double Leg Kick" 등과 같은 필라테스 매트 운동이 척추의 압박을 일으킬 수 있다.

허리뼈

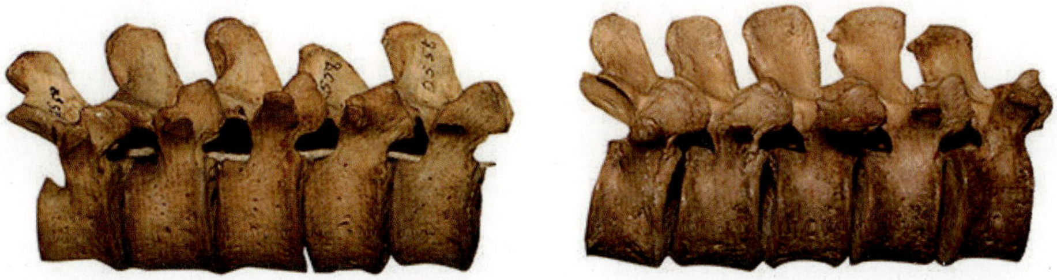

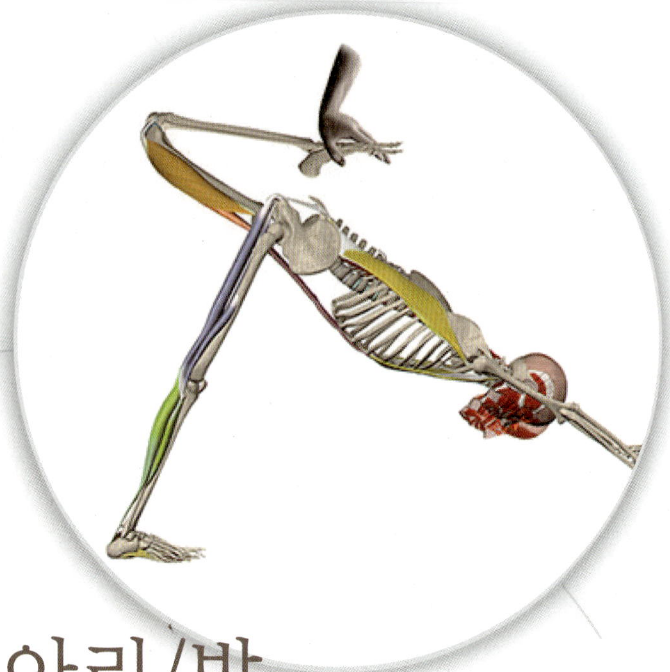

Chapter 1

장딴지/종아리/발

The Calves/Lower Leg/Foot

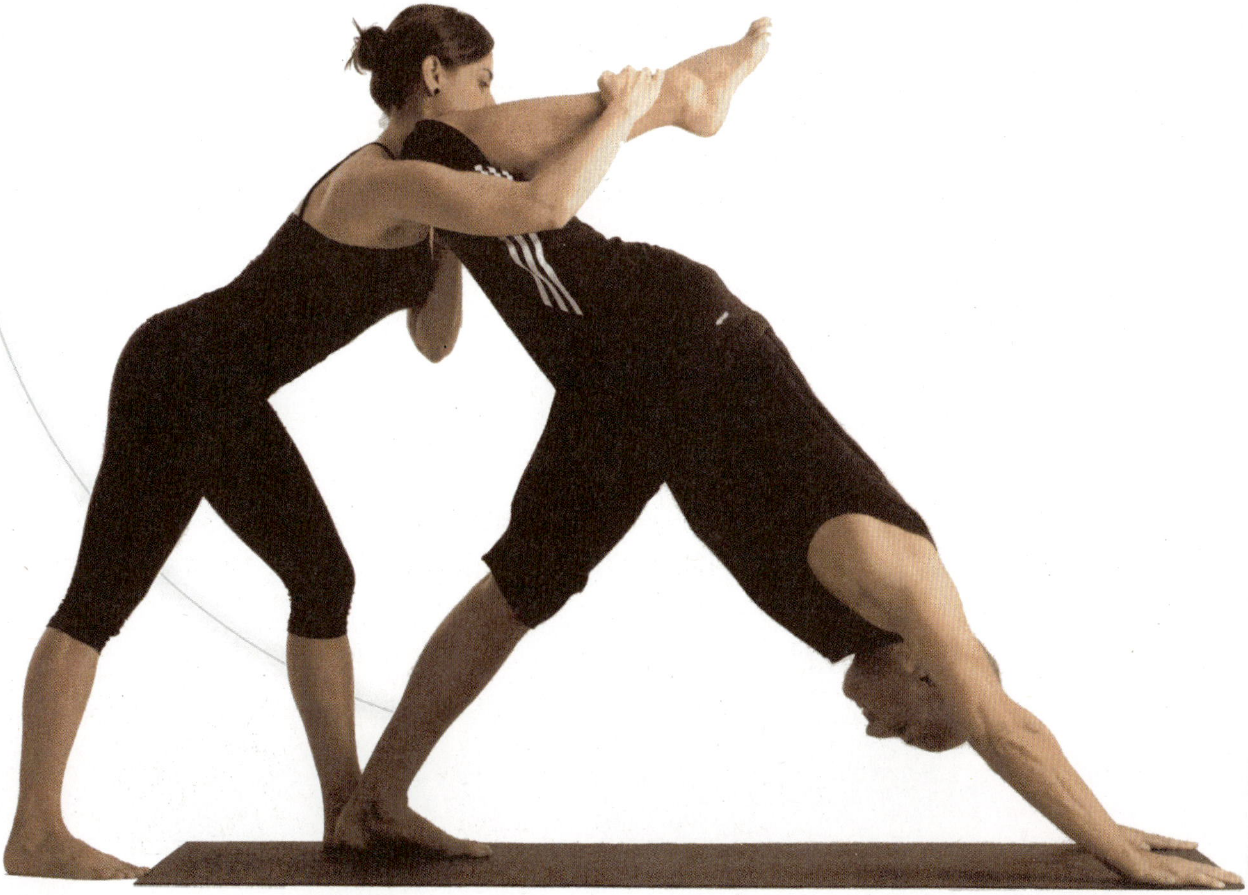

발

근육	발가락 굽힘	발가락 폄	발가락 모음	발가락 벌림
짧은발가락굽힘근	●			
짧은엄지굽힘근	●			
짧은새끼굽힘근	●			
짧은발가락폄근		●		
짧은엄지폄근		●		
새끼벌림근				●
엄지벌림근				●
엄지모음근			●	
벌레근	●	●	●	
바닥쪽 뼈사이근	●		●	
등쪽 뼈사이근	●			●

종아리

근육	발바닥 굽힘	발등굽힘	가쪽번짐	안쪽번짐	발가락 굽힘	발가락 폄
장딴지근	●					
가자미근	●					
앞정강근		●		●		
뒤정강근	●			●		
긴종아리근	●		●			
짧은종아리근	●		●			
3 종아리근	●		●			
긴발가락굽힘근	●			●	●	
긴엄지굽힘근	●			●	●	
긴발가락폄근		●	●			●
긴엄지폄근		●		●		●

무릎

근육	굽힘	폄	안쪽돌림	가쪽돌림
안쪽넓은근		●		
가쪽넓은근		●		
중간넓은근		●		
넙다리곧은근		●		
넙다리빗근	●			●
반힘줄모양근	●		●	
반막모양근	●		●	
넙다리두갈래근	●			●
두덩정강근	●		●	
오금근	●			
장딴지근	●			

1. 앉은 자세에서 발가락 펴하기(Seated Toe Extension)

굽힘근 그룹

스트레칭하는 방법: 사진 A
- 사진처럼 발가락을 잡고, 발등 쪽으로 발가락을 펴한다.

A

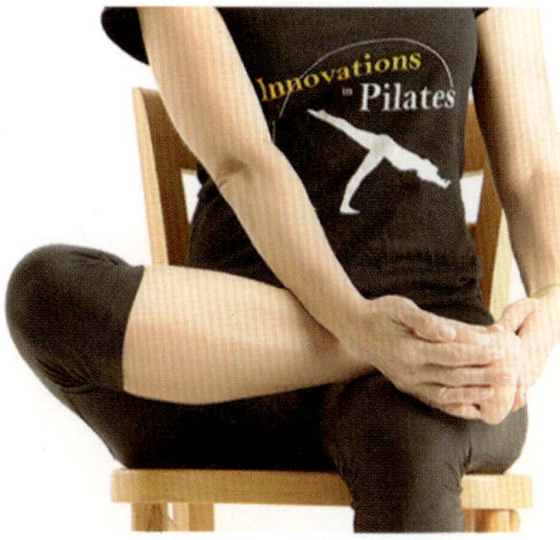

수축하는 방법: 사진 B
- 발가락을 손 쪽으로 내림한다.

추가 스트레칭하는 방법: 사진 B
- 발가락을 조금 더 많이 펴한다.
- 한 번에 발가락 1개씩 수행한다.

B

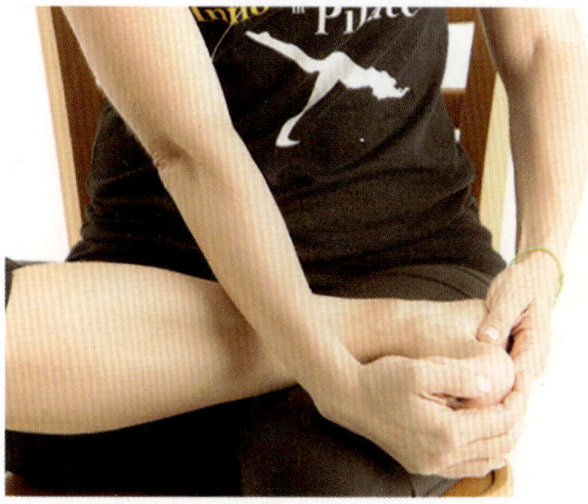

스트레칭되는 주요 근육
- 발내재근

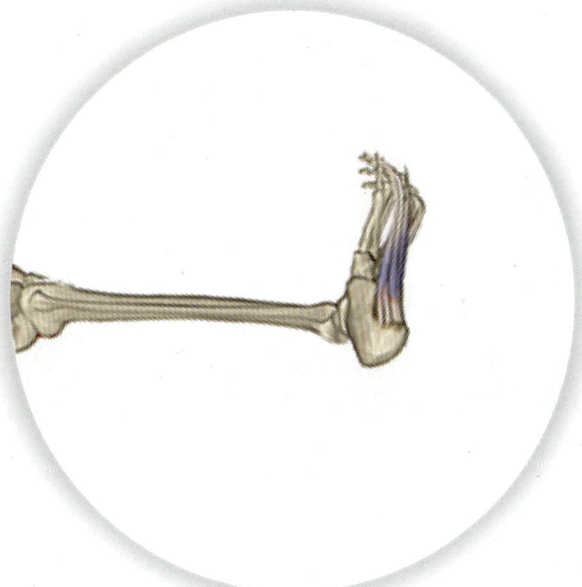

2. 선 자세에서 장딴지 스트레칭하기(Standing Calf)

굽힘근 그룹

스트레칭하는 방법: 사진 A

- 상자를 잡는다.
- 뒤쪽으로 발을 크게 내딛고, 뒤쪽 발의 발꿈치를 바닥에 붙인다.
- 바닥쪽으로 엉덩이를 내림한다.

수축하는 방법: 사진 A

- 뒤쪽 발의 언덕(ball) 부위로 바닥을 누른다.

A

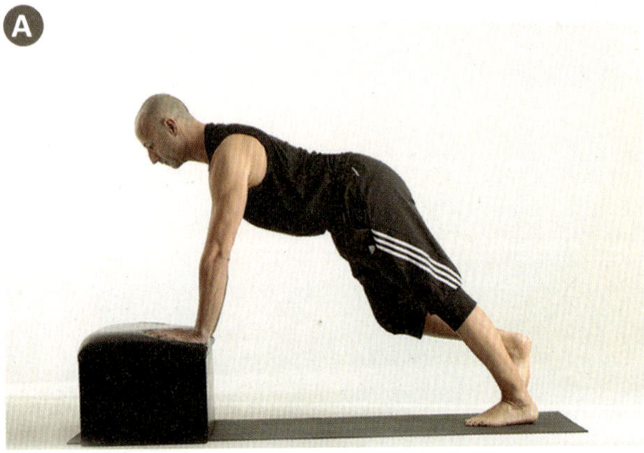

추가 스트레칭하는 방법: 사진 B

- 지지대나 상자를 더욱 낮추고, 엉덩이를 바닥으로 내림한다.
- 지지 다리를 들어올려, 체중이 스트레칭될 다리에만 가해지도록 한다.

B

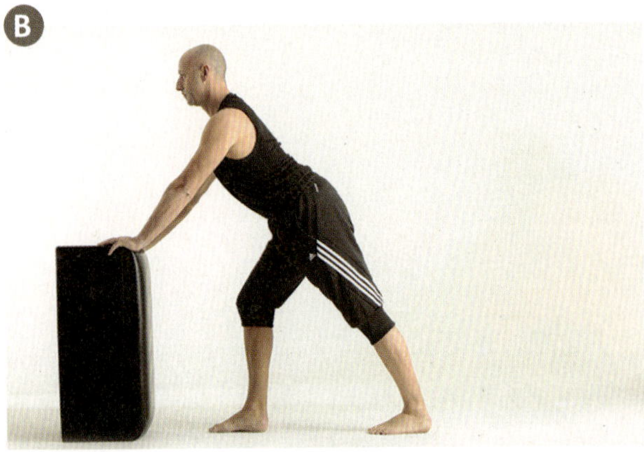

변형: 사진 C

- 스트레칭 감각에 변화를 주기 위해 발을 안쪽으로 배치한다(안쪽돌림).
- 스트레칭 감각에 변화를 주기 위해 발을 가쪽으로 배치한다(가쪽돌림)–사진이 없음.

C

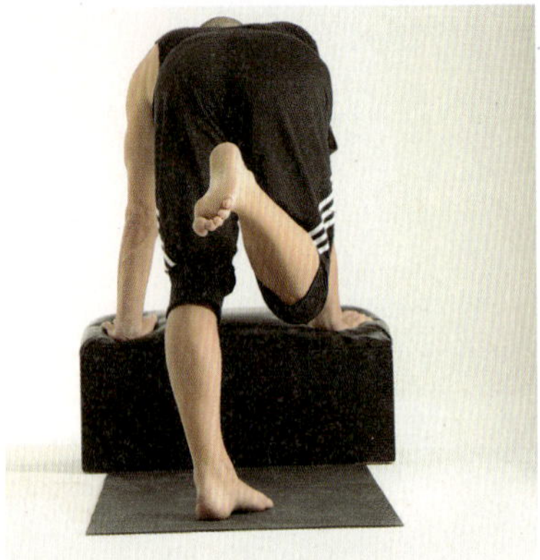

사진 D

- 가자미근의 스트레칭을 강화하기 위해 스트레칭될 다리를 굽힘한다.

D

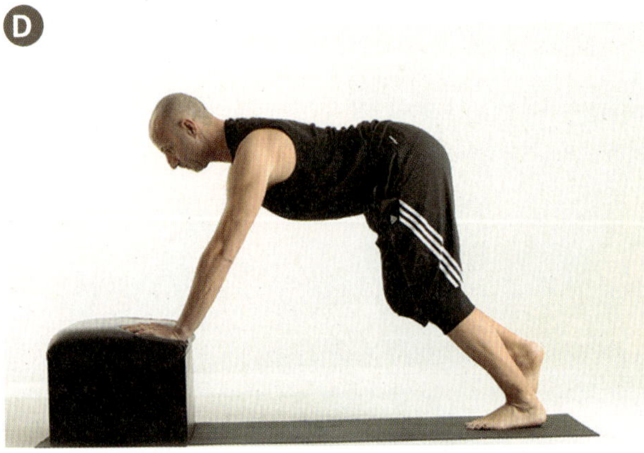

스트레칭되는 주요 근육

- 가자미근
- 장딴지근

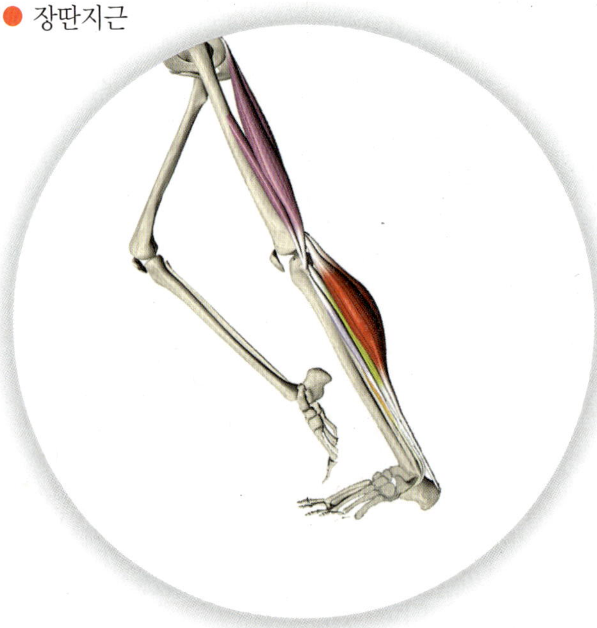

3. 누운 자세에서 스트랩을 이용하여 장딴지 스트레칭하기

굽힘근 그룹

스트레칭하는 방법: 사진 A

- 발 언덕 부위에 스트랩을 배치하고, 긴장(장딴지의 당김)이 일어나는 지점까지 아래쪽으로 당긴다.

수축하는 방법: 사진 A

- 발로 스트랩을 압박한다.

A

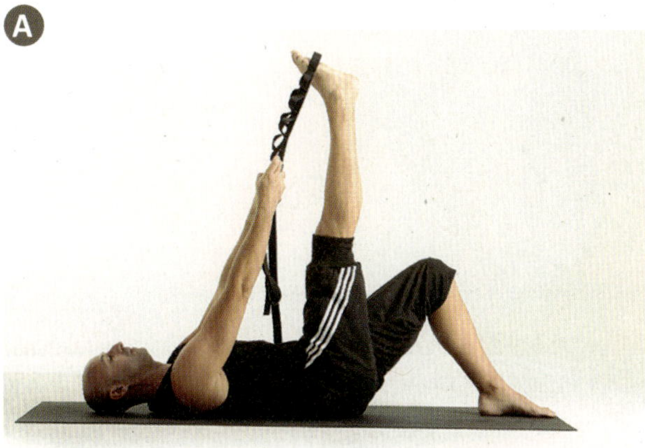

추가 스트레칭하는 방법: 사진 B

- 새로운 긴장 지점까지 스트레칭하기 위해 스트랩을 아래쪽으로 당긴다.

B

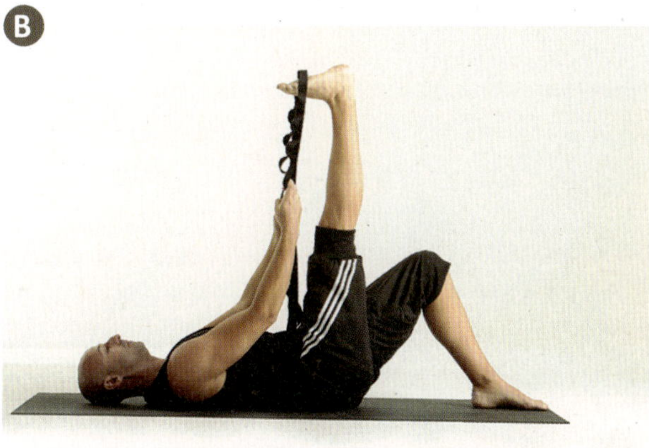

스트레칭되는 주요 근육

- 가자미근
- 장딴지근

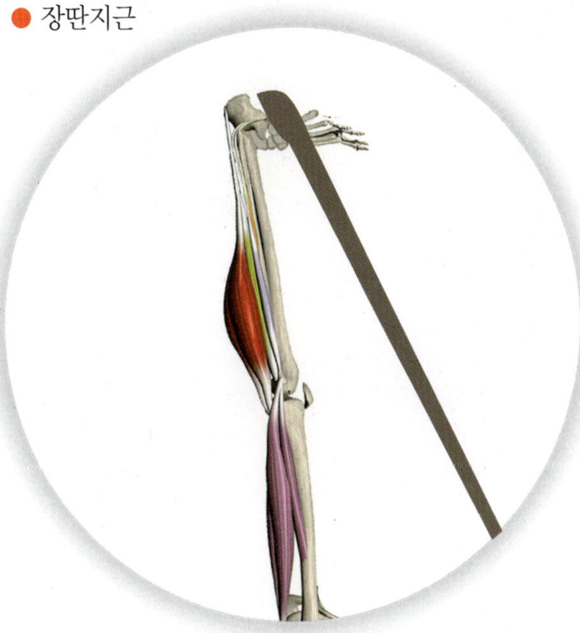

4. 한 발로 선 강아지 포즈(One Leg Dog Pose)

굽힘근 그룹

스트레칭하는 방법: 사진 A
- 지지대나 상자를 잡는다.
- 한쪽 다리에만 체중을 부하한다.
- 체중부하 다리를 곧게 편다.
- 척추를 숙여 엉덩관절을 굽힌다.
- 척추를 곧게 유지하도록 가슴을 들어올린다.
- 척추와 팔이 일직선상에 있도록 한다.

수축하는 방법: 사진 A
- 뒤쪽 발의 언덕 부위로 바닥을 압박한다.

A

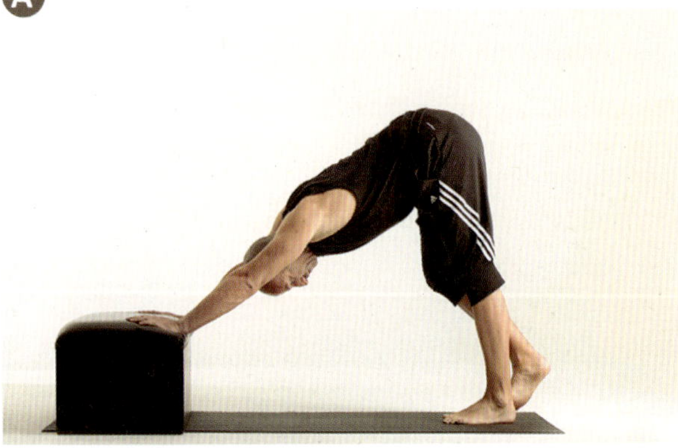

추가 스트레칭하는 방법: 사진 B
- 양 손을 바닥에 배치한다.
- 척추와 팔이 일직선상에 있도록 한다.
- 체중부하 다리를 곧게 편다.

B

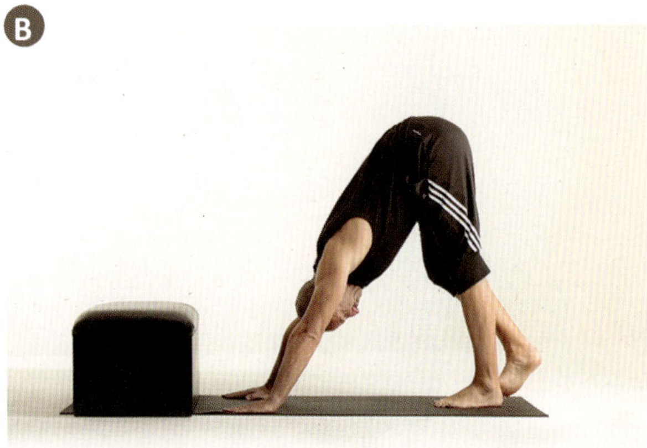

변형 1: 사진 C
- 비체중부하 다리를 천천히 들어올린다.
- 다리와 척추가 일직선상에 위치하도록 한다.
- 파트너는 비체중부하 다리의 허벅지를 들어올린다.

C

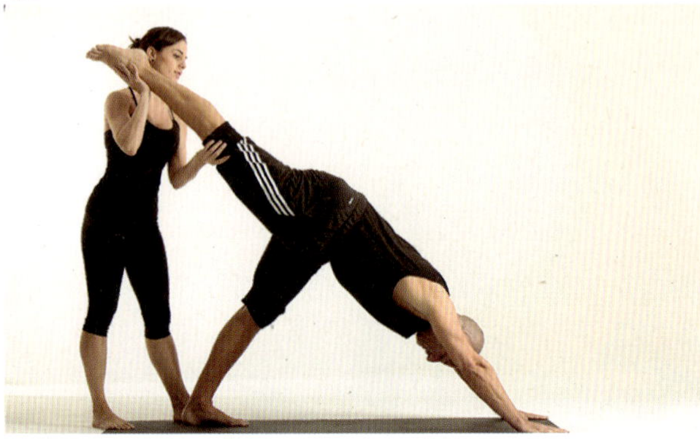

수축하는 방법:
- 들어올려진 허벅지로 파트너를 아래쪽으로 누른다.

추가 스트레칭하는 방법:
- 허벅지를 더 높이 들어올린다.

스트레칭되는 주요 근육

가자미근
● 뒤넙다리근
● 장딴지근
큰모음근
큰볼기근

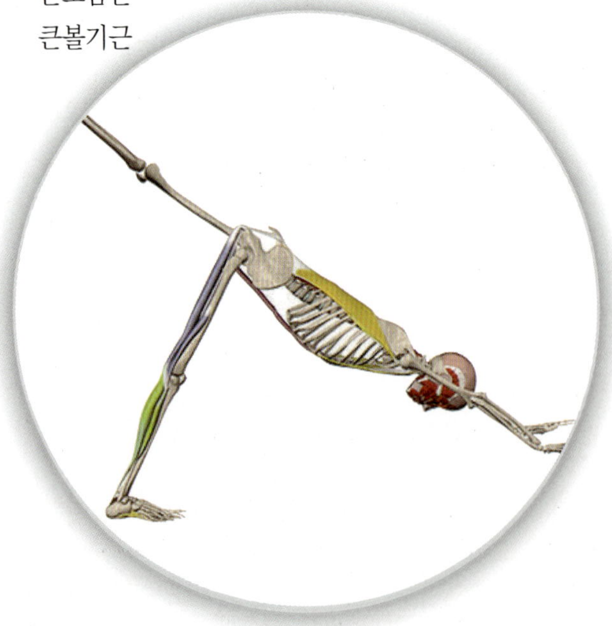

4. 한 발을 이용한 강아지 포즈(One Leg Dog Pose)

변형 2:

스트레칭하는 방법: 사진 A

- 파트너는 비체중부하 다리의 허벅지를 들어올리고, 무릎을 굽힌다. 이때 발을 바닥 쪽으로 향하게 한다.

A

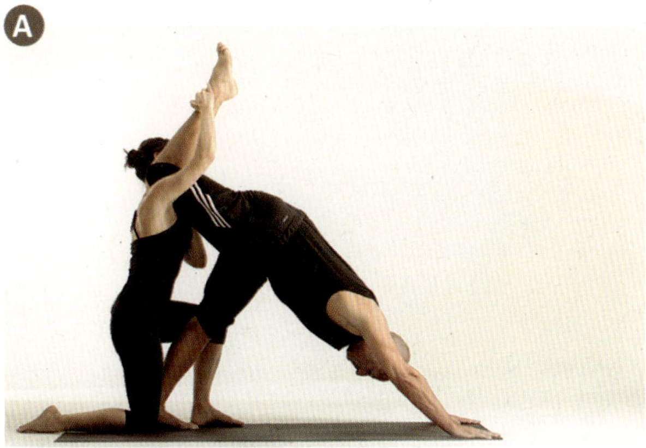

수축하는 방법: 사진 B

- 들어올려진 허벅지로 파트너를 아래쪽으로 누른다.
- 들어올려진 다리의 발로 파트너의 손을 압박한다.

추가 스트레칭하는 방법: 사진 B

- 허벅지를 더 높이 들어올리고, 발을 바닥 쪽으로 누른다.

B

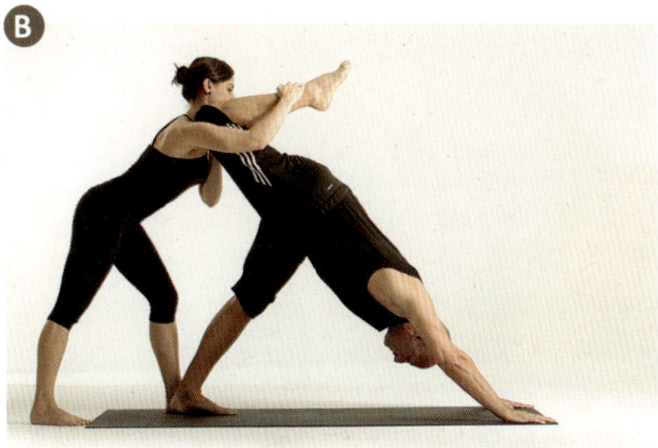

스트레칭되는 주요 근육

- 뒤넙다리근
- 넙다리네갈래근
- 엉덩관절 굽힘근
- 장딴지 근육들
  앞정강근

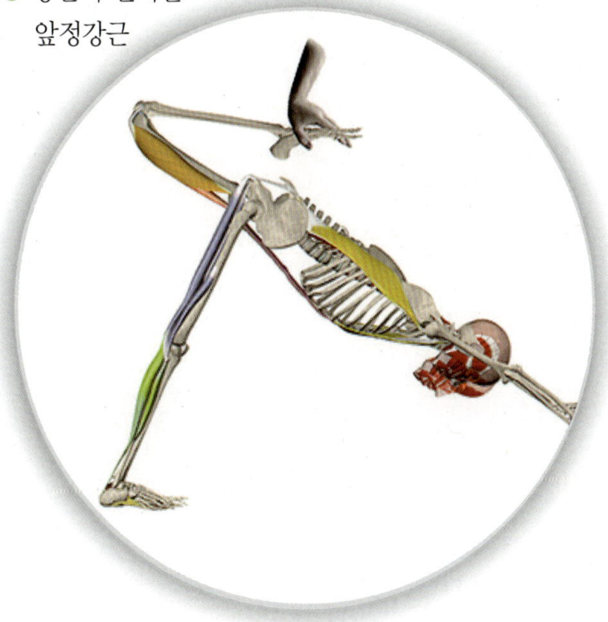

5. 발가락 굽힘하기(Toe Flexion)

폄근과 발등굽힘근

스트레칭하는 방법: 사진 A

- 사진처럼 발목과 발을 잡는다.
- 발목을 고정한다.
- 발가락과 발앞쪽의 등쪽 부위를 아래쪽으로 누른다.

수축하는 방법: 사진 A

- 발가락으로 손을 압박한다.

A

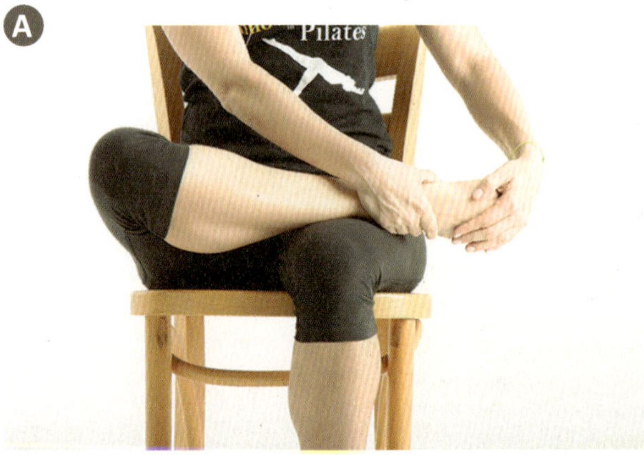

추가 스트레칭하는 방법: 사진 B

- 발바닥 쪽으로 발가락을 더욱 굽힘한다.
- 한 번에 발가락 1개씩 스트레칭한다.

B

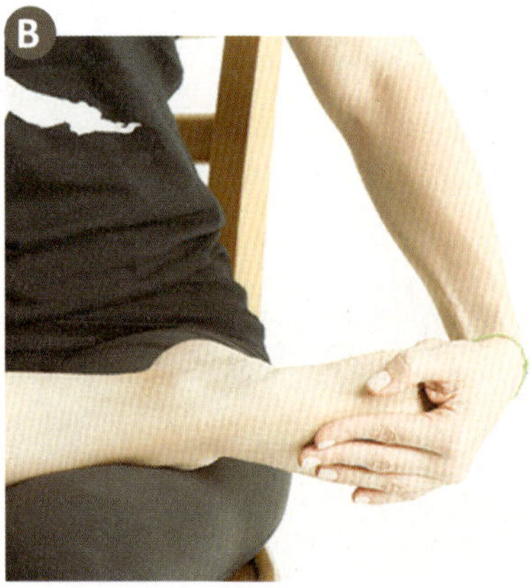

스트레칭되는 주요 근육

● 앞정강근
엄지폄근
● 발가락폄근

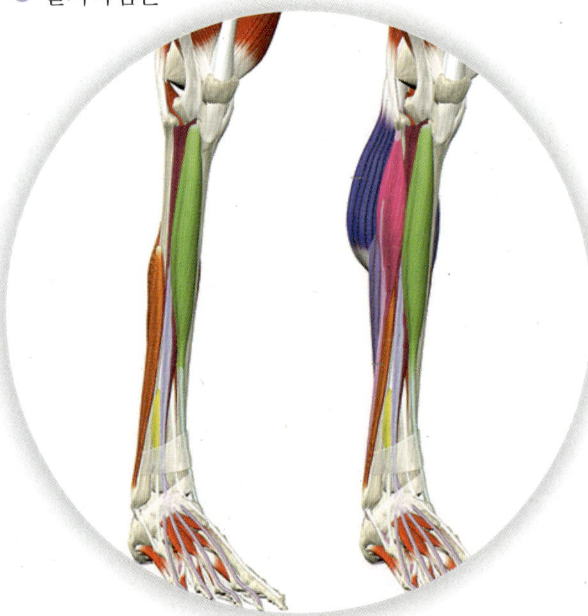

6. 앉은 자세에서 앞정강근 스트레칭하기(Seated Tibialis Anterior)

폄근과 발등굽힘근

스트레칭하는 방법: 사진 A

- 사진처럼 발을 잡고, 발을 아래쪽으로 굽힌다.

수축하는 방법: 사진 A

- 발로 손을 압박한다.

A

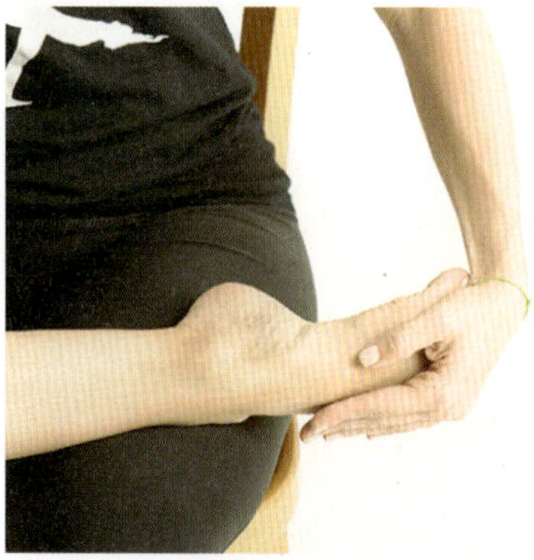

추가 스트레칭하는 방법: 사진 B

- 발과 발가락을 더욱 아래쪽으로 굽힌다.
- 한 번에 발가락 1개씩 스트레칭한다.

B

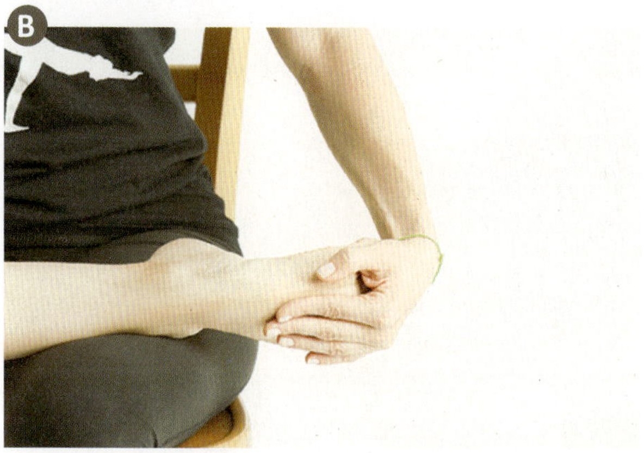

스트레칭되는 주요 근육

● 앞정강근
엄지폄근
● 발가락폄근

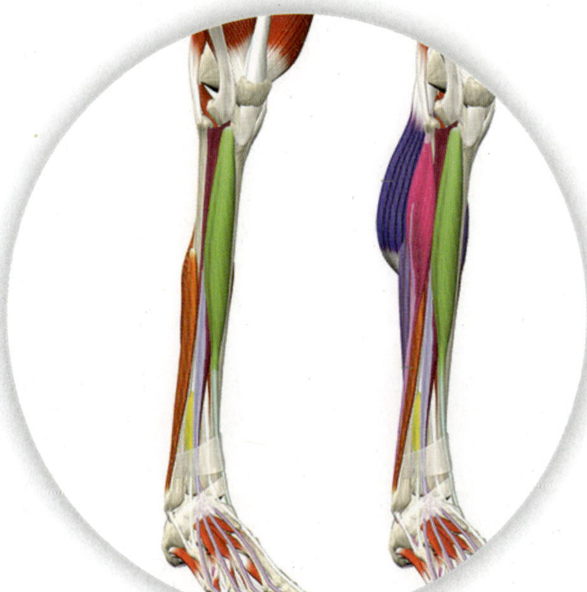

7. 바닥에서 앞정강근 스트레칭하기(Floor Tibialis Anterior)

폄근과 발등굽힘근

스트레칭하는 방법: 사진 A

- 사진처럼 발 위에 앉는다.

수축하는 방법: 사진 A

- 발등으로 바닥을 누른다.

A

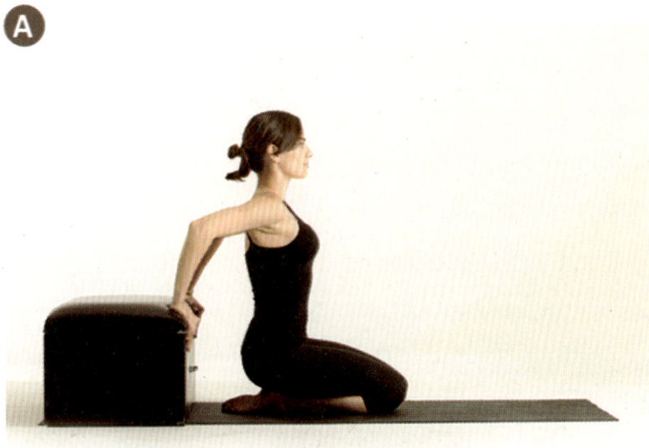

추가 스트레칭하는 방법: 사진 B

- 골반을 뒤쪽으로 롤링한다.

B

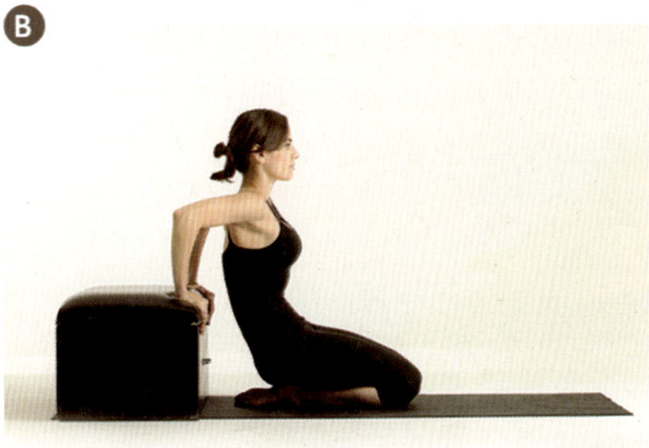

스트레칭되는 주요 근육

- 앞정강근
- 엄지폄근
- 발가락폄근

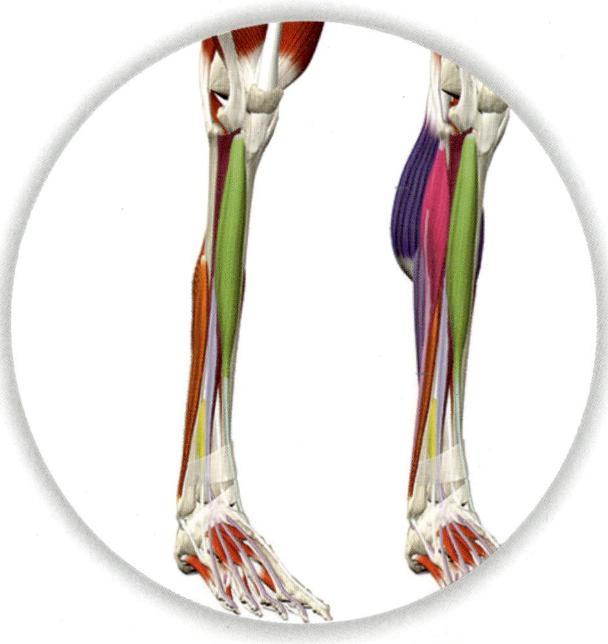

사진 C:

- 한쪽 다리만 강조한다.
- 바닥으로부터 무릎을 높이 들어올린다.

C

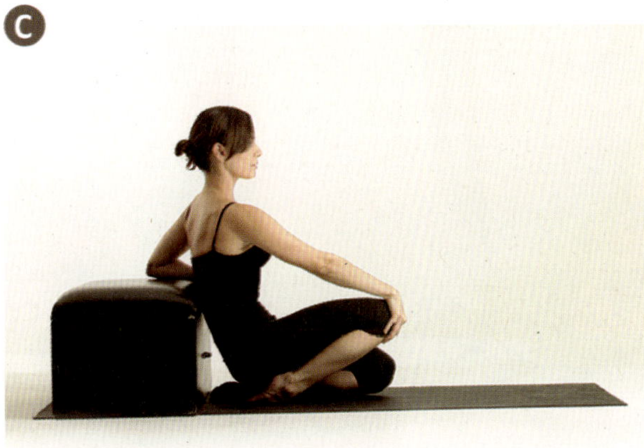

8. 앉은 자세에서 안쪽번짐시키기(Seated Inversion)

가쪽번짐근

스트레칭하는 방법: 사진 A
- 사진처럼 발을 잡는다.
- 발바닥을 안쪽으로 비튼다.

수축하는 방법: 사진 A
- 발을 스트레칭하기 이전 자세로 압박한다.

A

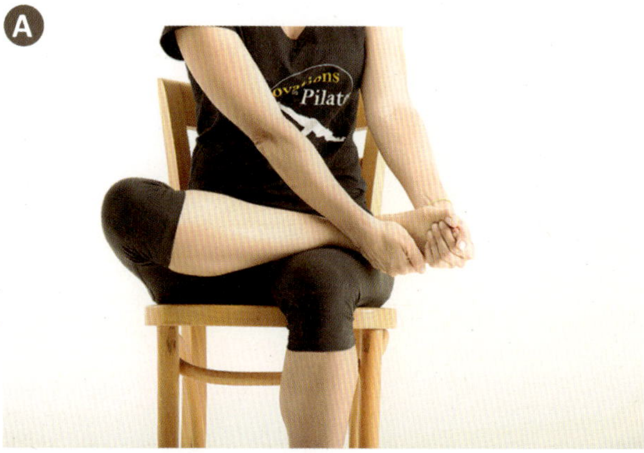

추가 스트레칭하는 방법: 사진 B
- 발바닥을 조금 더 안쪽으로 비튼다.

B

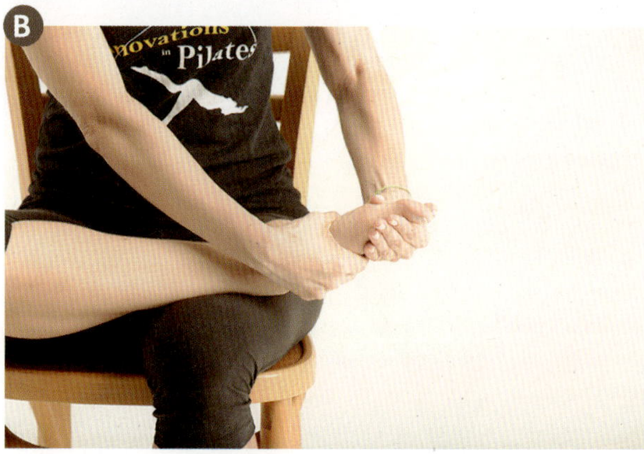

스트레칭되는 주요 근육
- 긴종아리근
- 짧은종아리근
- 종아리근

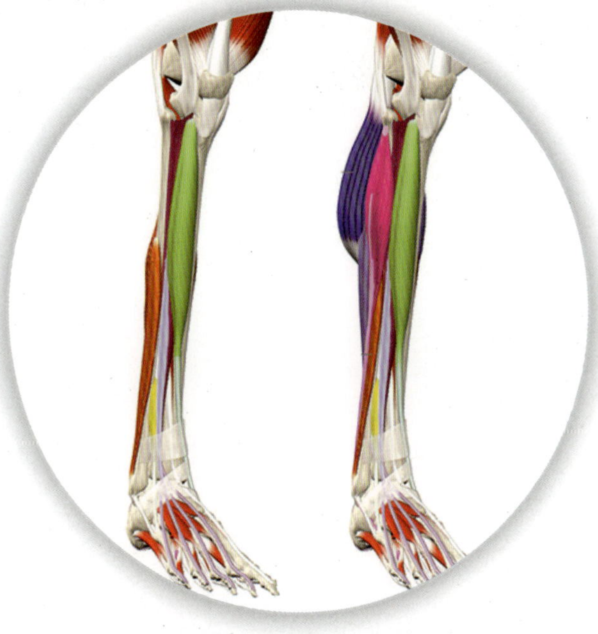

9. 스트랩을 이용하여 안쪽번짐시키기(Inversion with Strap)

가쪽번짐근

스트레칭하는 방법: 사진 A

- 스트랩을 발앞쪽에 배치하고, 부드럽게 발을 안쪽으로 비튼다.

수축하는 방법: 사진 A

- 발바닥을 천장 쪽으로 민다.

A

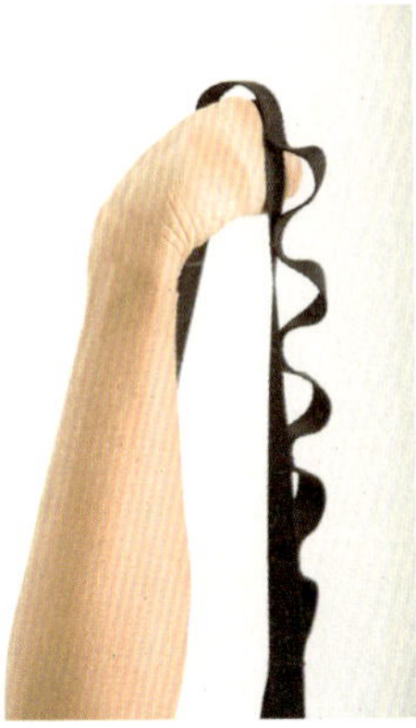

추가 스트레칭하는 방법: 사진 B

- 새로운 긴장 지점을 느낄 때까지 스트랩을 아래쪽으로 당긴다.

B

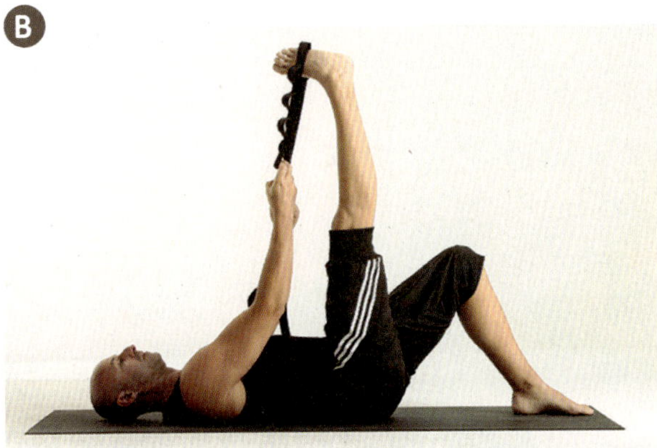

스트레칭되는 주요 근육

- 긴종아리근
- 짧은종아리근
- 3 종아리근

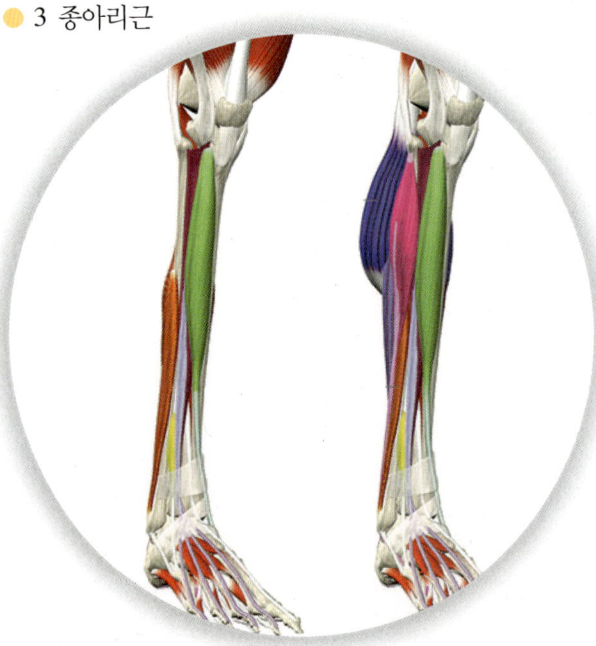

10. 앉은 자세에서 안쪽번짐하기(Seated Eversion)

안쪽번짐근

스트레칭하는 방법: 사진 A

- 사진처럼 발을 잡고 발바닥을 중심에서 멀어지도록 가쪽으로 비튼다.

A

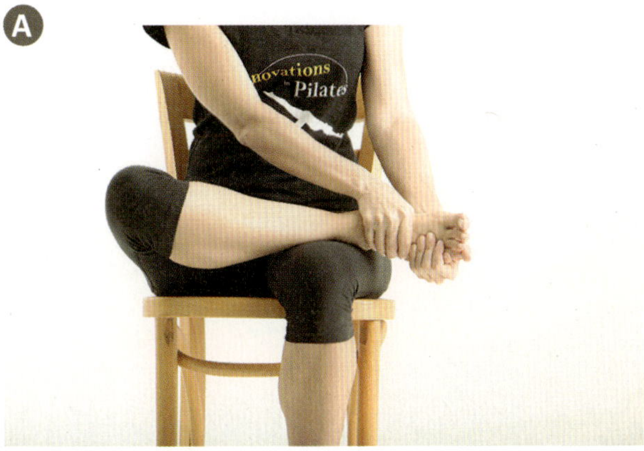

수축하는 방법: 사진 B

- 발바닥을 중심 쪽으로 누른다.

추가 스트레칭하는 방법: 사진 B

- 중심/중립위로부터 더욱 멀어지도록 발바닥을 가쪽으로 비튼다.

B

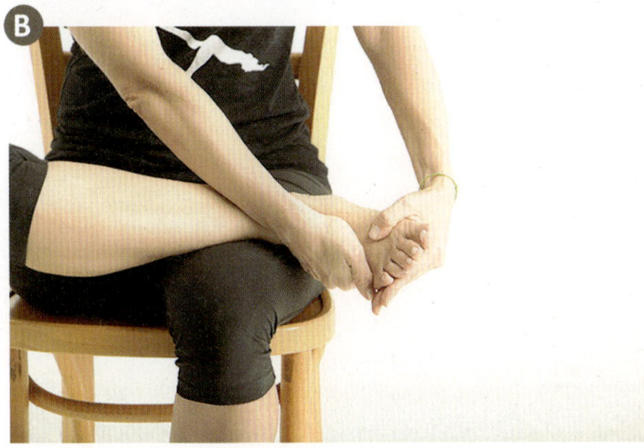

스트레칭되는 주요 근육

- 뒤정강근
  긴발가락굽힘근
- 긴엄지굽힘근

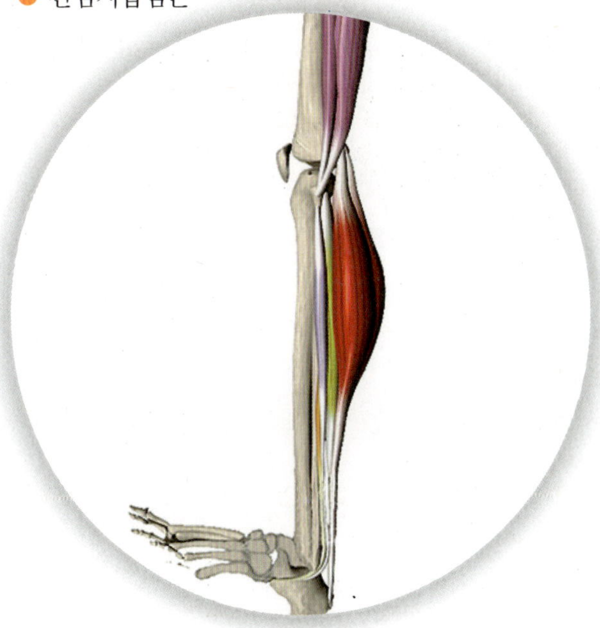

11. 스트랩을 이용하여 가쪽번짐하기(Eversion with Strap)

가쪽번짐근

스트레칭하는 방법: 사진 A
- 스트랩을 발 언덕 위에 배치하고, 중심에서 멀어지도록 발바닥을 가쪽으로 비튼다.

수축하는 방법: 사진 A
- 발바닥을 중심 쪽으로 압박한다.

A

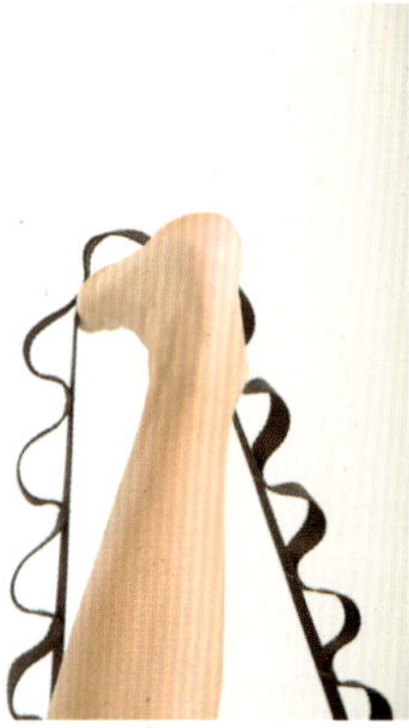

추가 스트레칭하는 방법: 사진 B
- 발바닥이 중심으로부터 더욱 멀어지도록 스트랩의 가쪽면을 당긴다.

B

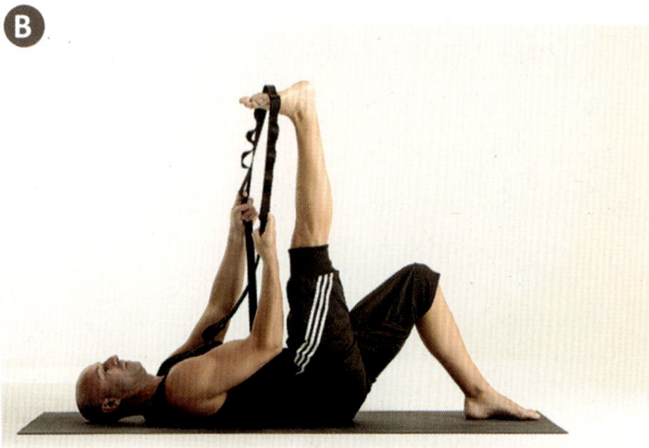

스트레칭되는 주요 근육

- 뒤정강근
  긴발가락굽힘근
- 긴엄지굽힘근

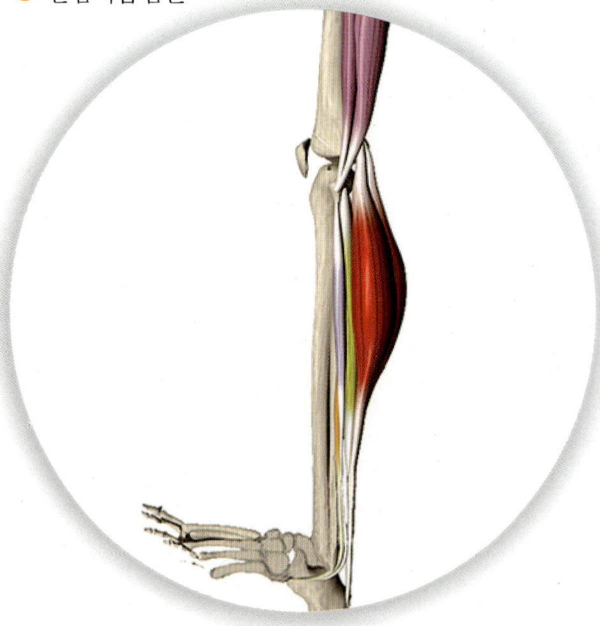

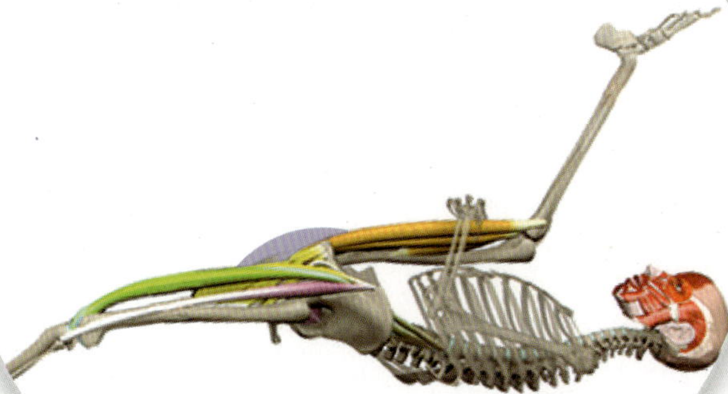

Chapter 2

뒤넙다리근

The Hamstrings

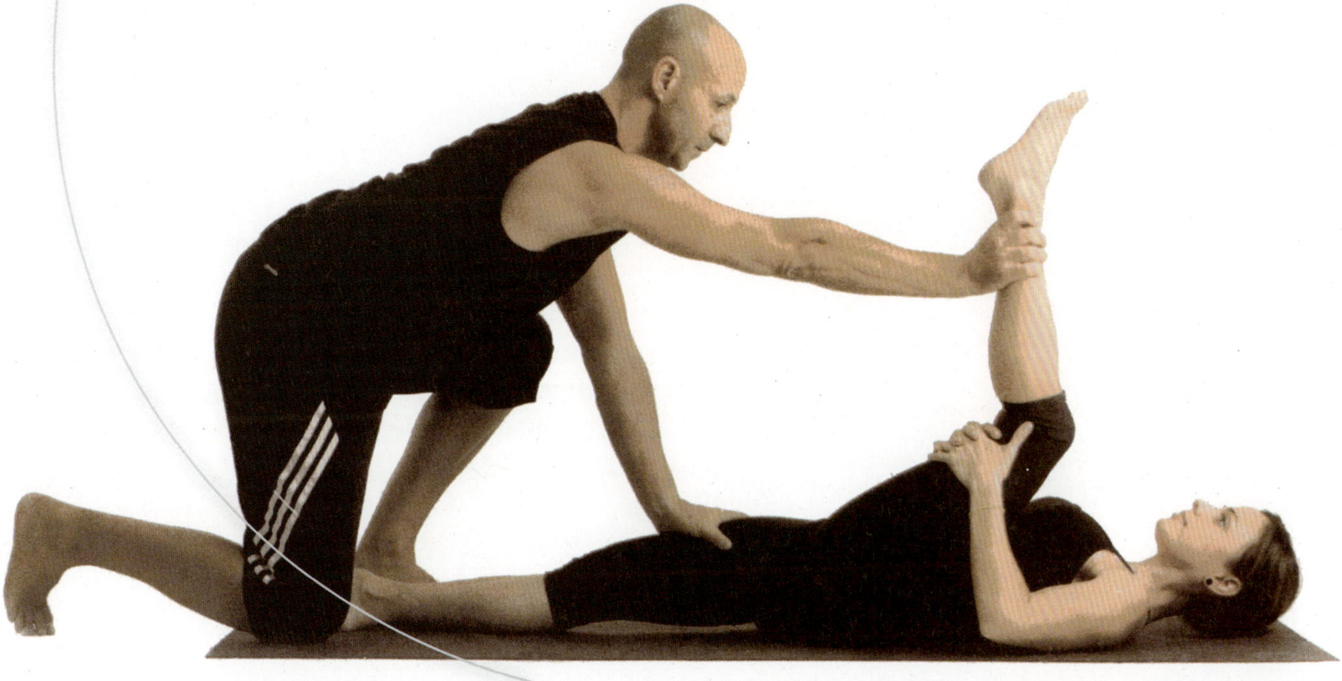

엉덩관절

근육	굽힘	폄	모음	벌림	안쪽돌림	가쪽돌림
큰볼기근						●
중간볼기근	●			●	●	●
작은볼기근	●			●	●	●
넙다리근막긴장근	●			●	●	
큰허리근	●					●
엉덩근	●					●
넙다리곧은근	●			●		
넙다리빗근	●			●		●
두덩근	●		●			●
큰모음근		●	●			●
긴모음근	●		●			●
짧은모음근	●		●			●
두덩정강근	●		●			●
궁둥구멍근				●		●
위쌍둥이근				●		●
아래쌍둥이근				●		●
속폐쇄근				●		●
바깥폐쇄근						●
넙다리네모근			●		●	●
반힘줄모양근		●			●	
반막모양근		●				
넙다리두갈래근		●				●

무릎

근육	굽힘	폄	안쪽돌림	가쪽돌림
안쪽넓은근		●		
가쪽넓은근		●		
중간넓은근		●		
넙다리곧은근		●		
넙다리빗근	●			●
반힘줄모양근	●		●	
반막모양근	●		●	
넙다리두갈래근	●			●
두덩정강근	●		●	
오금근	●			
장딴지근	●			

12. 폼 롤러를 이용하여 뒤넙다리근 스트레칭하기

스트레칭하는 방법: 사진 A
- 사진처럼 앉아서, 허벅지 쪽으로 가슴을 당긴다.
- 가슴을 허벅지에 닿은 상태로 다리를 천천히 뻗는다.

수축하는 방법: 사진 A
- 발목이나 발로 폼 롤러를 누른다.

A

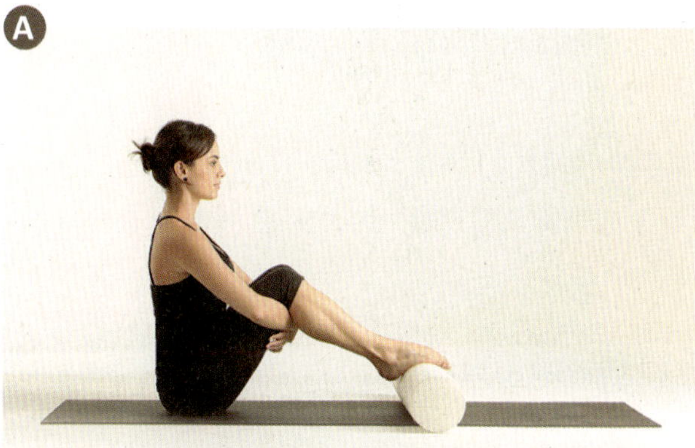

추가 스트레칭하는 방법: 사진 B
- 가슴을 허벅지에 닿은 상태를 유지하면서 양쪽 다리를 조금 더 뻗는다.

강화시키는 방법: 사진 B
- 발가락을 조금 더 발등굽힘한다.
- 척추를 곧게 유지하기 위해 가슴을 들어올린다.

B

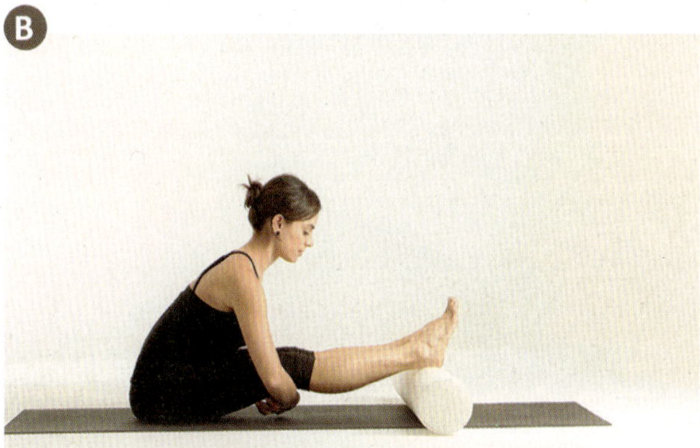

척추를 위해: 사진 C
- 추가 굽힘하기 위해, 가슴을 다리 쪽으로 당긴다.

C

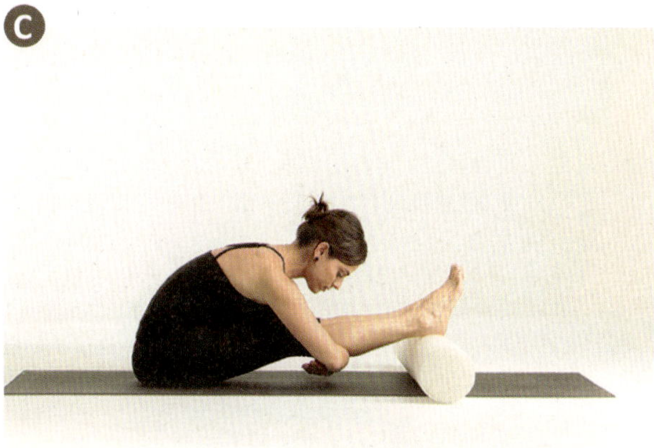

스트레칭되는 주요 근육
- 척주세움근
- 뒤넙다리근
- 장딴지 근육
  큰모음근
- 큰볼기근

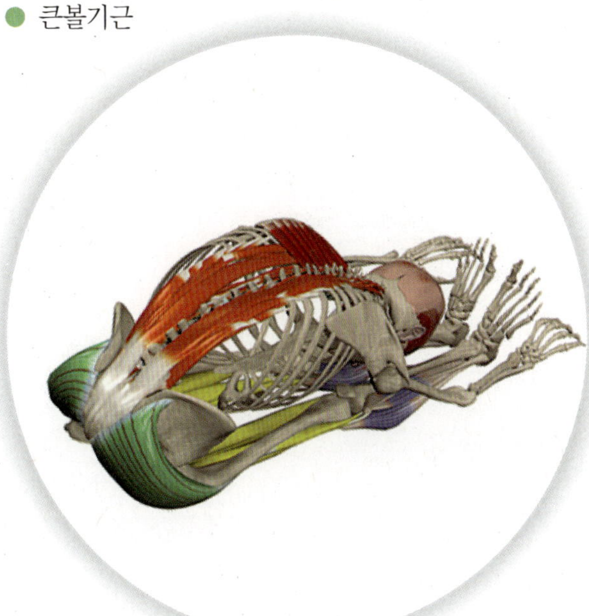

13. 뒤넙다리근 - 볼기근(Hamstring Glute Exploration)

스트레칭하는 방법: 사진 A, B, C, D

- 허리를 숙이기 위해 상체를 천천히 바닥 쪽으로 내림한다.
- 머리도 함께 바닥 쪽으로 내림한다.
- 천천히 한쪽으로 몸을 돌림하고, 반대쪽 무릎을 굽힘한다. 예를 들어, 손과 팔을 오른쪽 다리 위에 올려놓고, 왼쪽 무릎을 굽힘한다. 반대쪽도 똑같이 반복한다.

A

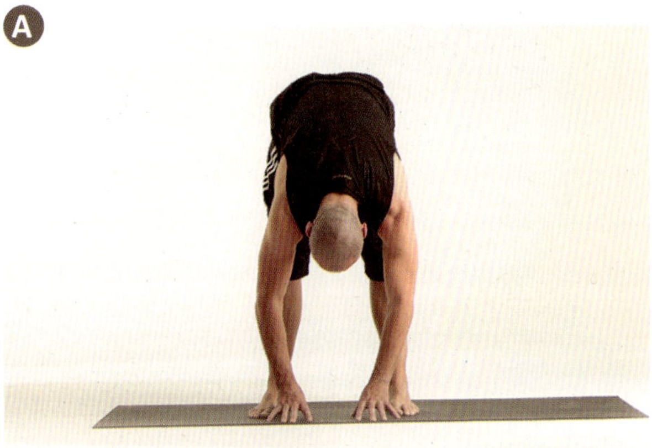

B

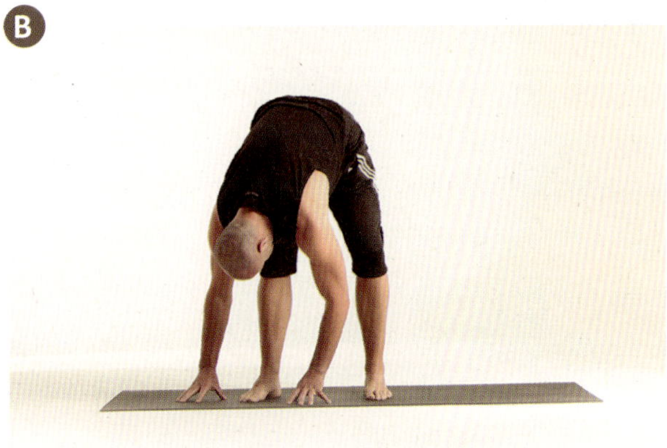

C

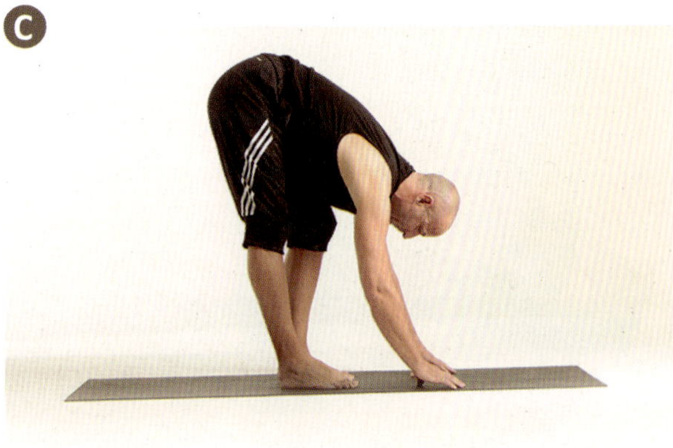

D

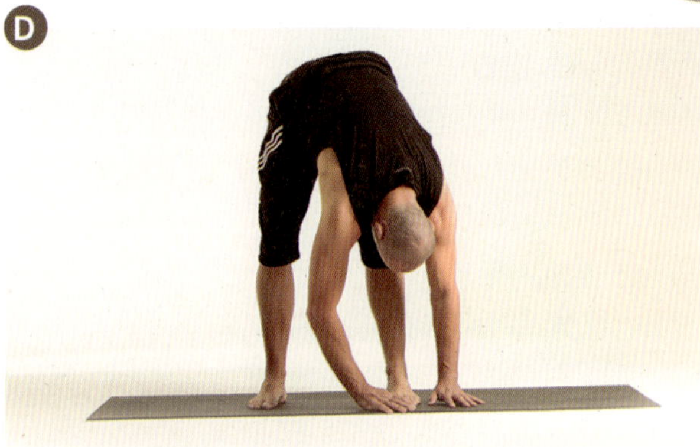

수축하는 방법: 사진 E

- 양쪽 발목을 잡고, 척추를 곧게 펼 때처럼 등을 들어올린다. 5번 호흡을 하면서 이 자세를 유지한다.

추가 스트레칭하는 방법: 사진 E

- 척추를 곧게 유지하고, 다리 사이로 가슴을 가져간다. 10번 호흡을 하면서 이 자세를 유지한다.

E

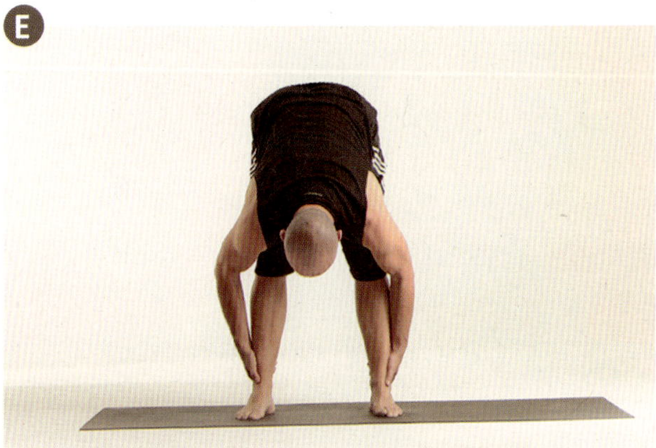

스트레칭되는 주요 근육

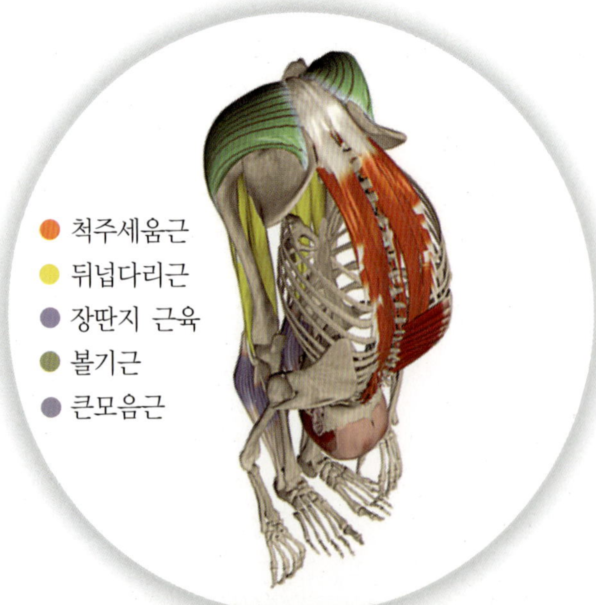

14. 파트너와 함께 뒤넙다리근 – 볼기근 스트레칭하기

스트레칭하는 방법: 사진 A
- 사진처럼 눕고, 여러분을 움직이고 지지하기 위해 파트너는 양 팔을 뻗는다.
- 한 쪽 다리를 여러분의 가슴이나 겨드랑이 쪽으로 당기고, 손으로 뒤넙다리근을 잡는다.
- 파트너는 여러분 쪽으로 몸을 기울여, 발목을 허벅지로부터 멀어지게 한다.
- 허벅지가 가슴으로부터 멀어지지 않도록 한다.

수축하는 방법: 사진 B
- 가슴으로부터 멀어지도록 허벅지를 누르고, 이와 동시 발꿈치를 바닥쪽으로 누른다.

A

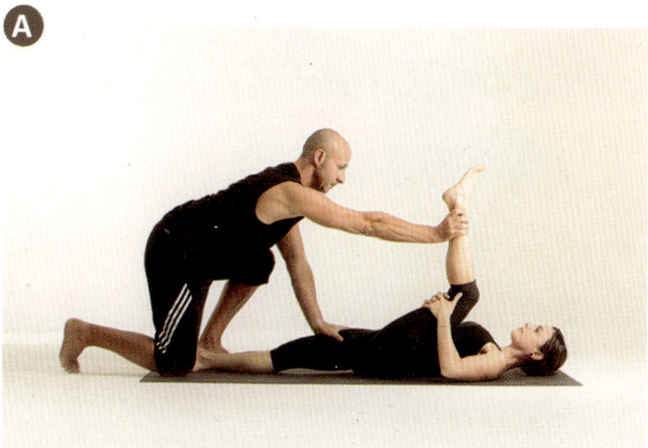

추가 스트레칭하는 방법: 사진 B
- 가능하면 허벅지를 가슴이나 겨드랑이 가까이로 당기고, 발목을 허벅지로부터 더욱 멀어지게 한다.

B

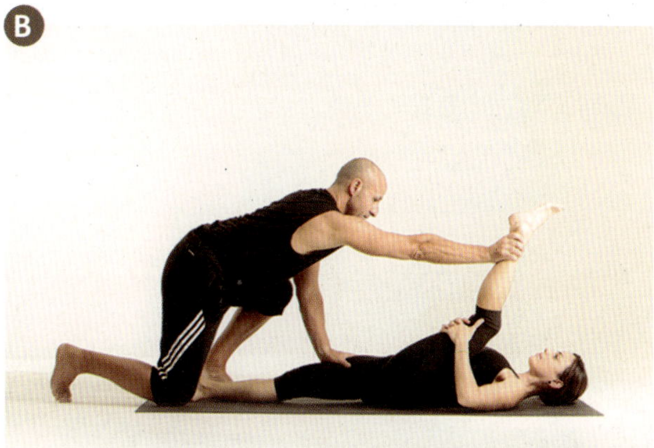

스트레칭되는 주요 근육
- 큰볼기근
- 뒤넙다리근
- 큰모음근
- 넙다리곧은근
- TFL
- 엉덩허리근

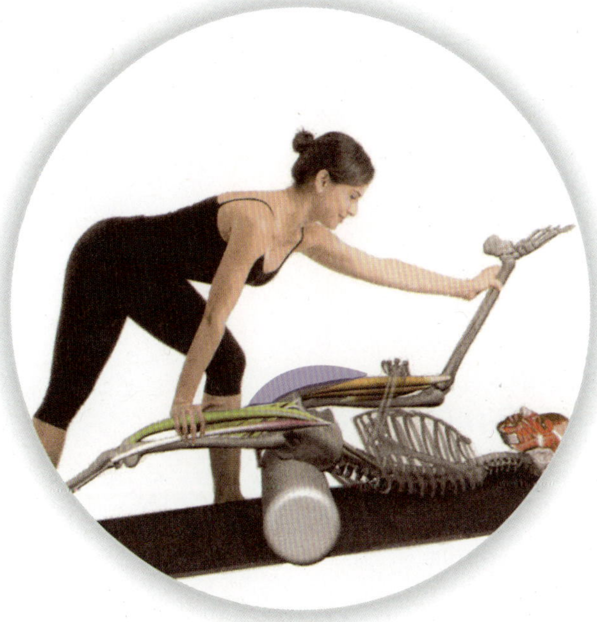

15. 누운 자세에서, 안쪽과 가쪽 스트레칭하기

스트레칭하는 방법: 사진 A
- 스트랩을 발에 배치하고, 긴장 지점 까지 다리를 들어올린다.
- 양쪽 엉덩이를 바닥에 붙인 상태에서, 넙다리두갈래근을 스트레칭하기 위해 몸의 정중선 쪽으로 가져가거나 정중선을 넘어간다.
- 무릎의 폄을 유지한다.

수축하는 방법: 사진 A
- 몸의 정준선으로부터 멀어지도록 다리를 벌림한다.

추가 스트레칭하는 방법: 사진 A
- 다리가 몸의 정중선을 훨씬 넘어가도록 하고, 궁둥구멍근을 스트레칭하기 위해 어깨 쪽으로 가져간다(엉덩관절의 굽힘을 더욱 일으킨다).

A

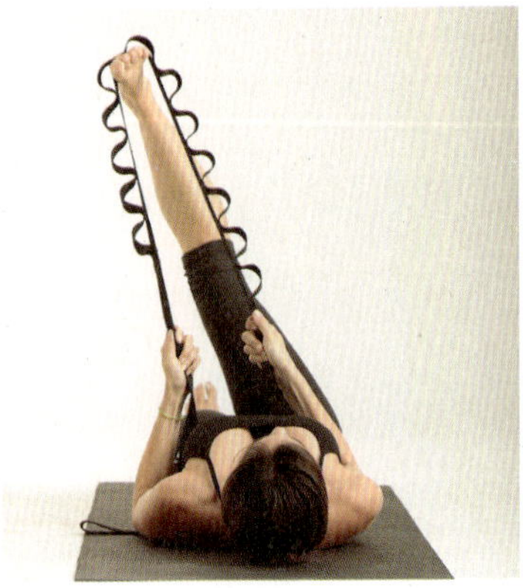

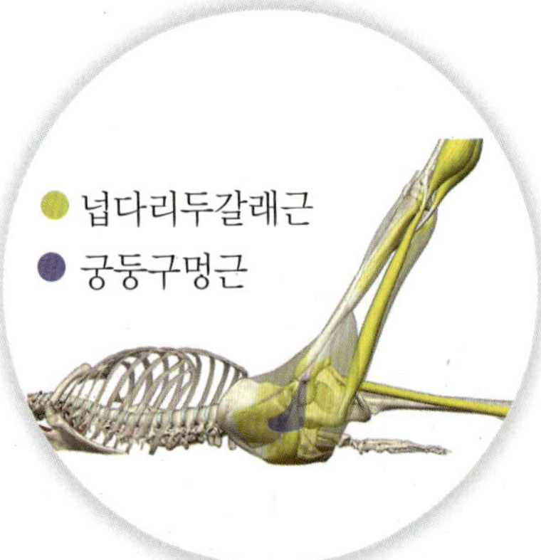

안쪽뒤넙다리근/모음근

스트레칭하는 방법: 사진 B
- 긴장 지점까지 가슴 쪽으로 다리를 가져간다.
- 안쪽뒤넙다리근과 모음근을 스트레칭하기 위해 정중선 쪽으로부터 멀어지도록 다리를 가져간다.
- 양쪽 엉덩이를 바닥에 붙인다.

수축하는 방법: 사진 B
- 다리를 정중선 쪽으로 누른다.

추가 스트레칭하는 방법: 사진 C
- 다리를 정중선으로부터 더욱 멀어지게 한다.
- 필요하다면, 균형을 잡기 위해 반대쪽 무릎을 굽힘할 수 있다.

B

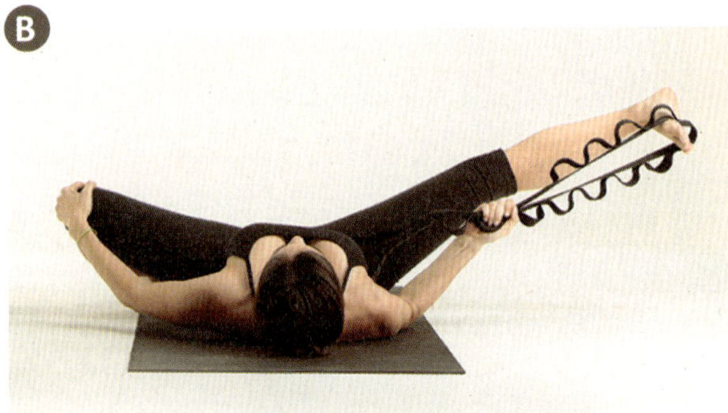

C

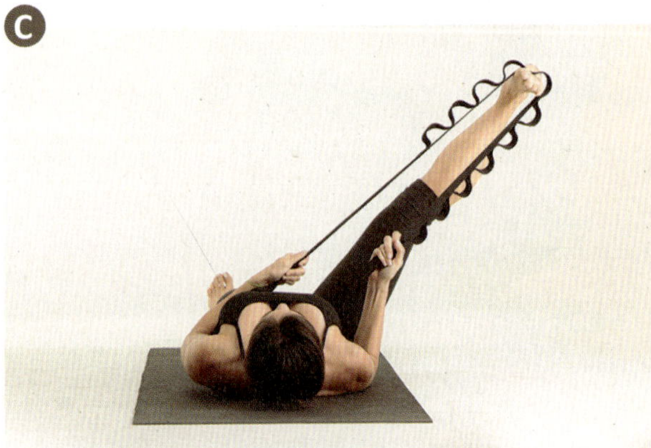

스트레칭되는 주요 근육

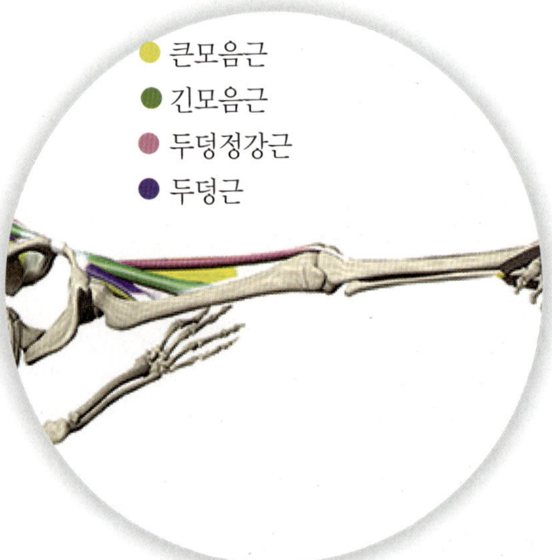

16. 누운 자세에서 다리를 뻗고, 뒤넙다리근 스트레칭하기

스트레칭하는 방법: 사진 A
- 스트랩을 발에 배치하고, 긴장 지점까지 다리를 당긴다.
- 무릎의 폄을 유지한다.

수축하는 방법: 사진 A
- 바닥 쪽으로 다리 전체를 가져간다.

A

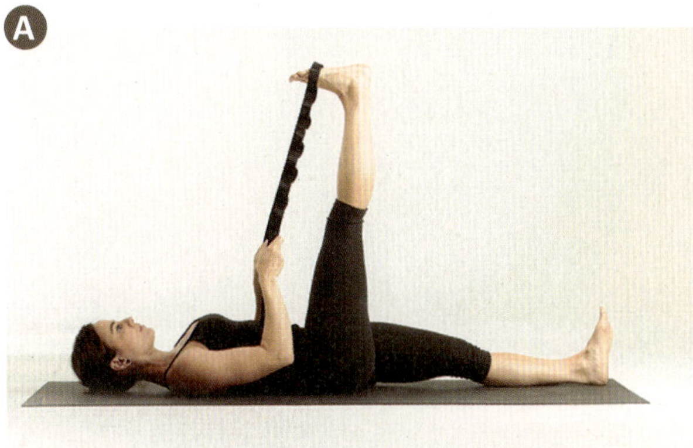

추가 스트레칭하는 방법: 사진 B
- 넙다리네갈래근을 수축하여 다리를 가슴 쪽으로 당긴다.

B

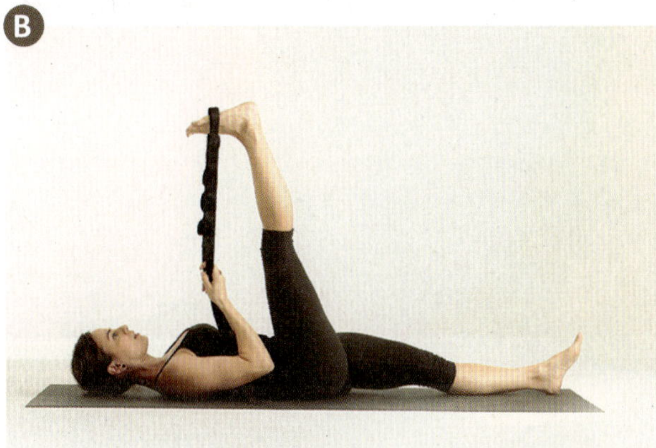

파트너와 함께: 사진 C
- 파트너는 안정된 자세를 취하고, 양쪽 팔을 뻗는다.
- 사진처럼 양 손을 배치하고, 가슴/겨드랑이 쪽으로 다리를 가져갈 때 무릎의 폄을 유지시킨다.
- 혼자 할 때처럼 수축한다.

C

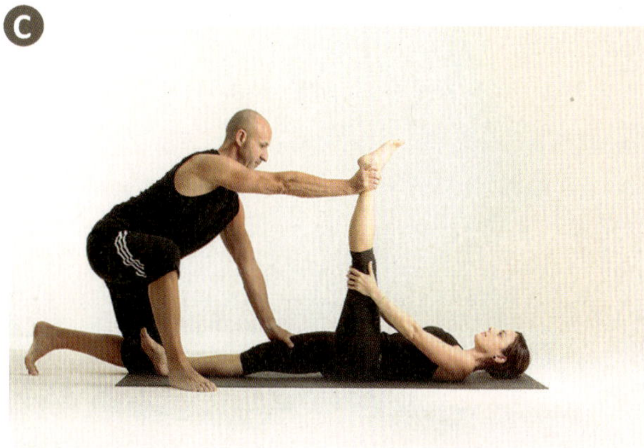

변형: 사진 D
- 장딴지와 무릎 뒤쪽의 스트레칭을 강조하기 위해 발의 언덕 부위를 아래쪽으로 누른다.

D

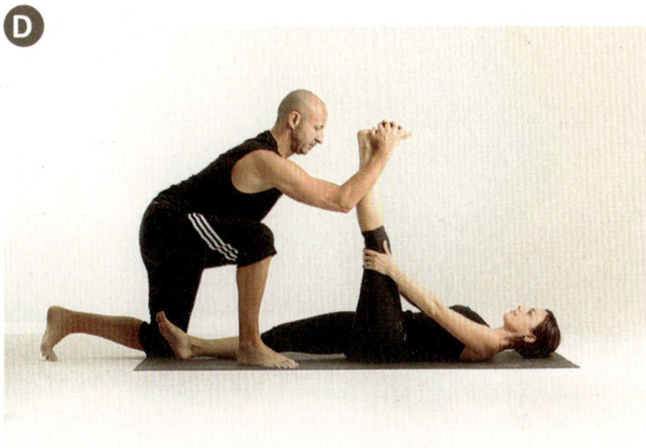

스트레칭되는 주요 근육
- 넙다리두갈래근
- 장딴지 근육

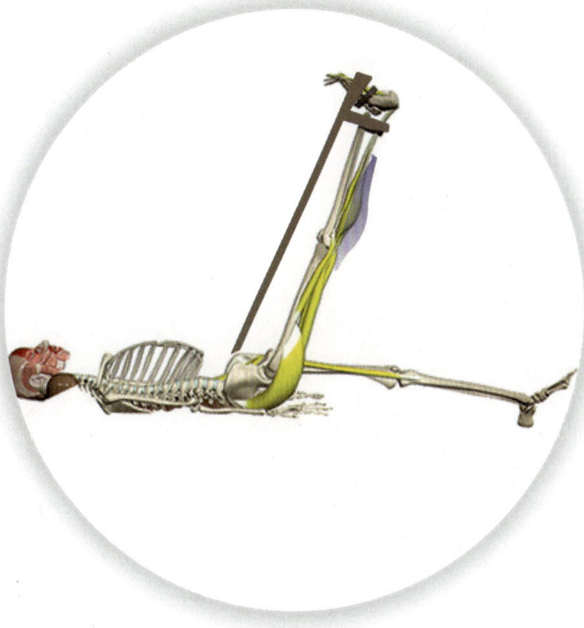

17. 멕스 스트레칭(The Mex Stretch)

스트레칭하는 방법: 사진 A
- 사진처럼 앉은 자세에서, 양쪽 다리를 가쪽으로 돌림한다.
- 척추를 곧게 유지하면서, 다리를 천천히 뻗는다.

A

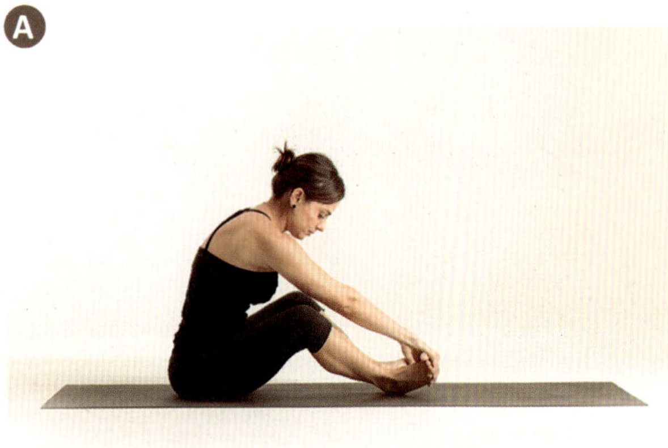

수축하는 방법: 사진 B
- 척추를 곧게 펴기 위해 가슴을 들어올린다.
- 발꿈치로 바닥을 누른다. 그리고 양쪽 발꿈치를 붙인 후 서로 압박을 가한다.

B

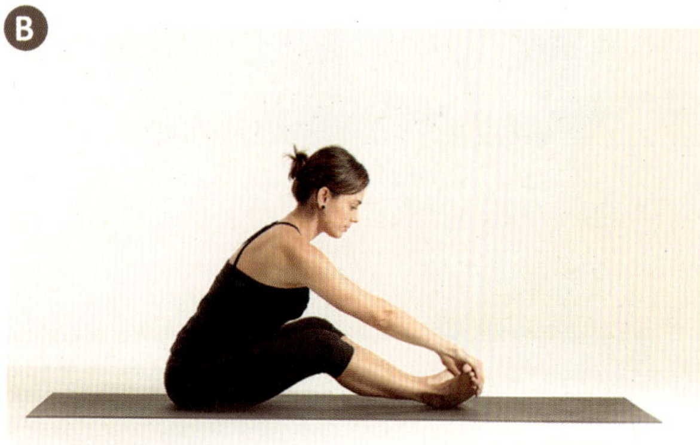

추가 스트레칭하는 방법: 사진 C
- 척추를 곧게 유지하면서, 천천히 다리를 더욱 뻗는다.

C

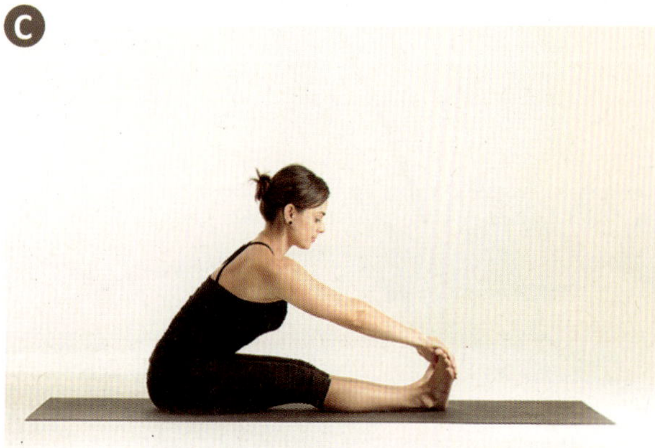

스트레칭되는 주요 근육
- 넙다리두갈래근
- 장딴지 근육

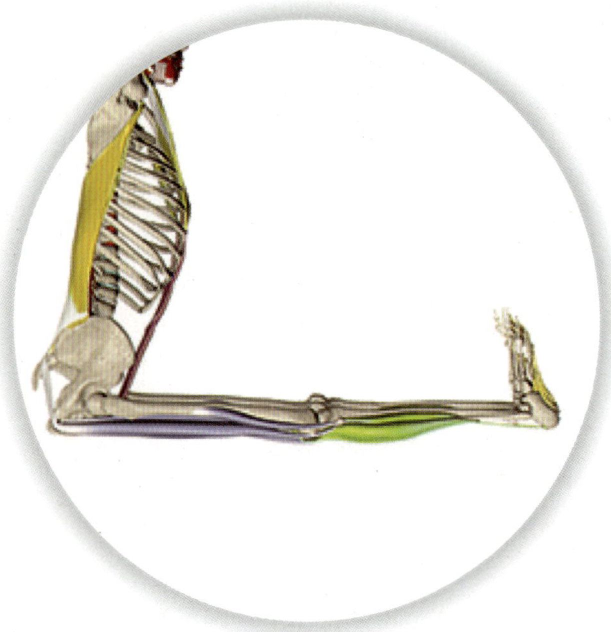

18. 다리를 굽힘하고 앉은 자세에서, 뒤넙다리근 스트레칭하기

스트레칭하는 방법: 사진 A
- 스트랩을 발에 배치하고, 가슴을 들어올린다.
- 긴장 지점까지 다리를 뻗는다.

수축하는 방법: 사진 A
- 발꿈치로 바닥을 누른다.

A

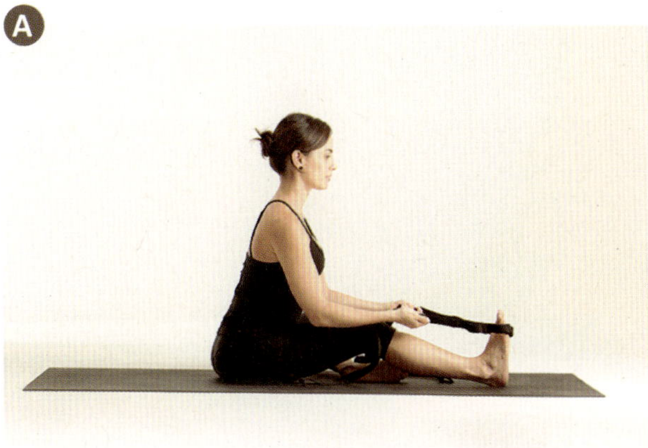

추가 스트레칭하는 방법: 사진 B
- 척추를 곧게 펴기 위해, 가슴을 들어올린다.
- 발꿈치를 앞쪽으로 움직여 다리를 완전히 뻗는다.

B

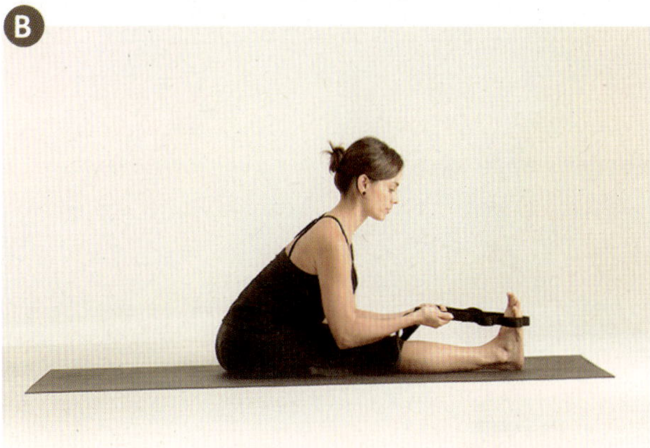

스트레칭되는 주요 근육
- 넙다리두갈래근
- 장딴지 근육

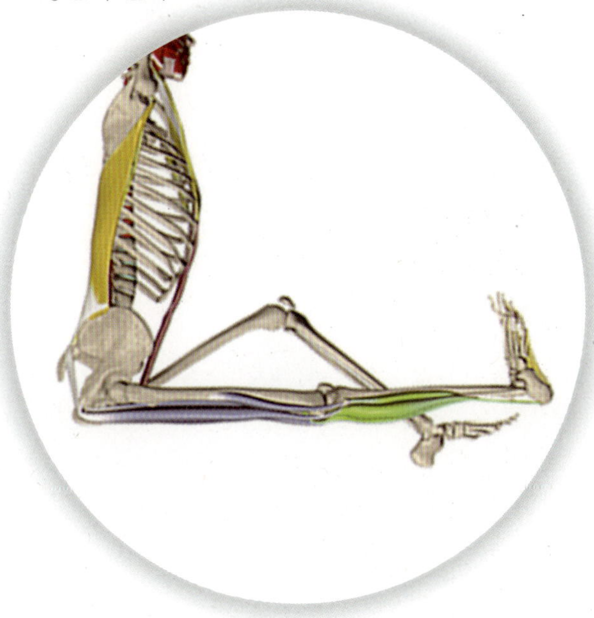

19. 파트너와 함께, 앉은 자세에서 장딴지-뒤넙다리근 스트레칭하기

스트레칭하는 방법: 사진 A

- 사진처럼 앉은 자세에서 한쪽 다리를 굽힌다.
- 곧게 뻗은 쪽 발에 스트랩을 배치한다.
- 척추를 곧게 유지하면서 엉덩관절을 굽힘하여 몸을 숙인다.
- 파트너는 몸의 숙임을 돕기 위해 엉치뼈를 누른다. 이때 척추 중립위/골반 앞쪽경사를 유지한다.

수축하는 방법: 사진 A

- 발/발꿈치로 바닥을 누른다.

A

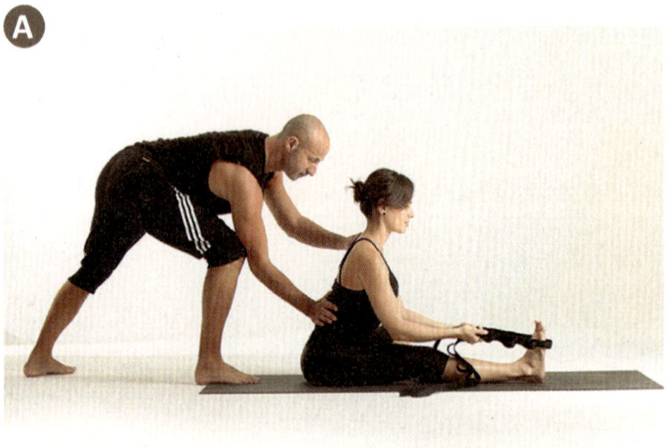

추가 스트레칭하는 방법: 사진 B

- 가슴을 다리 쪽으로 숙인다. 이때 척추를 곧게 유지한다.
- 파트너는 몸의 숙임을 돕는다.
- 장딴지 근육의 스트레칭을 강조하기 위해 스트랩을 당긴다.

B

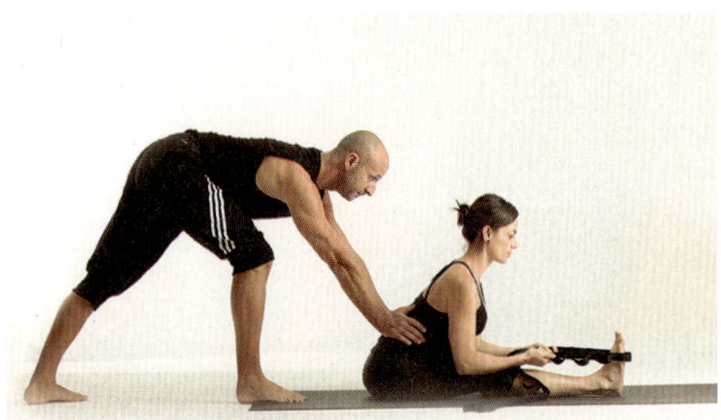

스트레칭되는 주요 근육

- 넙다리두갈래근
- 장딴지 근육

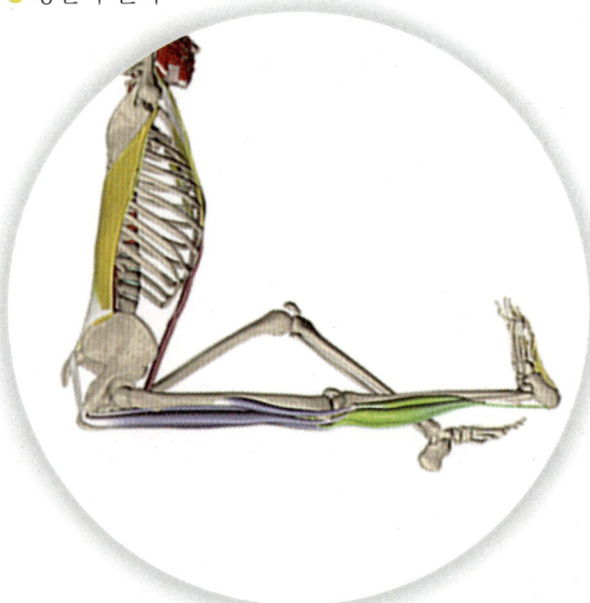

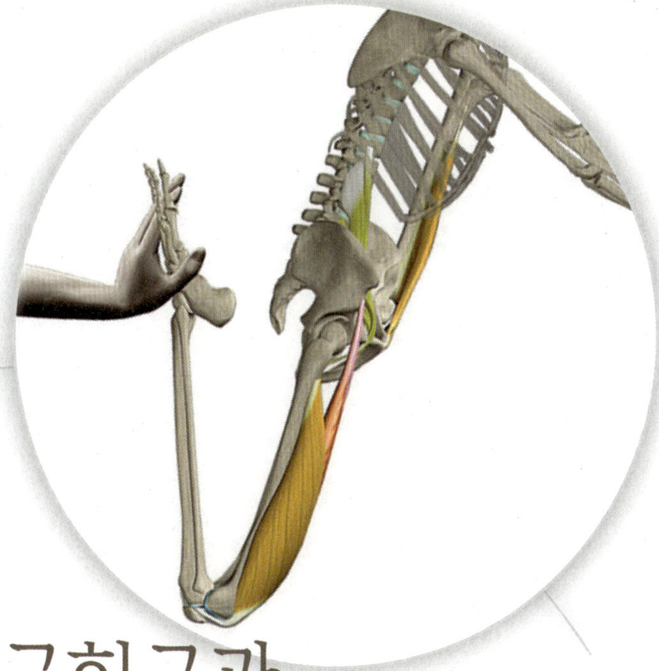

Chapter 3

엉덩관절 굽힘근과 넙다리네갈래근

The Hip Flexors and Quadriceps

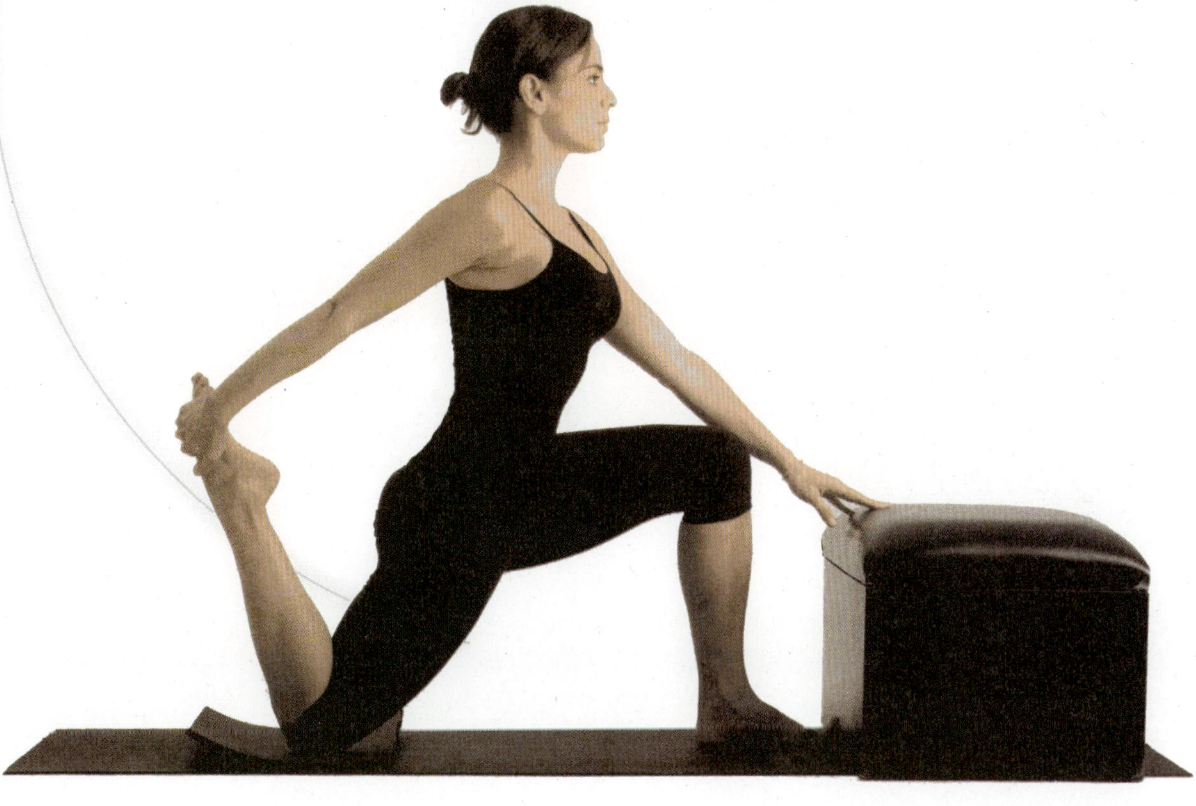

엉덩관절

근육	굽힘	폄	모음	벌림	안쪽돌림	가쪽돌림
큰볼기근		●				●
중간볼기근	●	●		●	●	●
작은볼기근	●	●		●	●	●
넙다리근막긴장근	●			●	●	
큰허리근	●					●
엉덩근	●					●
넙다리곧은근	●			●		
넙다리빗근	●			●		●
두덩근	●		●			●
큰모음근		●	●			●
긴모음근	●		●			●
짧은모음근	●		●			●
두덩정강근	●		●			●
궁둥구멍근				●		●
위쌍둥이근				●		●
아래쌍둥이근				●		●
속폐쇄근				●		●
바깥폐쇄근						●
넙다리네모근			●		●	●
반힘줄모양근		●			●	
반막모양근		●				
넙다리두갈래근		●				●

무릎

근육	굽힘	폄	안쪽돌림	가쪽돌림
안쪽넓은근		●		
가쪽넓은근		●		
중간넓은근		●		
넙다리곧은근		●		
넙다리빗근	●			●
반힘줄모양근	●		●	
반막모양근	●		●	
넙다리두갈래근	●			●
두덩정강근	●		●	
오금근	●			
장딴지근	●			

20. 폼 롤러를 이용하여 뒤넙다리근-볼기근 스트레칭

스트레칭하는 방법: 사진 A
- 누운 자세에서 엉덩이를 들어올리고, 엉치뼈 밑에 폼 롤러를 배치한다.
- 허벅지를 잡고 가슴 쪽으로 당긴다.
- 파트너는 사진처럼 손을 배치하고, 양쪽 다리를 압박한다.

수축하는 방법: 사진 A
- 양쪽 다리로 파트너의 각 손을 압박한다.

A

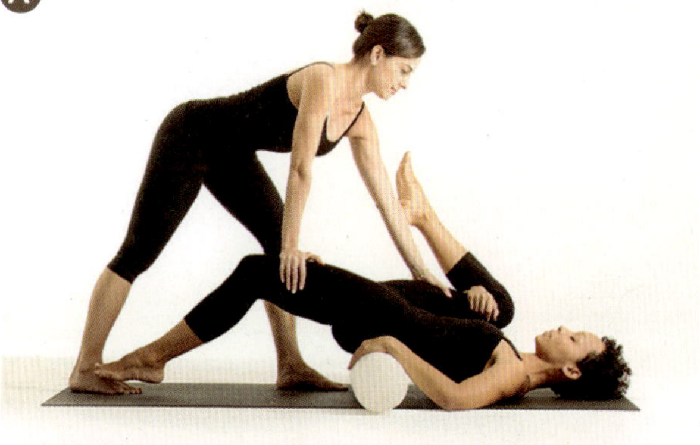

추가 스트레칭하는 방법: 사진 B
- 파트너는 손 배치를 발목으로 이동하고, 긴장 지점까지 무릎을 더욱 펴시킨다.
- 파트너는 팔을 뻗어 위쪽 허벅지를 가슴에 붙인다.

B

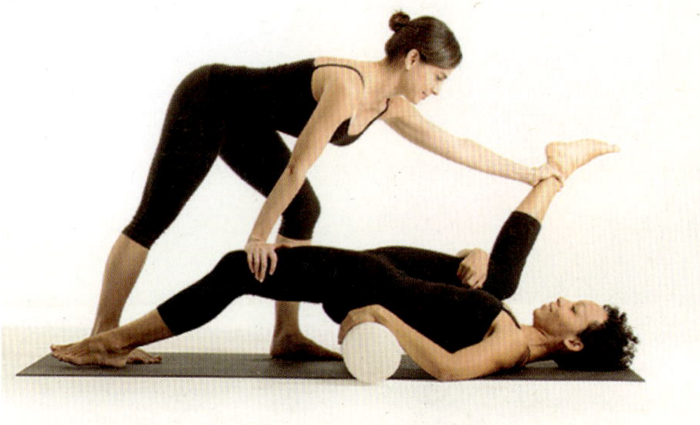

스트레칭되는 주요 근육
- 엉덩허리근
- 뒤넙다리근
- 큰모음근
  큰볼기근
- TFL
- 넙다리곧은근

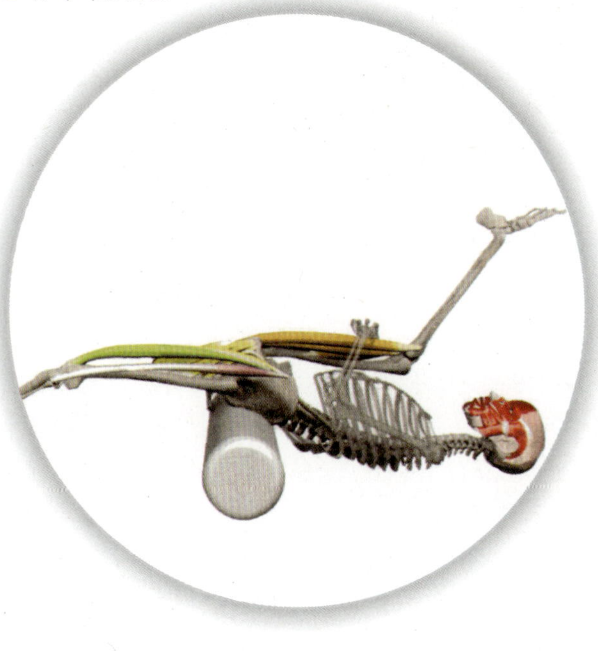

21. 무릎꿇은 자세에서 상자를 이용하여 넙다리네갈래근 스트레칭하기

스트레칭하는 방법: 사진 A
- 상자 앞에 앉은 후, 팔꿈치를 굽힘하고 상자를 잡는다.
- 양 팔 쪽으로 체중을 이동시킨다.
- 이때 발꿈치 위에 엉덩이를 붙이고 앉는다.

A

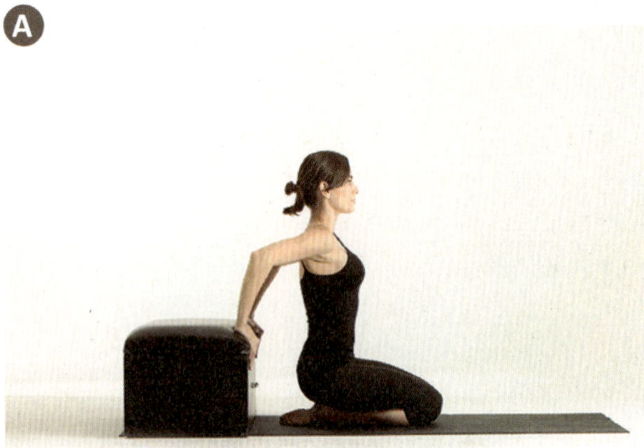

수축하는 방법: 사진 B
- 골반을 뒤쪽으로 롤링한다.
- 긴장 지점까지 팔꿈치를 굽힘한다.
- 양쪽 무릎을 바닥에 붙인다.
- 다리를 평행하게 위치시킨다.
- 정강이와 발로 바닥을 압박한다.

B

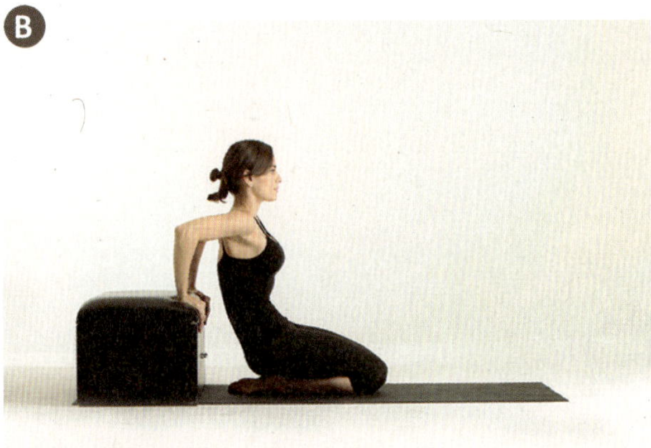

추가 스트레칭하는 방법: 사진 C
- 골반을 더욱 롤링하고, 체중이 팔꿈치에 더 많이 실리도록 천천히 움직인다.
- 허리뼈의 폄/아치를 막기 위해, 배근육에 힘을 준다.

스트레칭되는 주요 근육

넙다리네갈래근
넙다리곧은근
앞정강근

C

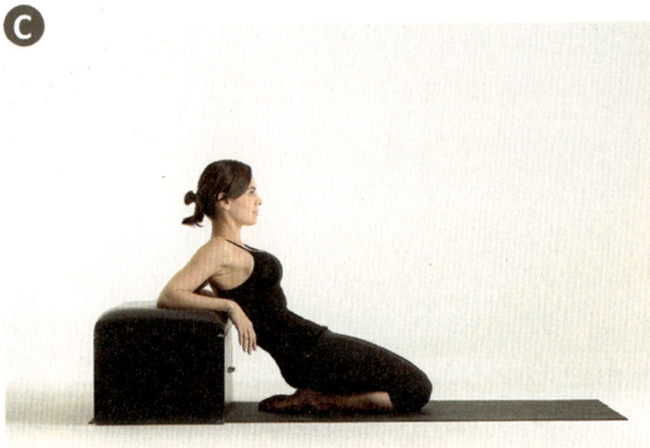

사진 D:
- 파트너는 허벅지를 눌러서, 다리의 정렬을 유지시킨다.
- 강한 수축을 위해, 허벅지로 파트너의 손을 압박한다.

D

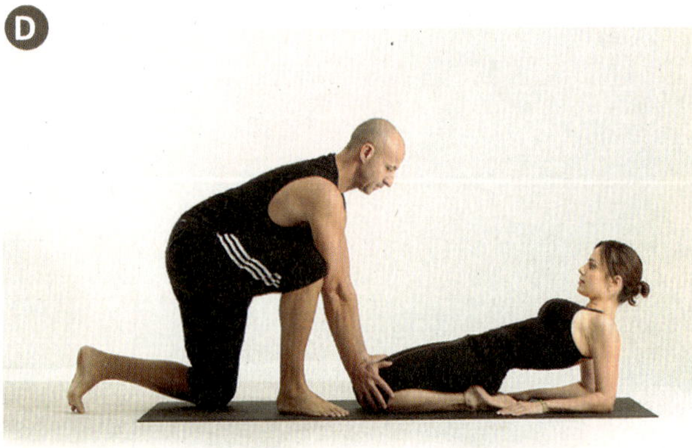

사진 E:
- 파트너는 자신의 발가락을 무릎 위에 배치하여 허벅지가 바닥에 붙이도록 돕는다.
- 추가 스트레칭하기 위해, 골반을 뒤쪽으로 롤링하여 파트너로부터 멀어지도록 몸을 기울인다.

E

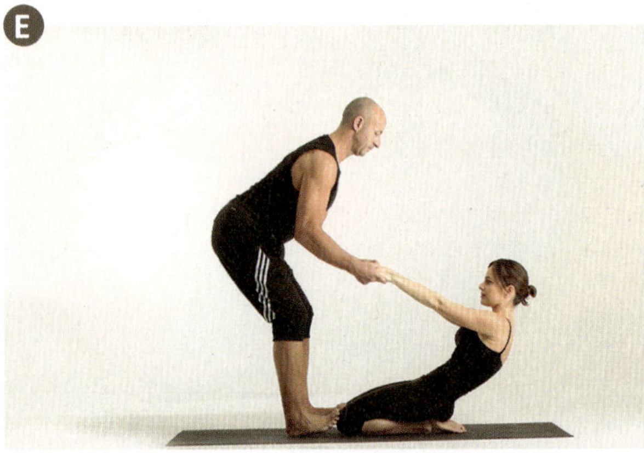

22. 무릎꿇은 자세에서 엉덩관절 굽힘근 스트레칭하기

스트레칭하는 방법: 사진 A

- 상자에 반무릎꿇은 자세를 취하고, 앞쪽 발을 무릎보다 앞쪽에 배치한다.
- 척추를 수직으로 유지하고, 골반을 뒤쪽경사시킨다.
- 배근육을 수축한다.
- 바닥 쪽(앞쪽 발)으로 엉덩이를 가져간다

A

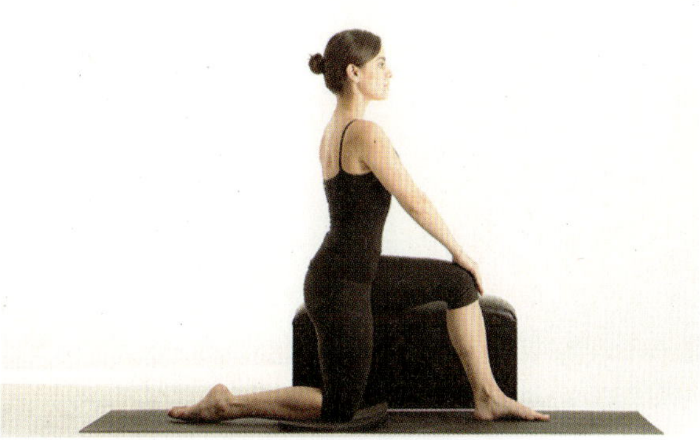

수축하는 방법: 사진 B

- 다리를 앞쪽으로 스윙할 때처럼, 뒤쪽 무릎으로 바닥을 압박한다.

B

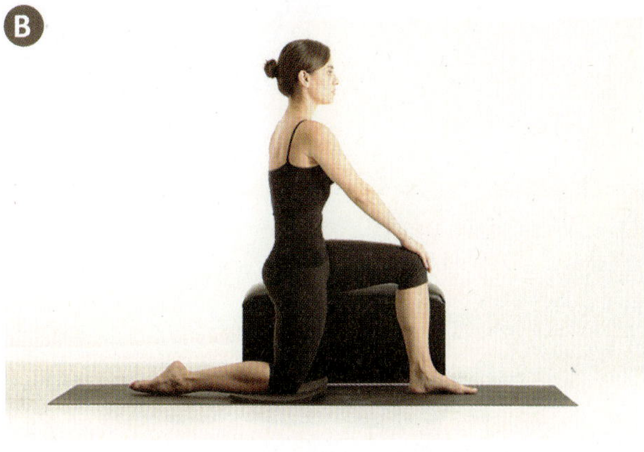

추가 스트레칭하는 방법: 사진 C

- 골반을 더욱 뒤쪽경사하고, 배근육을 수축한다.
- 팔로 반대쪽 무릎을 압박한다.
- 앞쪽 발 쪽으로 엉덩이를 가져간다.

C

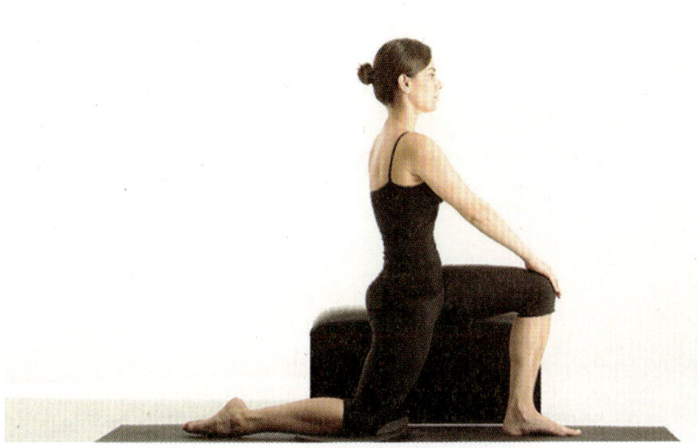

파트너와 함께: 사진 D

- 파트너는 골반을 수평으로 정렬한다.
- 파트너는 골반을 앞쪽 발 쪽으로 누른다.

D

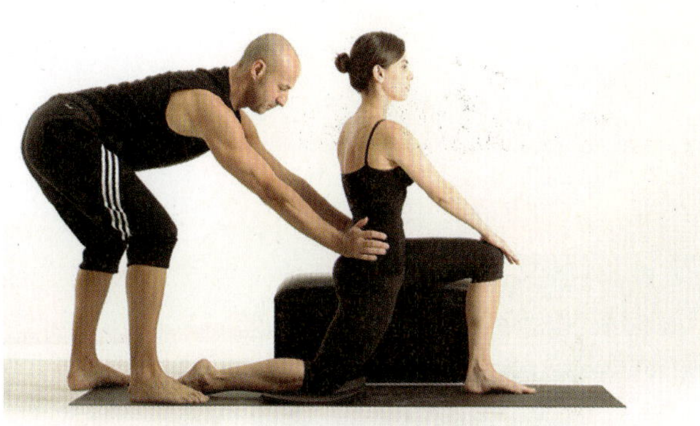

스트레칭되는 주요 근육

- 엉덩허리근
- 두덩근
- TFL

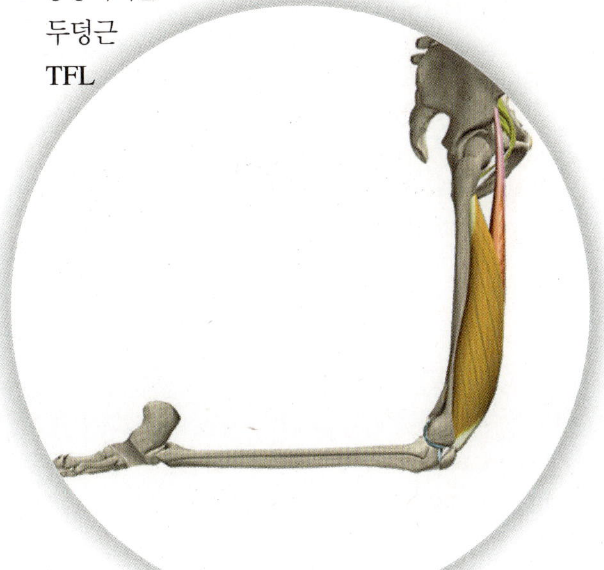

23. 엎드려 누운 자세에서 넙다리네갈래근 스트레칭하기

스트레칭하는 방법: 사진 A

- 사진처럼 엎드려 누운 자세에서, 발을 가로질러 스트랩을 배치한다.
- 배근육을 수축하고, 두덩뼈로 바닥을 압박한다.
- 파트너는 사진처럼 손을 배치하고, 양쪽 다리를 압박한다.

수축하는 방법: 사진 A

- 바닥으로부터 멀어지도록 발을 누른다.

A

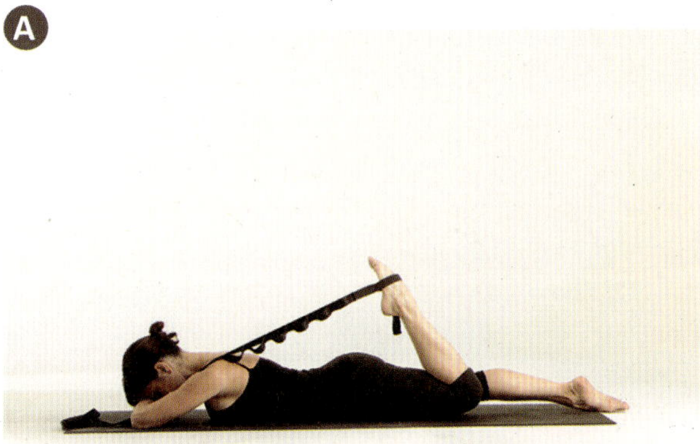

추가 스트레칭하는 방법: 사진 B

- 다시 배근육을 수축한다.
- 바닥 쪽으로 발을 당긴다.

B

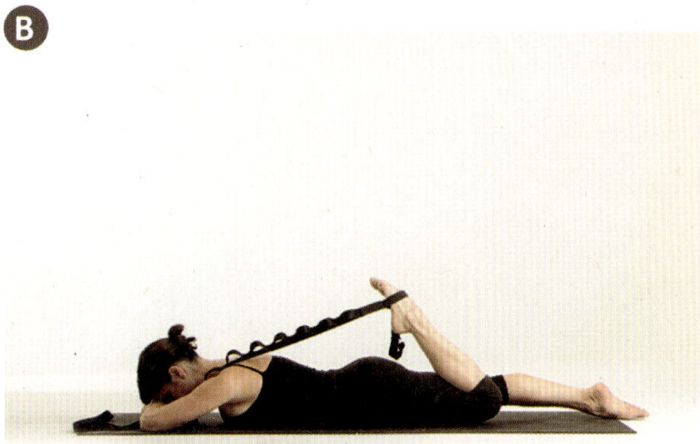

스트레칭되는 주요 근육

- 넙다리곧은근
- 넙다리네갈래근

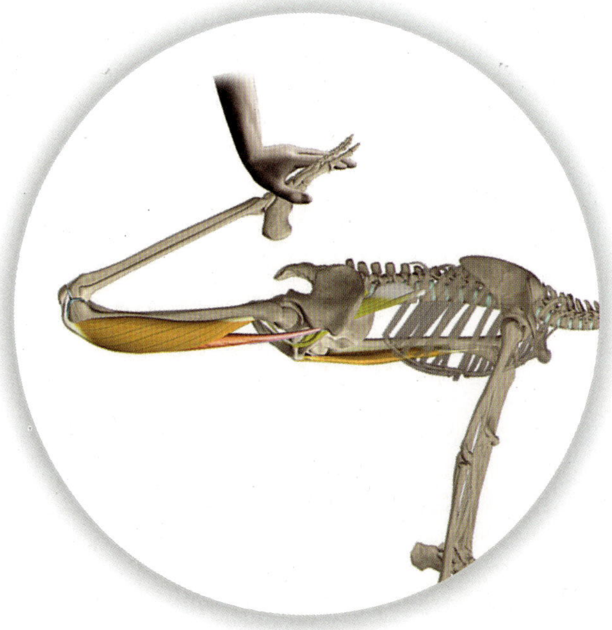

23. 변형: 엎드려 누운 자세에서 넙다리네갈래근 스트레칭하기

사진 C
- 파트너는 발을 바닥 쪽으로 가져간다.
- 파트너는 발가락을 바닥 쪽으로 가져간다.

C

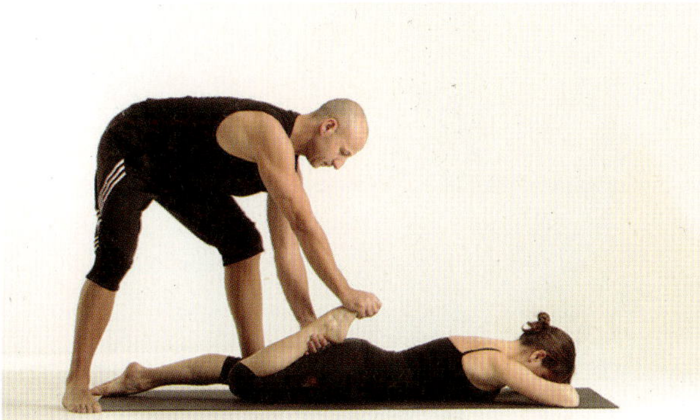

사진 D
- 파트너는 허벅지를 들어올린다.
- 파트너는 발꿈치를 바닥에 유지시킨다.

D

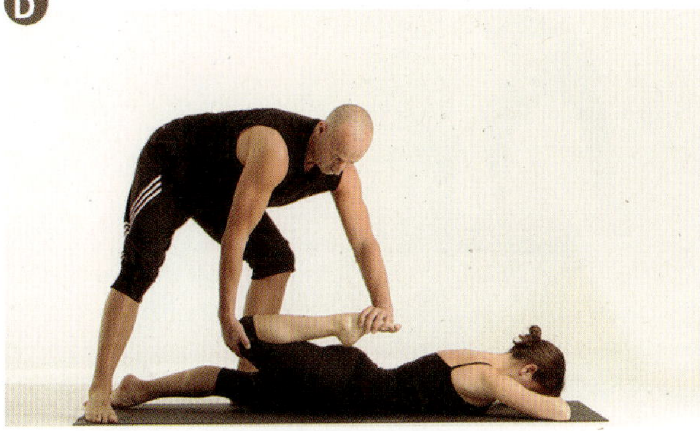

사진 E
- 파트너는 허벅지를 정중선으로부터 멀어지도록 한다 (벌림한다).

E

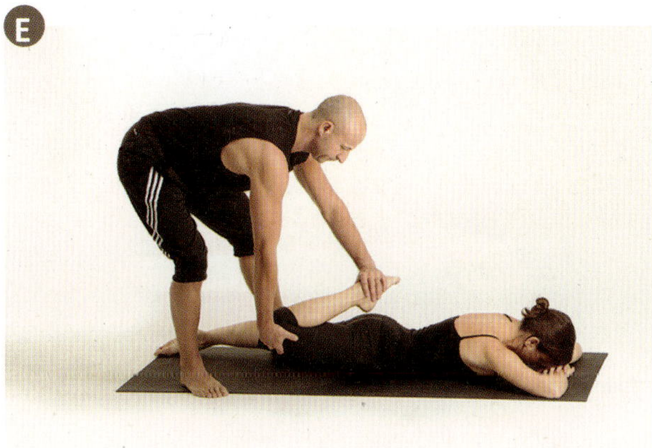

사진 F
- 파트너는 가쪽 넙다리네갈래근의 스트레칭을 강조하기 위해 정중선 쪽으로 허벅지를 가져간다.

F

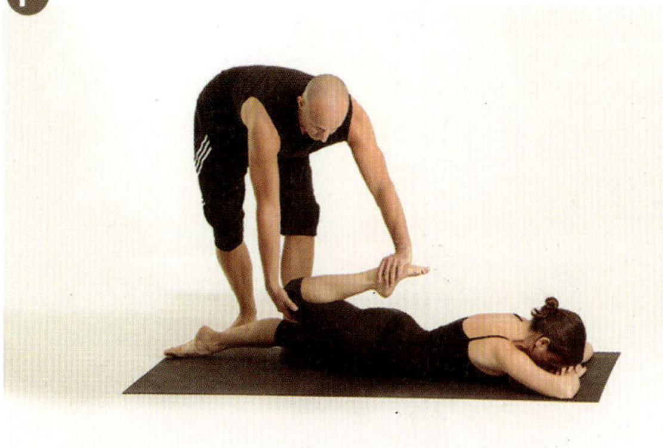

스트레칭되는 주요 근육

- 넙다리곧은근
- 엉덩허리근
- 넙다리네갈래근
  앞정강근

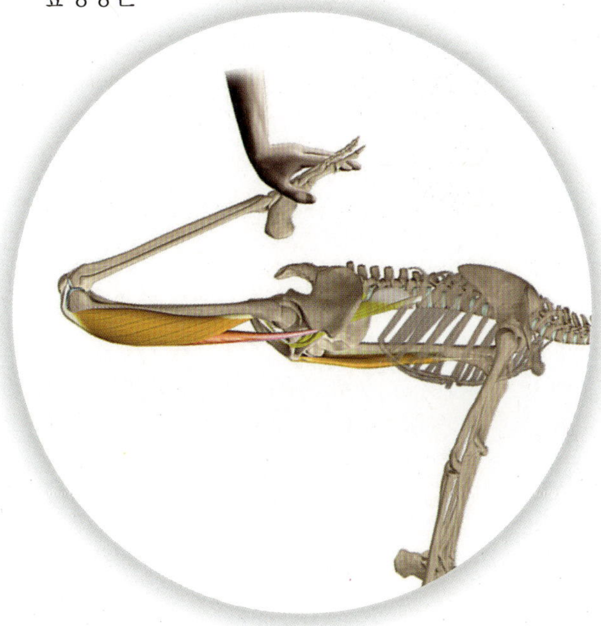

24. 선 자세에서 넙다리네갈래근 스트레칭하기

스트레칭하는 방법: 사진 A
- 사진처럼 선 자세를 취하고, 허리의 아치(허리뼈의 폄)를 방지하기 위해 배근육을 수축한다.
- 발 쪽으로 몸을 기울인다(몸을 뒤로 기울인다).

수축하는 방법: 사진 A
- 발로 상자를 압박한다.

A
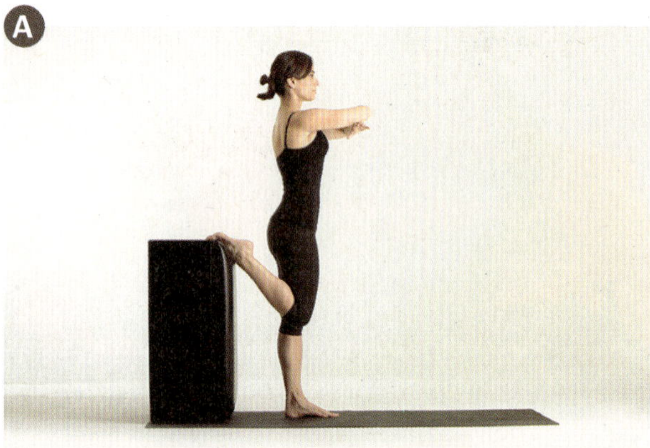

추가 스트레칭하는 방법: 사진 B
- 배근육을 수축한다.
- 발 쪽으로 몸을 더욱 기울인다.
- 양쪽 다리를 평행하게 배치한다.

B
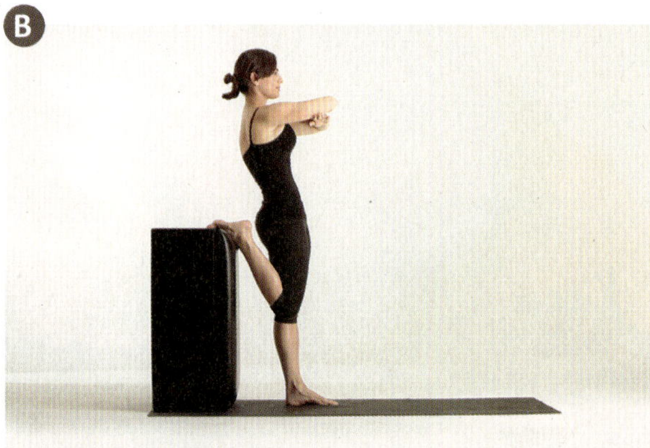

파트너와 함께: 사진 C
- 파트너는 허벅지를 상자 쪽과 정준선 쪽으로 당긴다(모음).
- 파트너 쪽으로 팔을 들어올리고 몸통을 기울인다.

C
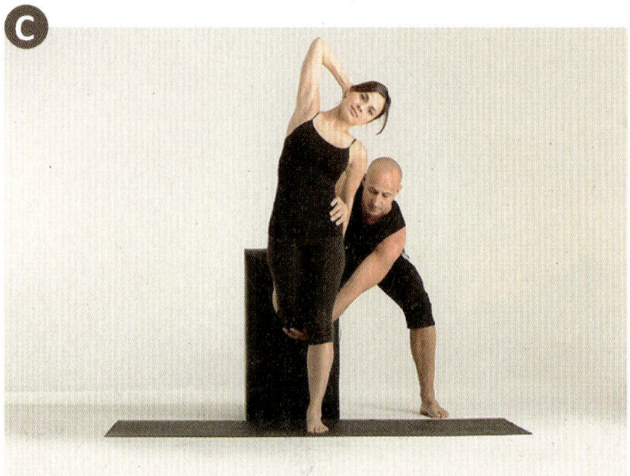

파트너와 함께: 사진 D
- 파트너는 허벅지를 뒤쪽과 정준선으로부터 먼쪽으로 당긴다.

D
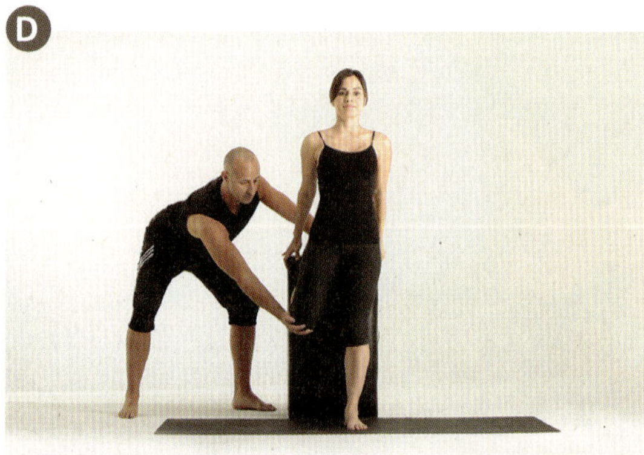

스트레칭되는 주요 근육

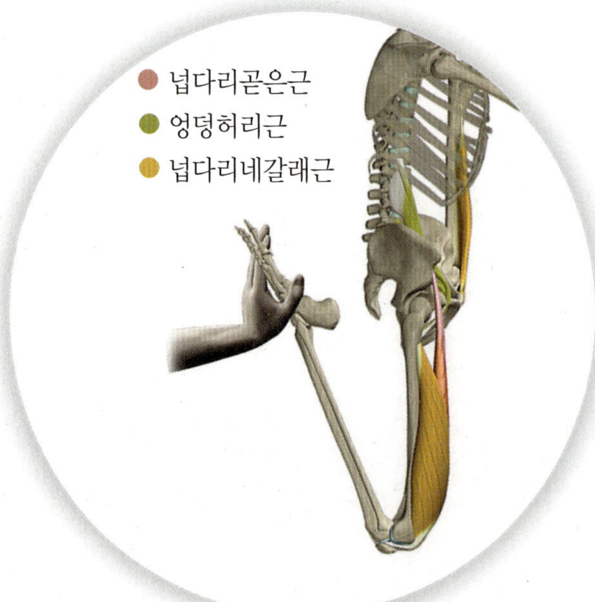

25. 바닥에서 이루어진 고질라 자세(Floor Godzilla)

스트레칭하는 방법: 사진 A
- 사진처럼 자세를 취하고, 골반을 중립위로 유지한다.
- 발을 바닥 쪽으로 당긴다.
- 골반의 자세가 틀어지지 않도록 유지한다.

수축하는 방법: 사진 A
- 앞쪽 발로부터 멀어지도록 발을 압박한다.

A

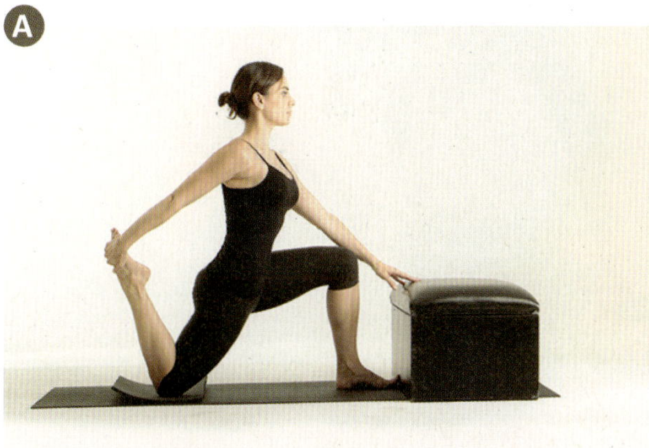

추가 스트레칭하는 방법: 사진 B
- 발을 바닥 쪽으로 더욱 당긴다.
- 바닥 쪽으로 엉덩이를 가져간다.
- 척추를 수직을 유지하고, 골반 중립위를 유지한다.

B

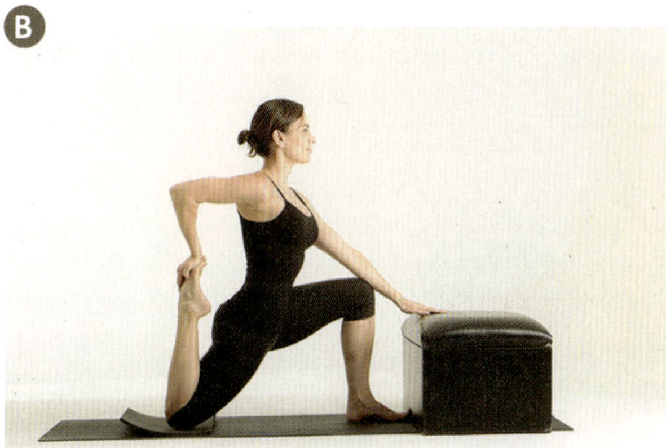

파트너와 함께: 사진 C
- 파트너는 발꿈치가 허벅지에 붙도록 압박하고, 엉덩이를 앞쪽 발 쪽으로 가져간다.
- 파트너는 골반의 자세를 올바르게 유지한다.

C

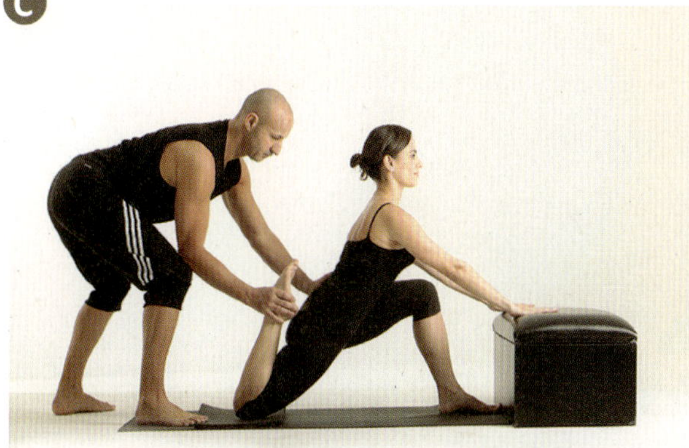

스트레칭되는 주요 근육
- 넙다리곧은근
- 엉덩허리근
- 넙다리네갈래근

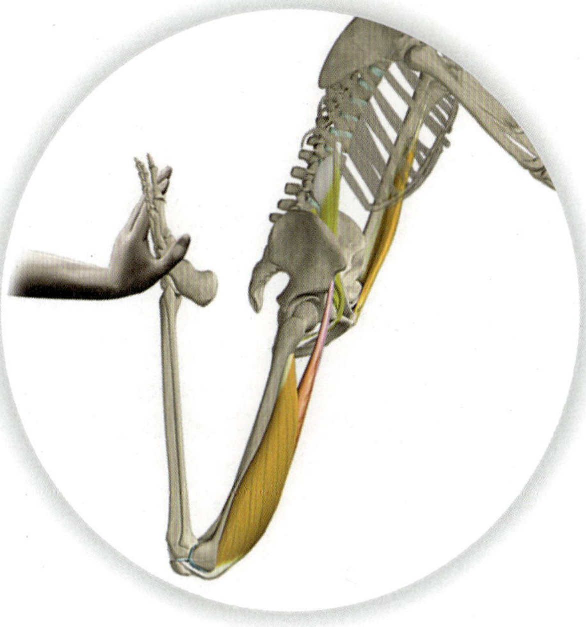

26. 런지 포즈(Lunge Pose)

스트레칭하는 방법: 사진 A

- 사진처럼, 앞쪽 발의 안쪽에 양쪽 팔을 배치한다.
- 척추의 폄을 곧게 유지한다.
- 가능하면 뒤쪽 다리를 뒤쪽으로 멀리 가져간다.
- 앞쪽 무릎을 약 100°굽힘된 상태로 유지한다.
- 엉덩이를 바닥 쪽으로 내린다.

수축하는 방법: 사진 A

- 양쪽 발을 바닥 쪽으로 압박한다(움직임은 없어야 한다).

A

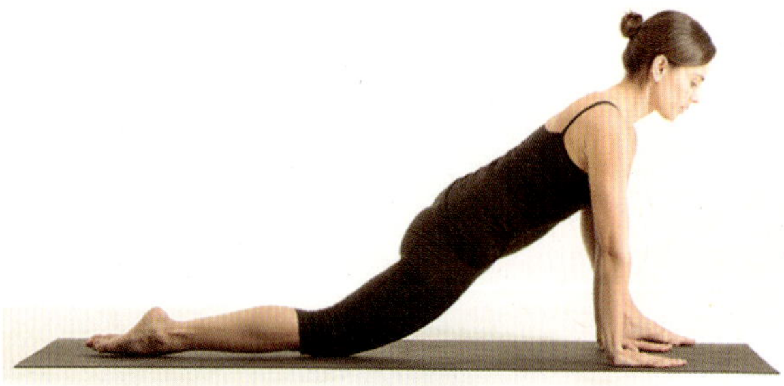

파트너와 함께: 사진 C

- 파트너는 엉치뼈와 엉덩관절 뒤쪽을 아래쪽으로 누른다.
- 파트너는 허벅지를 위쪽으로 당김으로써 다리를 들어올린다.

C

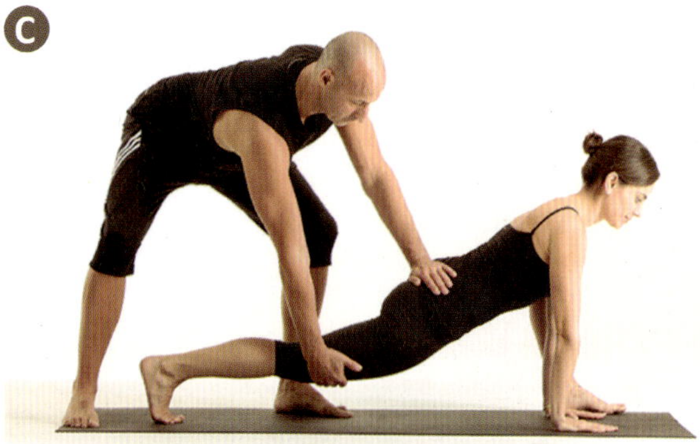

추가 스트레칭하는 방법: 사진 B

- 엉덩이를 바닥 쪽으로 더 많이 가져가거나, 또는 더 많은 효과를 위해, 뒤쪽 무릎을 바닥으로부터 들어올린다(이때 엉덩이를 들어올리서는 안 된다).

B

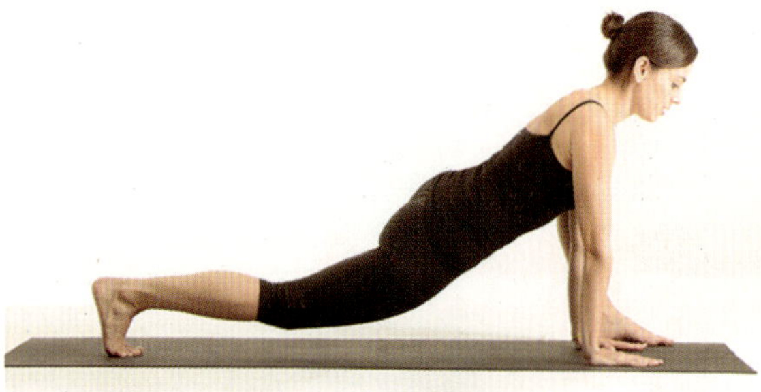

스트레칭되는 주요 근육

- 넙다리곧은근
- 엉덩허리근
- 큰모음근
- 큰볼기근

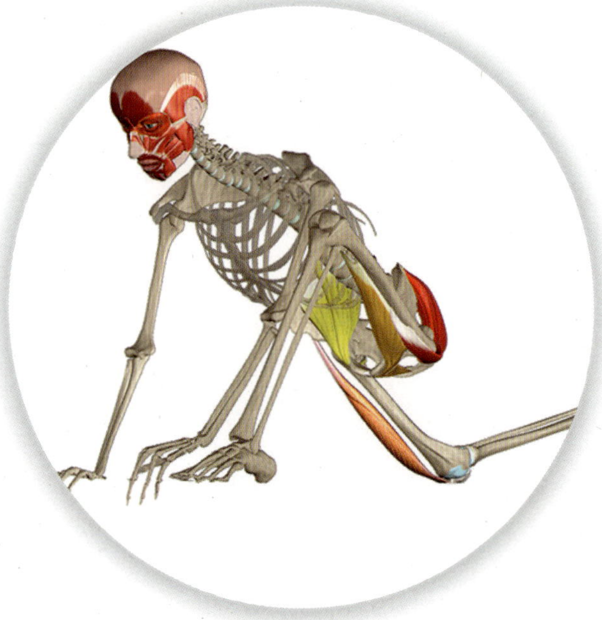

26. 런지 포즈:변형(Lunge Pose Variation)

스트레칭하는 방법: 사진 D
- 팔꿈치를 내림한다.
- 가능하면 척추를 곧게 유지한다.

수축하는 방법: 사진 D
- 뒤쪽 발로 바닥을 압박한다.

D

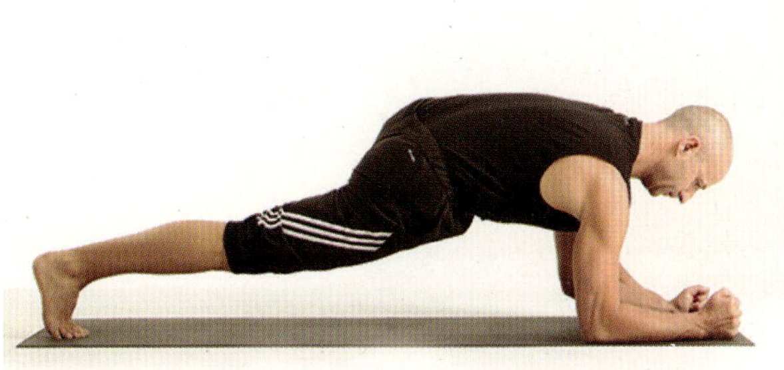

추가 스트레칭하는 방법: 사진 E
- 뒤쪽 다리를 곧게 유지한다.
- 뒤쪽 다리로부터 멀어지도록, 또는 앞쪽 발 쪽으로 척추와 골반을 비튼다.
- 엉덩이를 약간 내림한 후 그 자세를 유지한다.

E

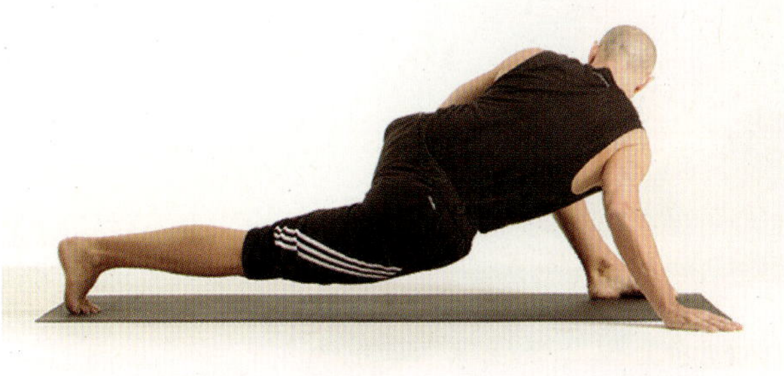

스트레칭되는 주요 근육

- TFL
- 작은볼기근과 중간볼기근의 앞쪽섬유
- 엉덩허리근

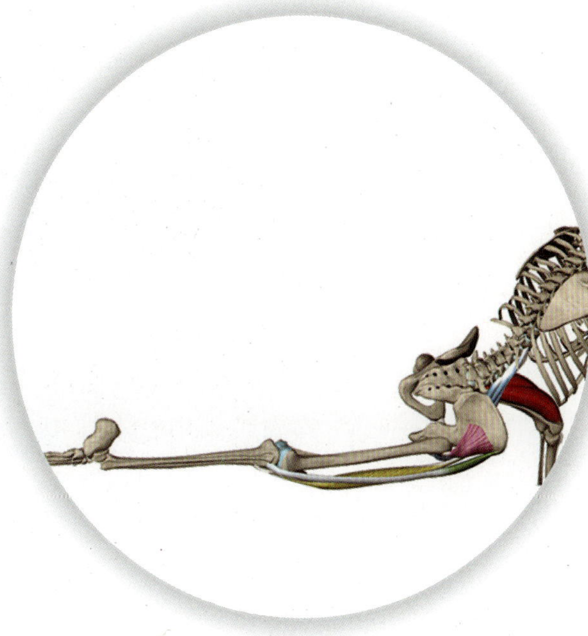

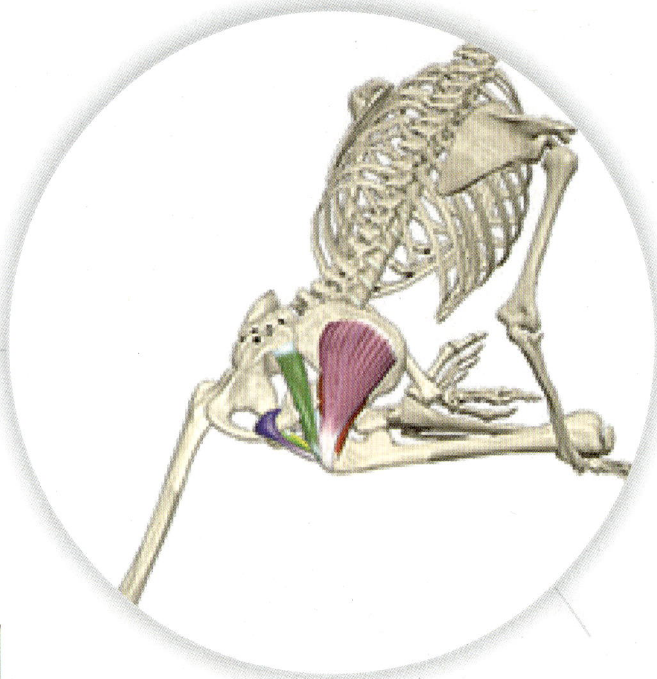

Chapter 4

볼기 부위

The Gluteal Region

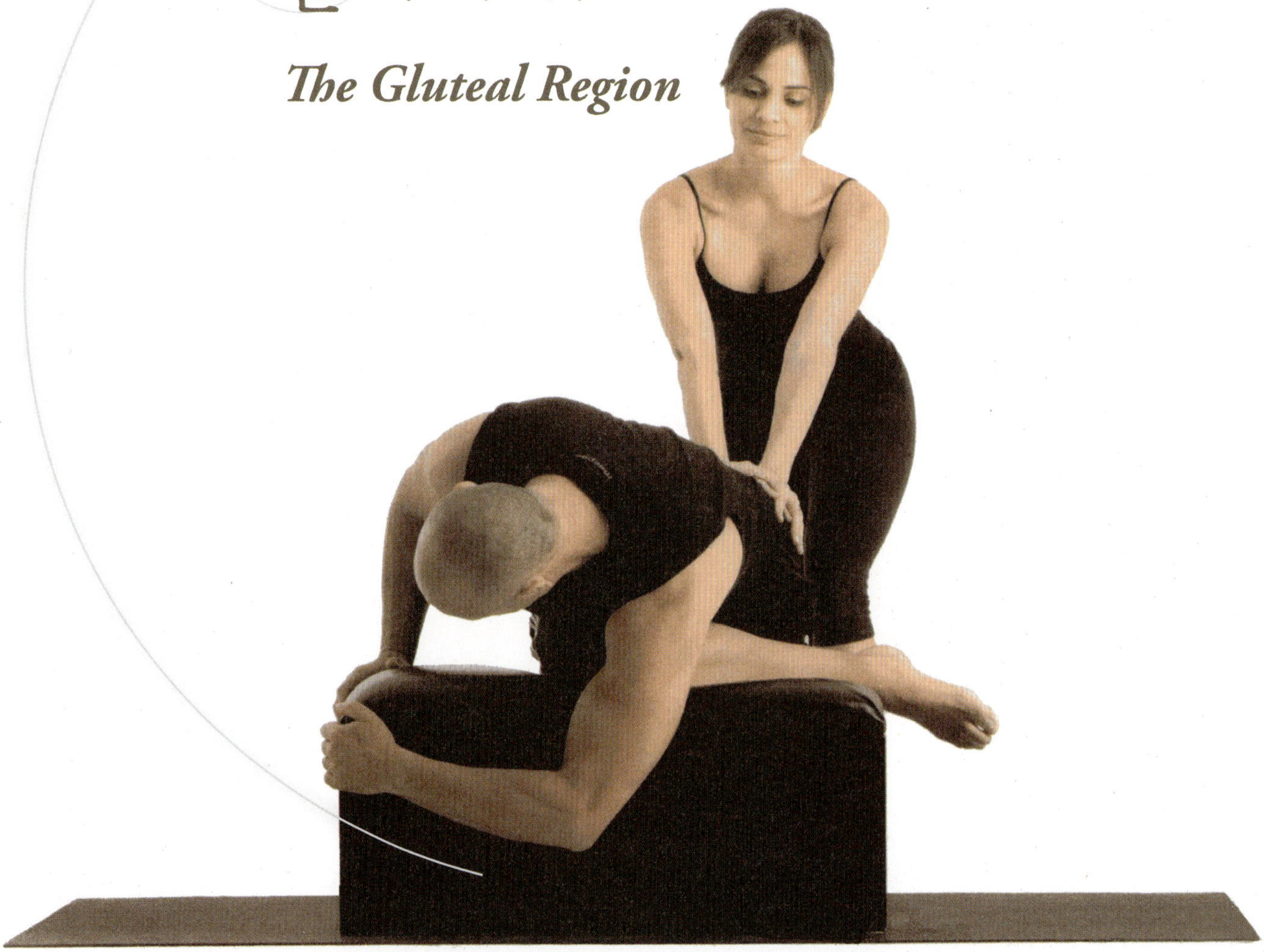

엉덩관절

근육	굽힘	폄	모음	벌림	안쪽돌림	가쪽돌림
큰볼기근		●				●
중간볼기근	●	●		●	●	●
작은볼기근	●	●		●	●	●
넙다리근막긴장근	●			●	●	
큰허리근	●					●
엉덩근	●					●
넙다리곧은근	●			●		
넙다리빗근	●			●		●
두덩근	●		●			●
큰모음근		●	●			●
긴모음근	●		●			●
짧은모음근	●		●			●
두덩정강근	●		●			●
궁둥구멍근				●		●
위쌍둥이근				●		●
아래쌍둥이근				●		●
속폐쇄근				●		●
바깥폐쇄근						●
넙다리네모근			●		●	●
반힘줄모양근		●			●	
반막모양근		●				
넙다리두갈래근		●				●

27. 앉은 자세에서 엉덩관절 스트레칭하기(seated Hip)

스트레칭하는 방법: 사진 A

- 반대쪽 무릎을 팔꿈치로 감싼다.
- 가슴을 들어올린다.
- 상자 위에 궁둥뼈를 유지한다.

Ⓐ

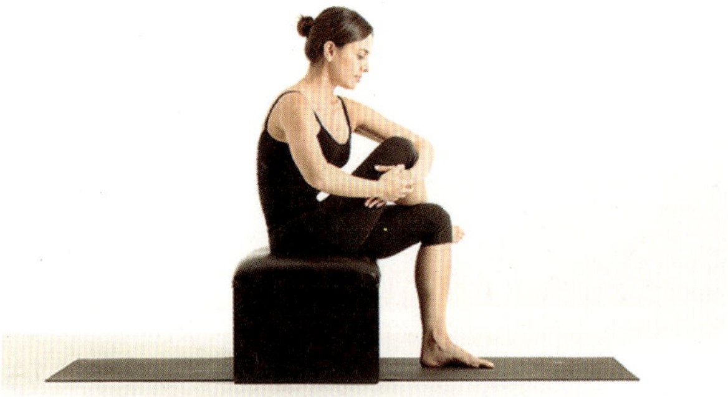

수축하는 방법: 사진 B

- 무릎을 바닥 쪽으로 압박한다.

추가 스트레칭하는 방법: 사진 B

- 겨드랑이 쪽으로 무릎을 더욱 당김한다.
- 척추를 뒤쪽으로 휘어지게 만든다.
- 스트레칭될 엉덩관절 쪽으로 척추를 비튼다.

Ⓑ

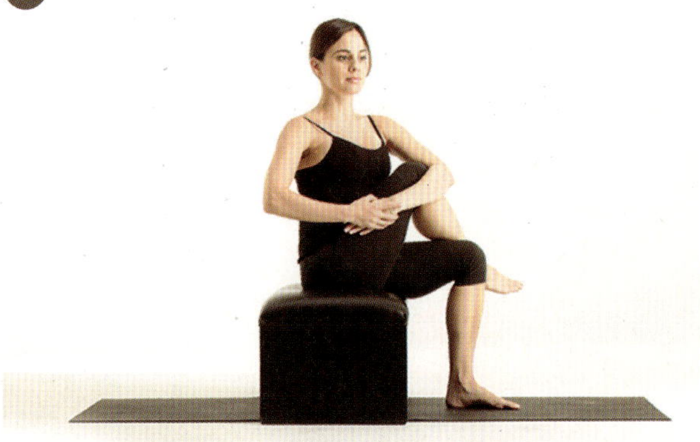

스트레칭되는 주요 근육

볼기근

깊은 돌림근

28. 크리스 크로스(Criss Cross)

스트레칭하는 방법: 사진 A
- 무릎 위에서 양쪽 다리를 교차한다.
- 가슴 쪽으로 다리를 압박한다.
- 꼬리뼈를 매트 위에 유지한다.
- 어깨쪽으로 발목을 압박한다.

A

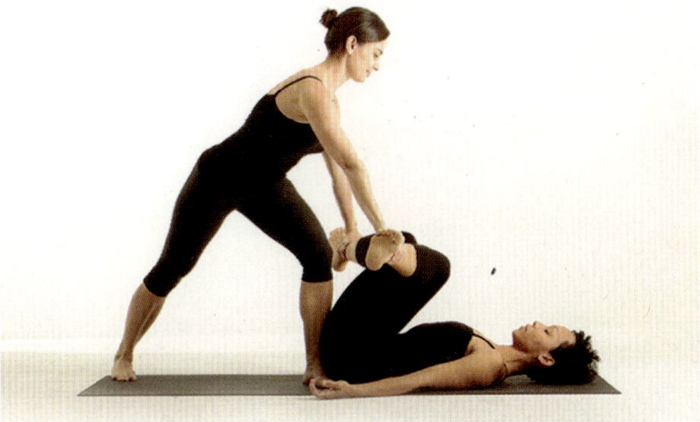

수축하는 방법: 사진 B
- 가슴 쪽에 가까운 다리를 가슴으로부터 멀어지도록 움직인다.

추가 스트레칭하는 방법: 사진 B
- 가슴 쪽에 가까운 다리를 압박한다.
- 발목을 어깨 쪽으로 압박한다.

B

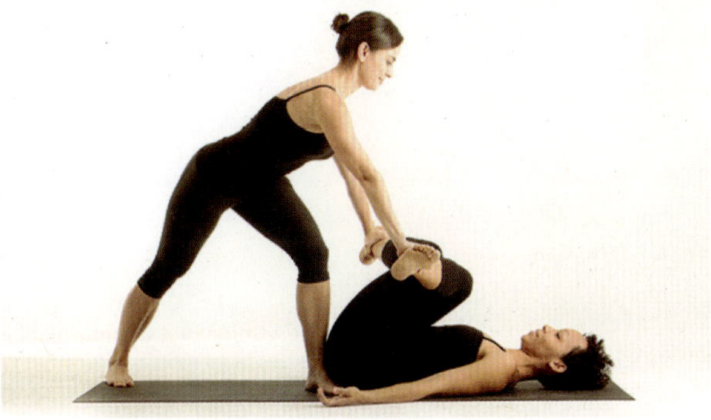

스트레칭되는 주요 근육
- 볼기근
- 깊은 돌림근

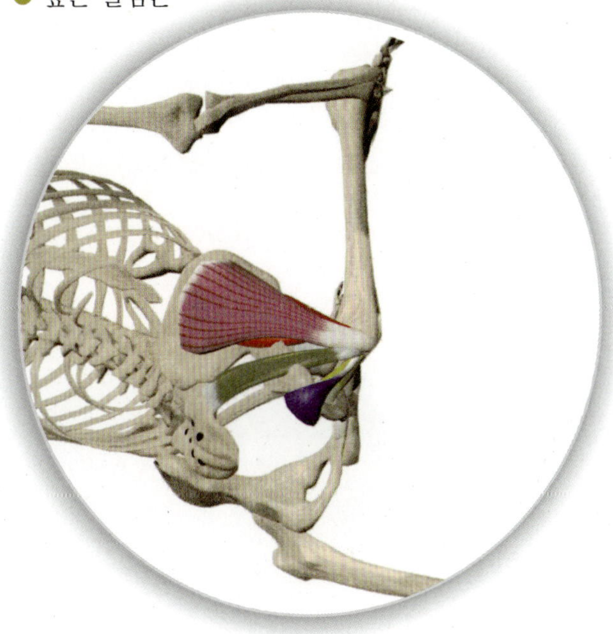

29. 상자 위의 비둘기 자세(Box Pigeon)

스트레칭하는 방법: 사진 A
- 상자 위에 앉아서, 골반에 대해 허벅지를 90°로 굽힌다.
- 무릎을 90°로 굽힌다.

A

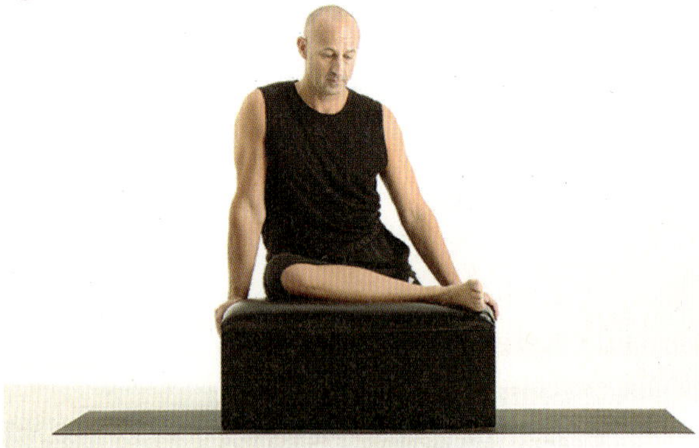

수축하는 방법: 사진 B
- 양쪽 엉덩관절을 수평으로 유지한다.
- 발로 상자를 압박한다.

B

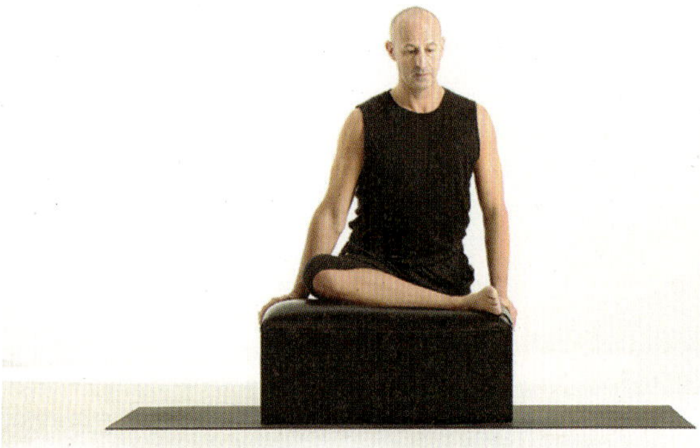

추가 스트레칭하는 방법: 사진 B
- 발 쪽으로 가슴을 숙인다.
- 척추를 곧게 유지한다.

C

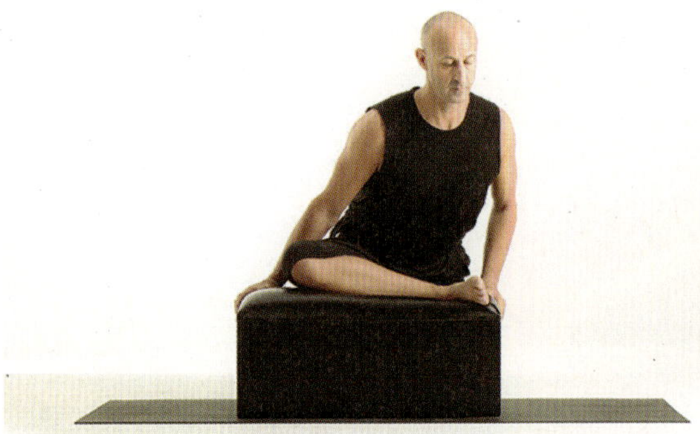

파트너와 함께: 사진 C
- 파트너는 골반을 압박한다.

D

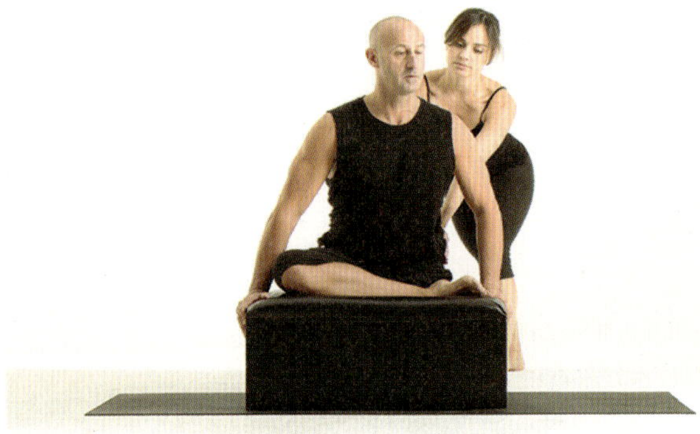

스트레칭되는 주요 근육
- 볼기근
- 깊은 돌림근

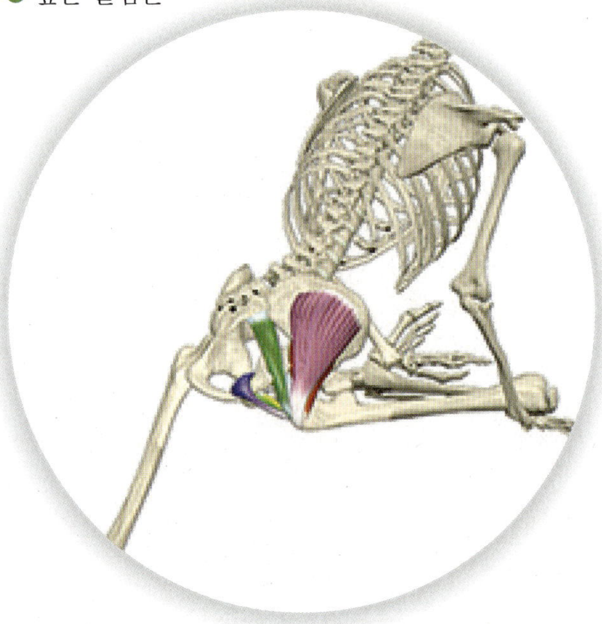

30. 상자 위의 비틀기 동작(Box Twist)

스트레칭하는 방법: 사진 A
- 상자 위에 앉는다.
- 배꼽을 무릎에 정렬시킨다.
- 반대쪽 엉덩이를 상자 쪽으로 비튼다.

수축하는 방법: 사진 B
- 수축하기 위해 앞쪽 다리로 상자를 압박한다.
- 다리와 수직되게 골반을 바로 잡는다.

A

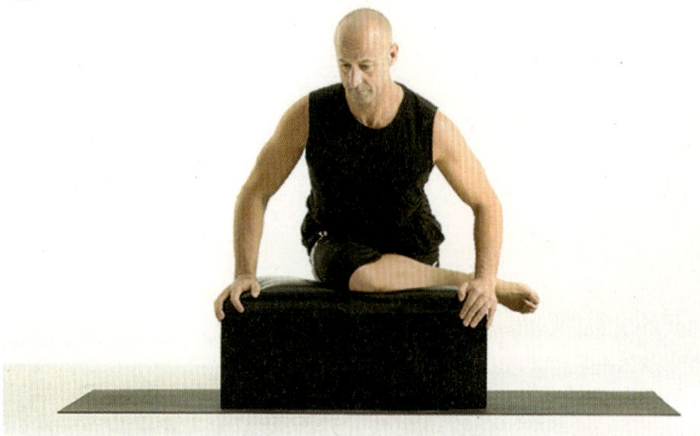

추가 스트레칭하는 방법: 사진 B
- 앞쪽 무릎에 반대쪽 겨드랑이를 가져간다.

B

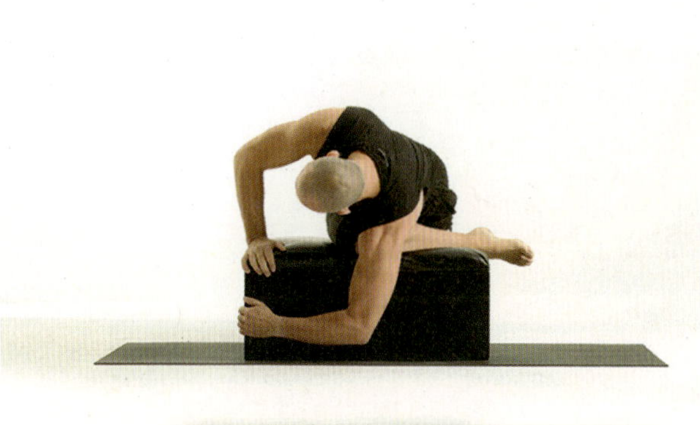

파트너와 함께: 사진 C
- 파트너는 골반의 돌림을 도와주기 위해 골반을 압박한다.

C

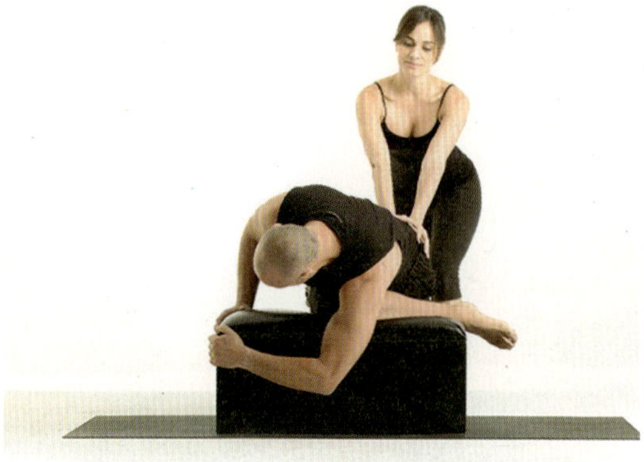

스트레칭되는 주요 근육
- 볼기근
- 깊은 돌림근

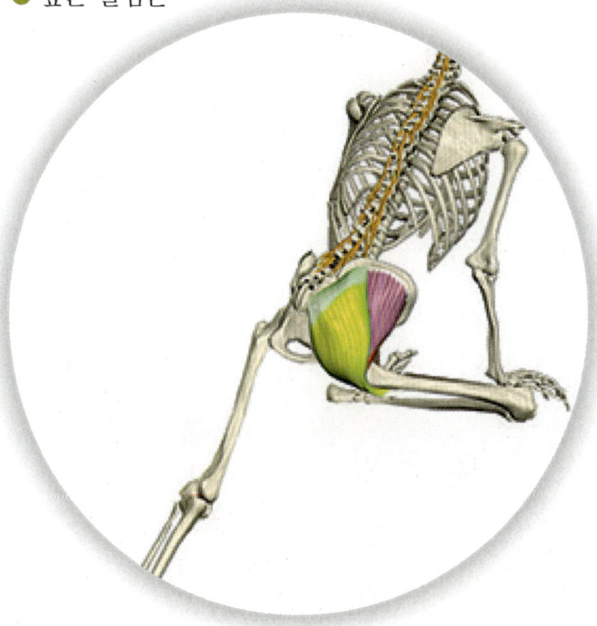

31. 비둘기 자세(Pigeon)

스트레칭하는 방법: 사진 A
- 바닥 위에 앉아서, 골반의 자세를 올바르게 유지한다.
- 앞쪽 무릎을 90°로 굽힌다.
- 뒤쪽 다리를 곧게 뻗는다.
- 앞쪽 다리의 궁둥뼈를 바닥에 접촉시킨다.

A

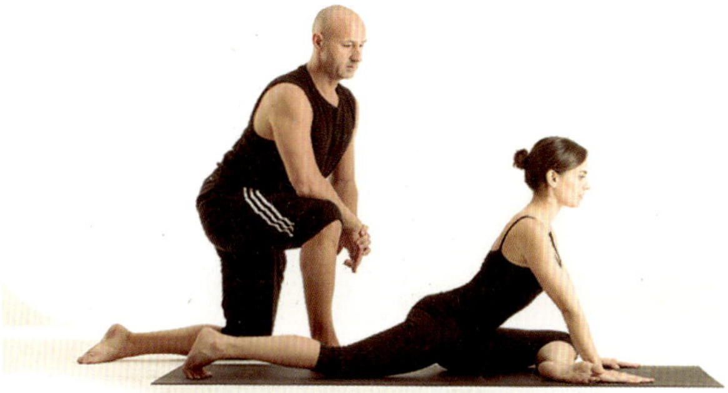

수축하는 방법: 사진 B
- 앞쪽 발로 바닥을 압박한다.

B

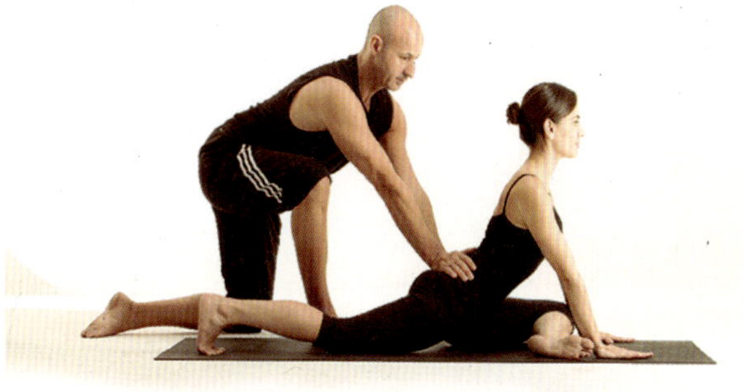

추가 스트레칭하는 방법: 사진 C
- 가슴 중앙 부위를 발 쪽으로 숙인다.
- 파트너는 골반 자세를 올바르게 유지하도록 골반을 압박한다.

C

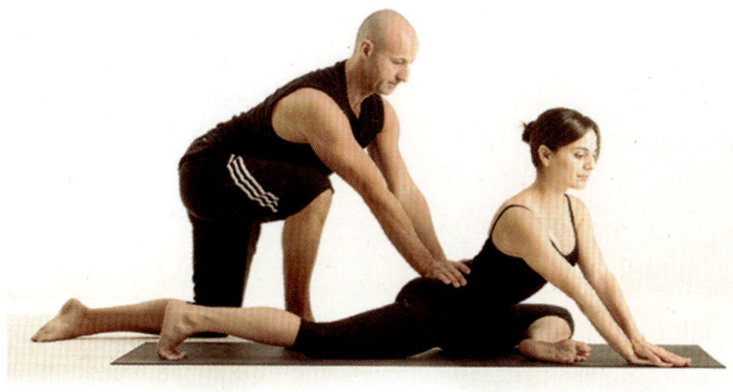

스트레칭되는 주요 근육
- 볼기근
- 깊은 돌림근

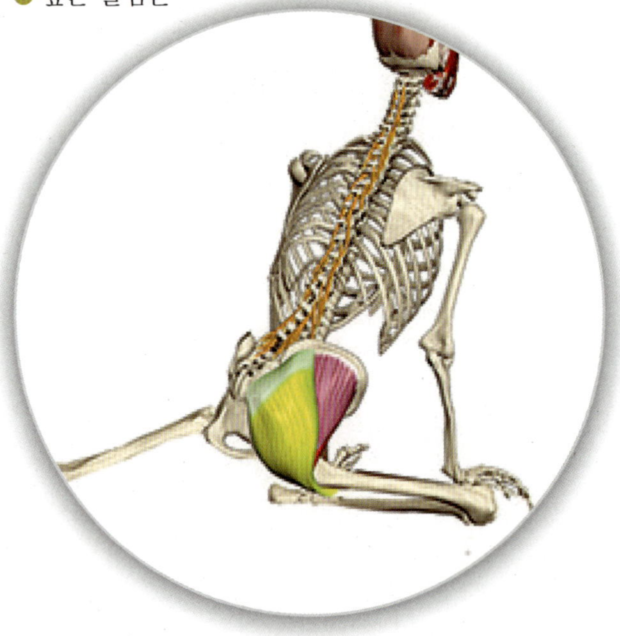

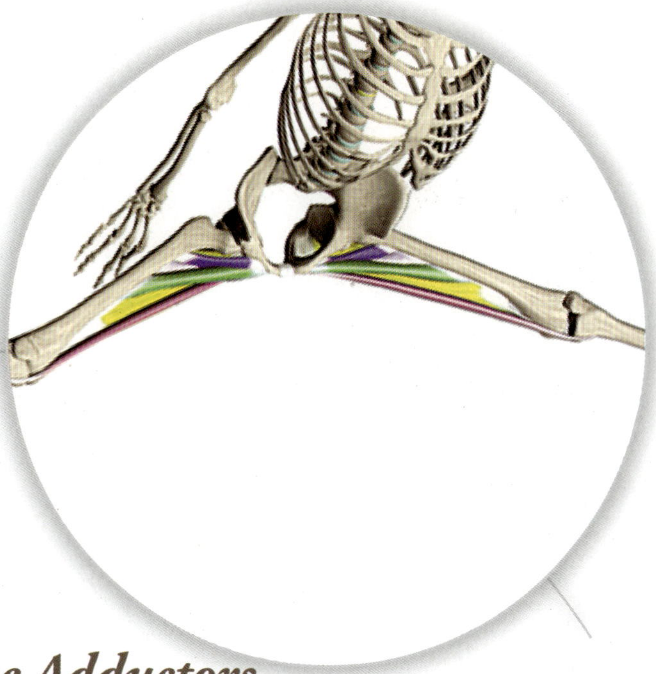

Chapter 5

모음근 *The Adductors*

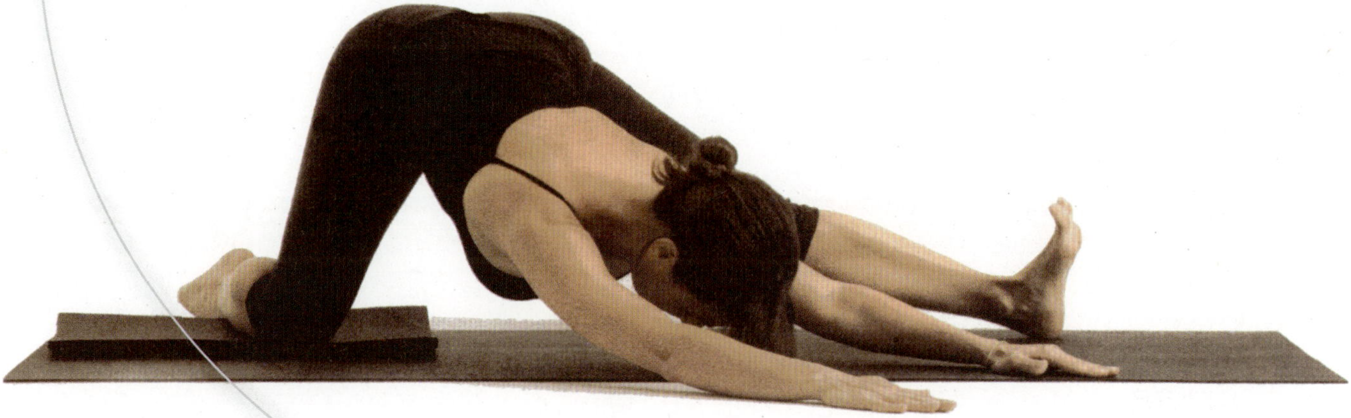

엉덩관절

근육	굽힘	폄	모음	벌림	안쪽돌림	가쪽돌림
큰볼기근		●				●
중간볼기근	●	●		●	●	●
작은볼기근	●	●		●	●	●
넙다리근막긴장근	●			●	●	
큰허리근	●					●
엉덩근	●					●
넙다리곧은근	●			●		
넙다리빗근	●			●		●
두덩근	●		●			●
큰모음근		●	●			●
긴모음근	●		●			●
짧은모음근	●		●			●
두덩정강근	●		●			●
궁둥구멍근				●		●
위쌍둥이근				●		●
아래쌍둥이근				●		●
속폐쇄근				●		●
바깥폐쇄근						●
넙다리네모근			●		●	●
반힘줄모양근		●			●	
반막모양근		●				
넙다리두갈래근		●				●

무릎

근육	굽힘	폄	안쪽돌림	가쪽돌림
안쪽넓은근		●		
가쪽넓은근		●		
중간넓은근		●		
넙다리곧은근		●		
넙다리빗근	●			●
반힘줄모양근	●		●	
반막모양근	●		●	
넙다리두갈래근	●			●
두덩정강근	●		●	
오금근	●			
장딴지근	●			

32. 개구리(The Frog)

스트레칭하는 방법: 사진 A
- 무릎을 엉덩관절 밑에 배치하고, 천천히 다리를 벌립다.
- 파트너는 엉치뼈를 가볍게 압박한다.

A

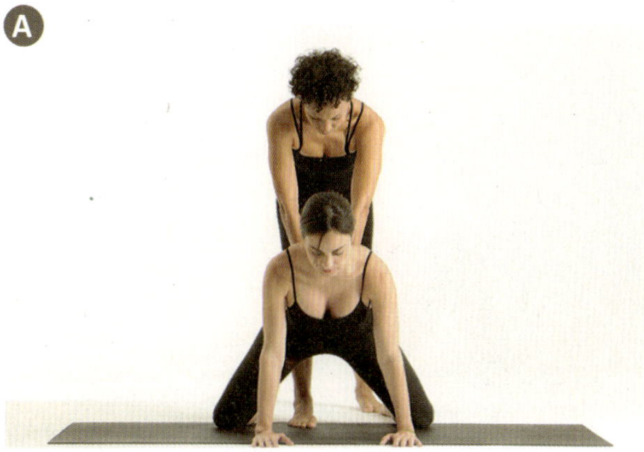

수축하는 방법: 사진 B
- 불편하지 않으면, 팔꿈치를 내림한다.
- 양쪽 무릎을 서로의 방향으로 가져간다.

B

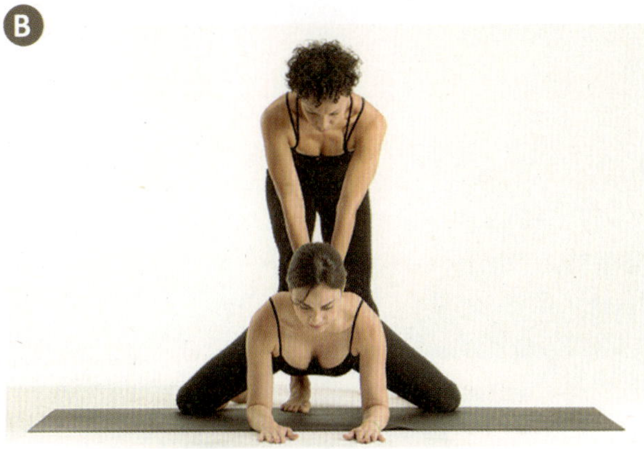

추가 스트레칭하는 방법: 사진 C
- 양쪽 무릎을 조금 더 벌림한다.
- 파트너는 조금 더 아래쪽으로 누른다.
- 한쪽으로 몸을 비틀고, 그 다음 다른 쪽으로 몸을 비튼다(사진 D).
- 스트레칭에 변화를 주기 위해 엉덩이를 뒤쪽과 앞쪽으로 기울인다.

C

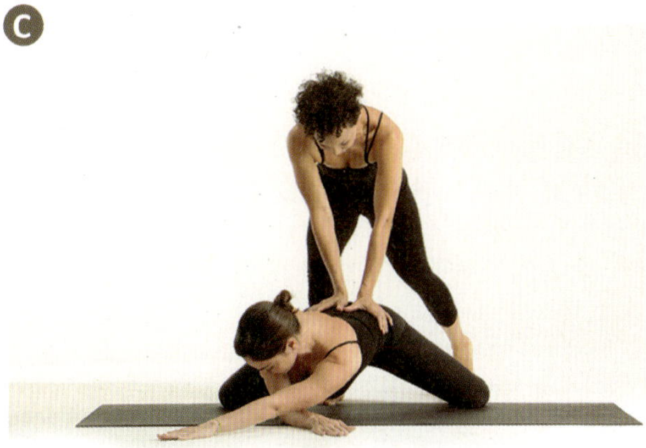

D

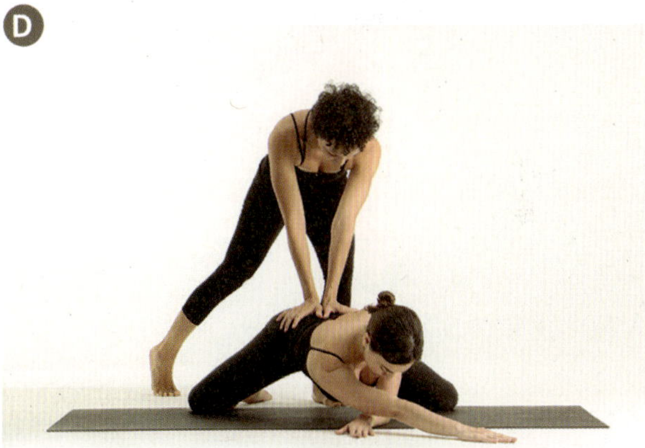

스트레칭되는 주요 근육
- 두덩정강근
- 두덩근
- 짧은모음근
- 긴모음근

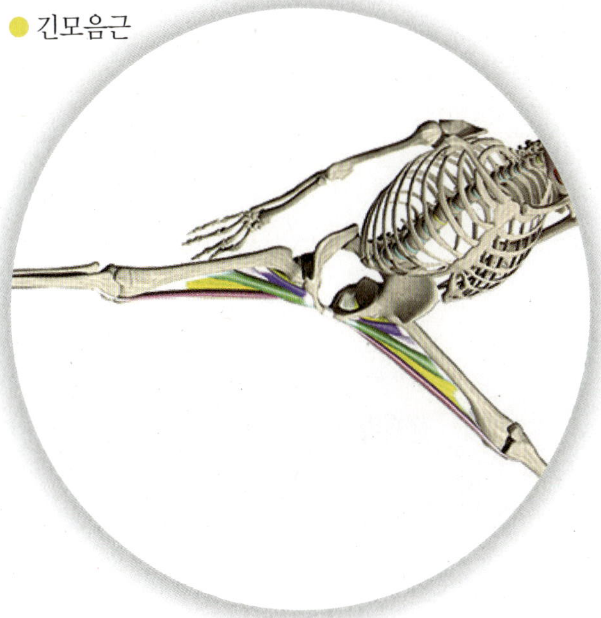

33. 무릎꿇은 자세의 숏-롱(Kneeling Short Long)

스트레칭하는 방법: 사진 A
- 양쪽 손과 양쪽 다리에 체중을 균등하게 배분한다.
- 한 번에 한쪽 방향씩 몸을 기울인다.
- 엉덩이를 앞쪽과 뒤쪽으로 기울인다.

A

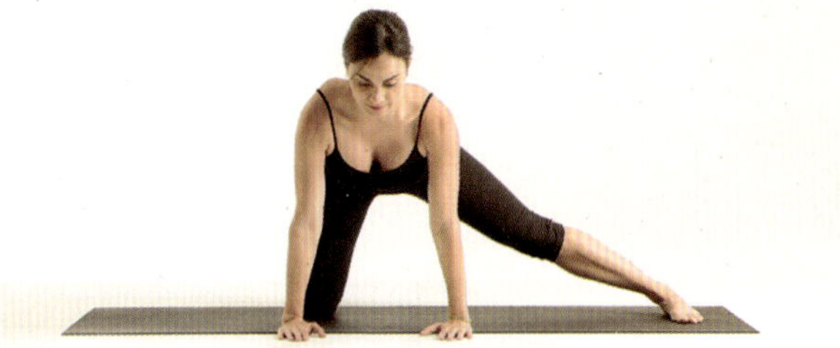

수축하는 방법: 사진 B
- 가능하면 팔꿈치를 내림한다.
- 무릎과 발로 매트를 압박한다.

B

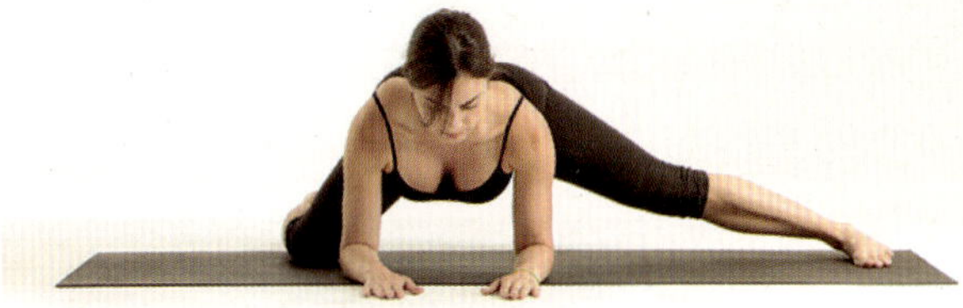

추가 스트레칭하는 방법: 사진 C
- 다리를 조금 더 벌림한다.
- 몸통을 양쪽 다리로 비튼다(사진 C, D).

C

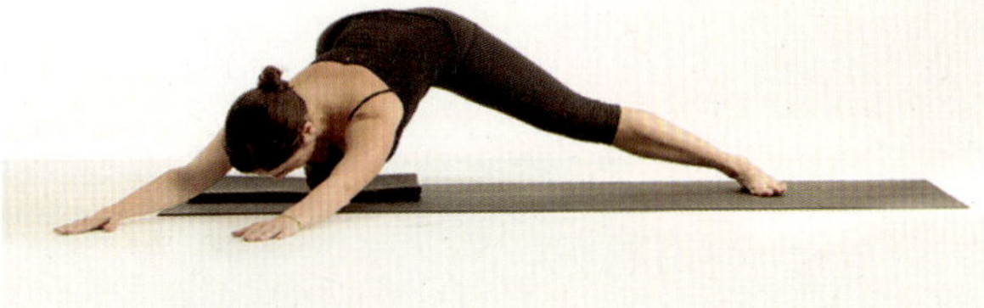

변형: 사진 D
- 뒤넙다리근에 초점을 맞추기 위해, 뻗은 다리를 가쪽으로 돌림한다.

D

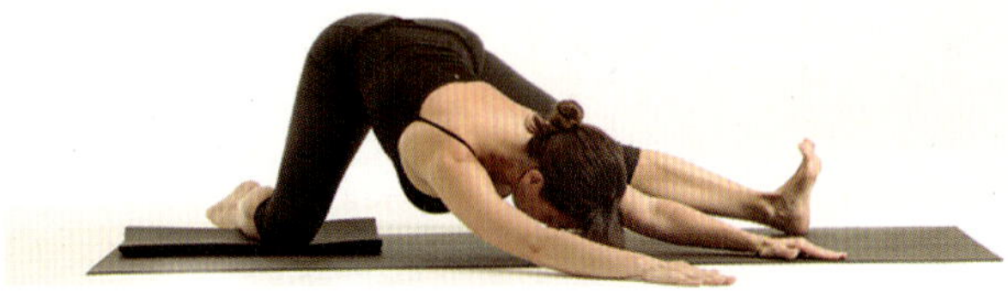

스트레칭되는 주요 근육
- 두덩정강근
- 두덩근
- 짧은모음근
- 긴모음근

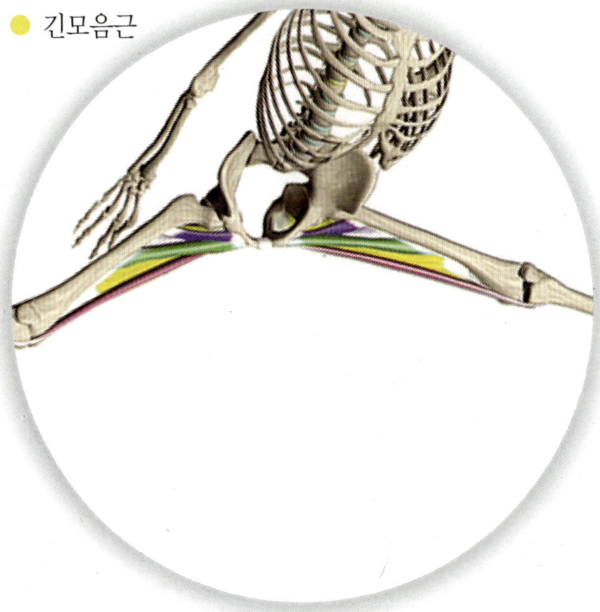

34. 누운 자세에서 모음근 스트레칭하기(Lying Adductors)

스트레칭하는 방법: 사진 A
- 누운 자세에서 다리를 벽에 붙인다.
- 다리를 천천히 벌림한다.
- 스트랩을 약간 당긴다.

A

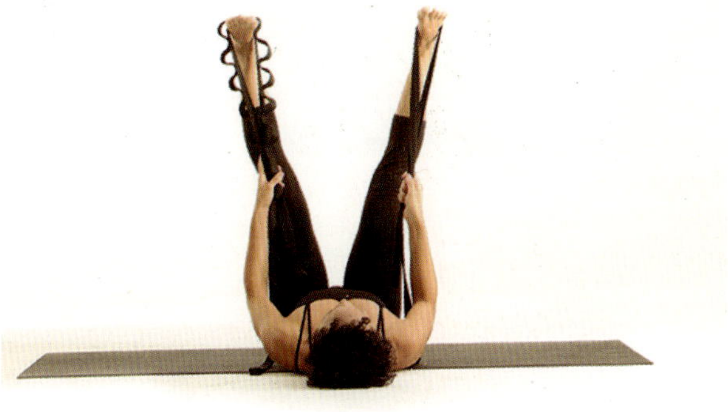

수축하는 방법: 사진 B
- 넙다리네갈래근을 수축한다.
- 양쪽 다리를 모음한다.
- 스트랩을 이용해 움직임을 막는다.

B

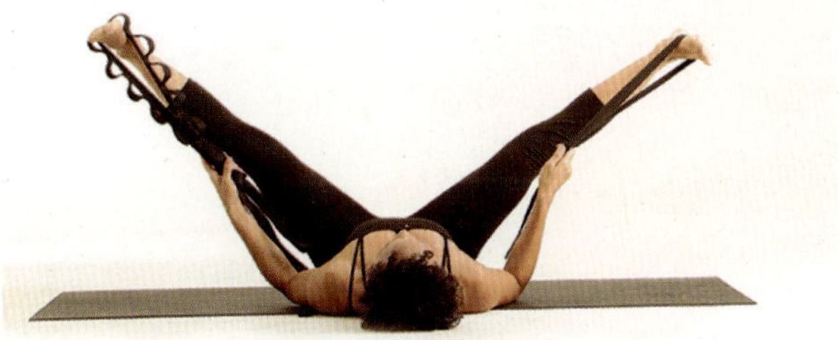

추가 스트레칭하는 방법: 사진 C
- 부드럽게 양쪽 다리를 조금 더 벌림한다.
- 스트랩을 약간 당긴다.

C

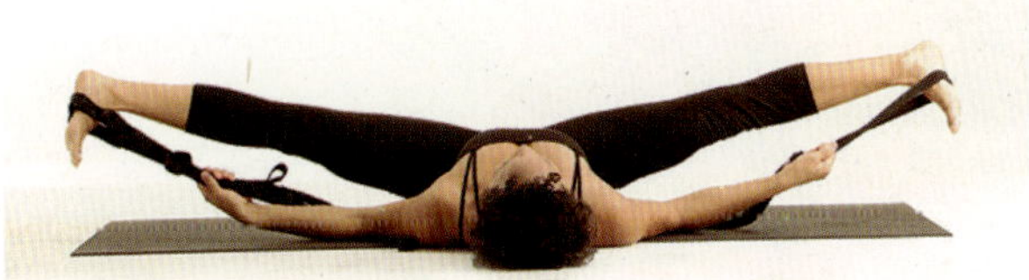

스트레칭되는 주요 근육
- 두덩정강근
- 두덩근
- 짧은모음근
- 긴모음근

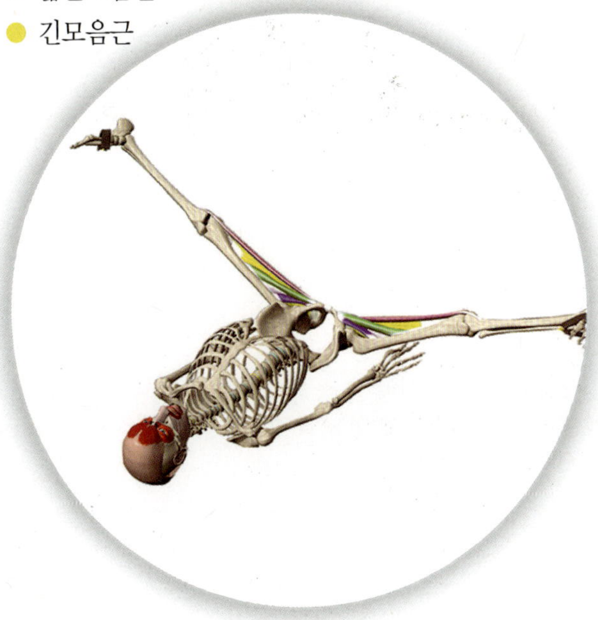

35. 파트너와 함께 앉은 자세에서 모음근 스트레칭하기

스트레칭하는 방법: 사진 A
- 양반다리 자세로 앉는다.
- 골반을 중립위로 유지한다.
- 양쪽 발을 붙인다.
- 파트너는 허벅지 위에 발을 가볍게 올려놓는다.

수축하는 방법: 사진 A
- 허벅지로 파트너의 발을 압박한다.

A

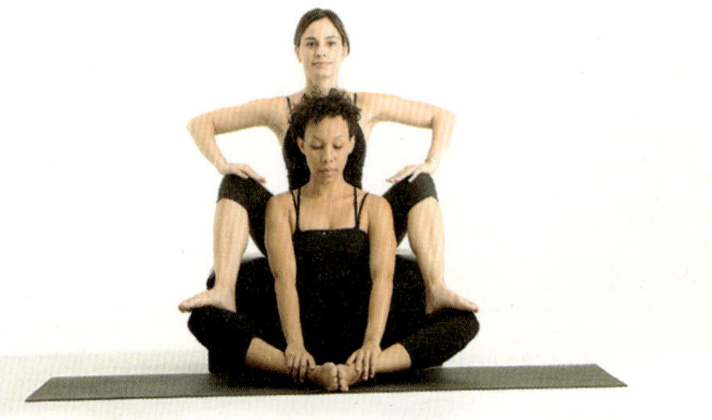

추가 스트레칭하는 방법: 사진 B
- 허벅지를 아래쪽으로 누른다.

B

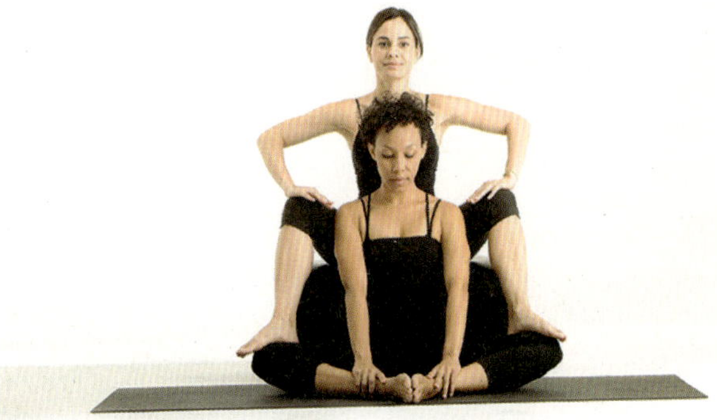

다른 자세

동일한 지시 사항
- 파트너는 발 대신에 손을 이용한다.
- 척추를 중립위로 하고 바닥 위에 눕는다.

C

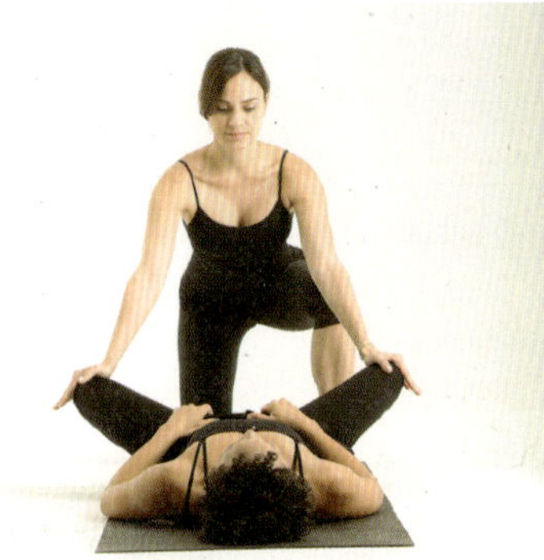

스트레칭되는 주요 근육

- 두덩정강근
- 두덩근
- 짧은모음근
- 긴모음근

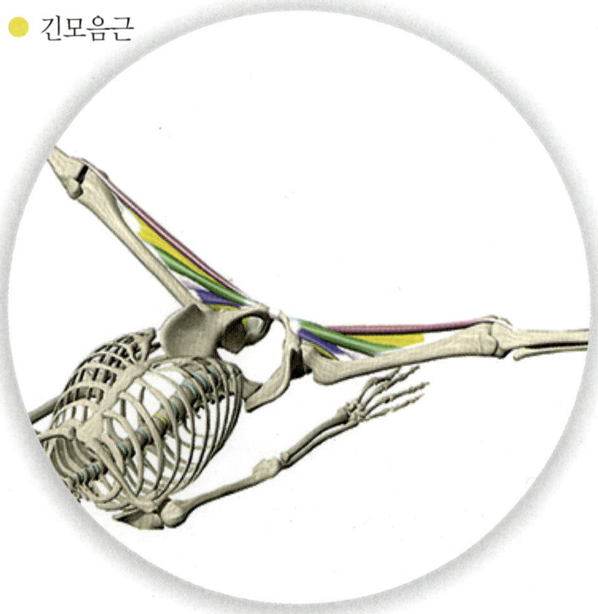

36. 다리를 굽힘하고 앉은 자세에서 다리 벌리기

스트레칭하는 방법: 사진 A
- 양쪽 다리를 옆으로 벌림한다.
- 무릎 굽힘을 유지한다

수축하는 방법: 사진 A
- 발꿈치로 바닥을 압박한다.
- 허벅지를 팔 쪽으로 압박한다.

A

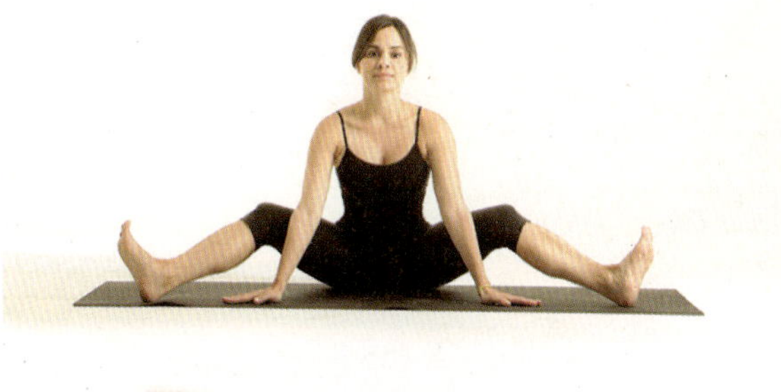

추가 스트레칭하는 방법: 사진 B
- 조심스럽게 양쪽 다리를 뻗는다.
- 양쪽 다리의 벌림을 유지한다.
- 허리를 펌한다(사진에서 볼 수 없다).

B

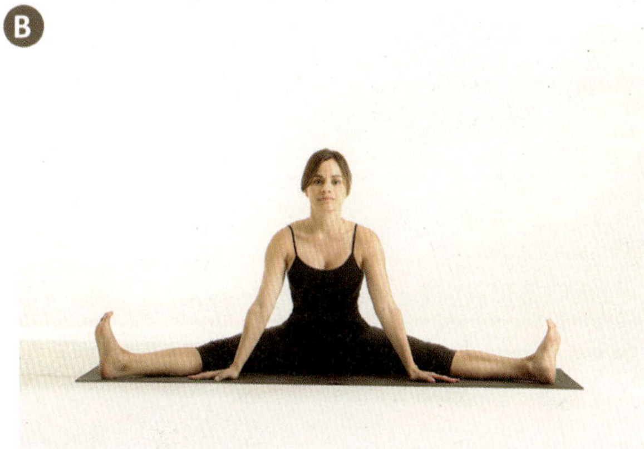

스트레칭되는 주요 근육
- 두덩정강근
- 두덩근
- 짧은모음근
- 긴모음근

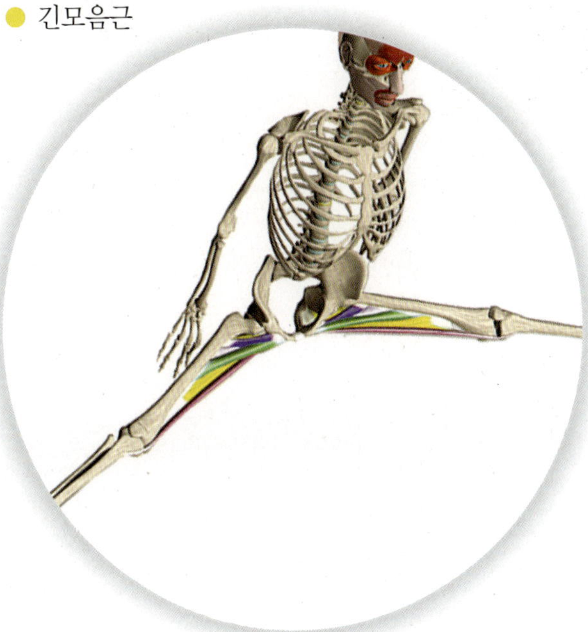

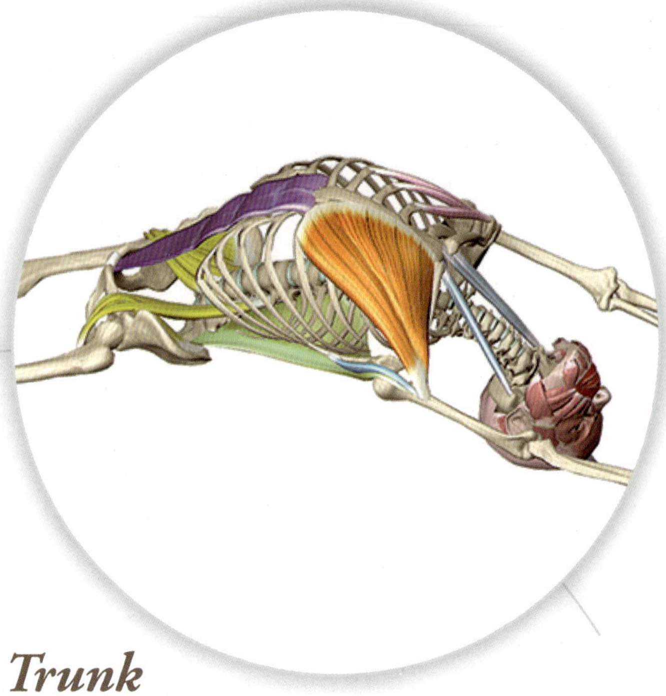

Chapter 6

몸통 *The Trunk*

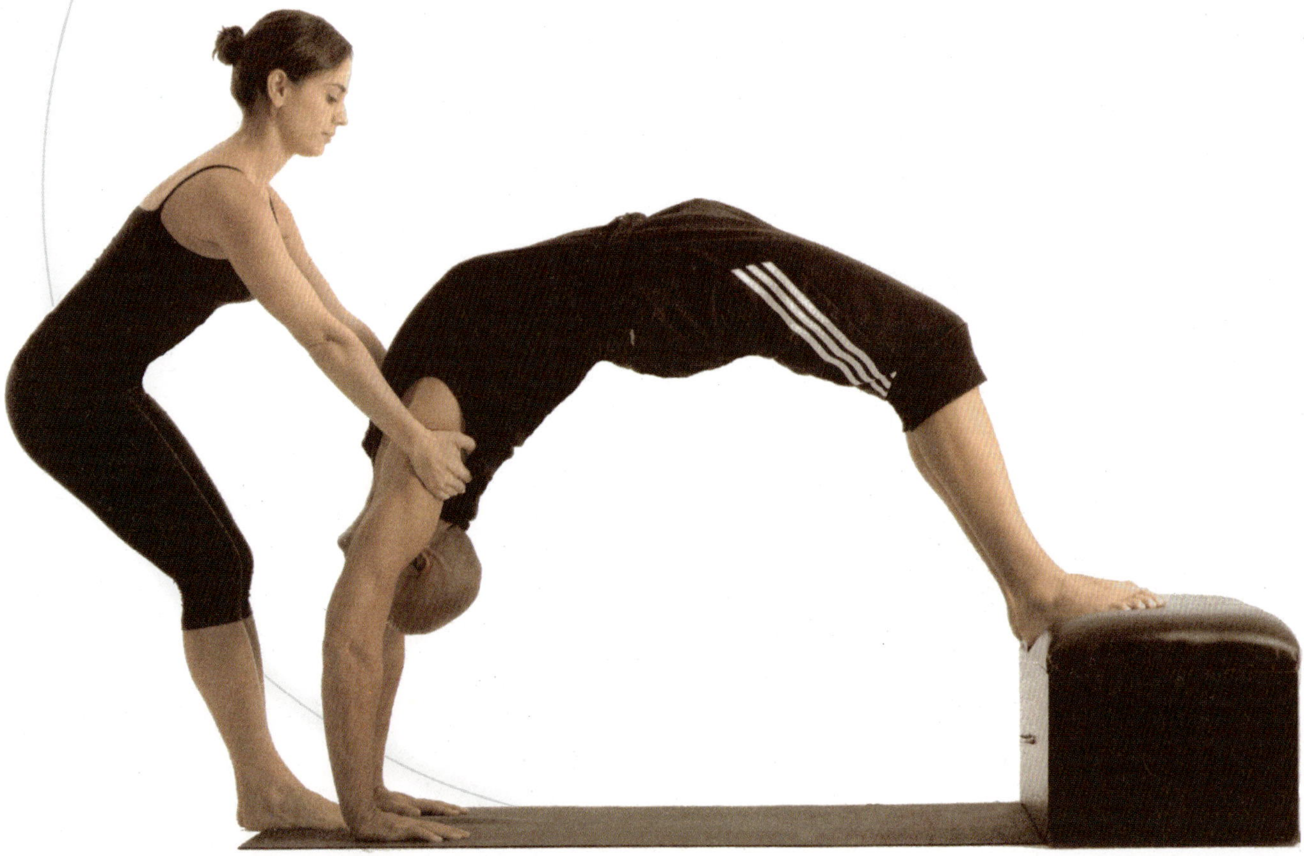

몸통

근육	굽힘	폄	옆굽힘	돌림
배바깥빗근	●		●	●
배속빗근	●		●	●
배곧은근	●			
등뼈 가시근		●		
가쪽 가로사이근			●	
가시사이근		●		
등뼈 가장긴근		●		
허리뼈 엉덩갈비근		●		
뭇갈래근		●		
돌림근		●		●
허리네모근		●	●	
큰허리근	●		●	
엉덩근	●		●	

37. 가속 근육 스트레칭하기(The accelerator)

굽힘

스트레칭하는 방법: 사진 A

- 허벅지를 손목으로 감싸 잡는다.
- 골반을 뒤쪽으로 롤링한다(뒤쪽경사)
- 척추 전체를 궁들게 만든다.
- 배근육을 수축한다.

수축하는 방법: 사진 A

- 양쪽 어깨뼈를 당겨 모음한다.

A

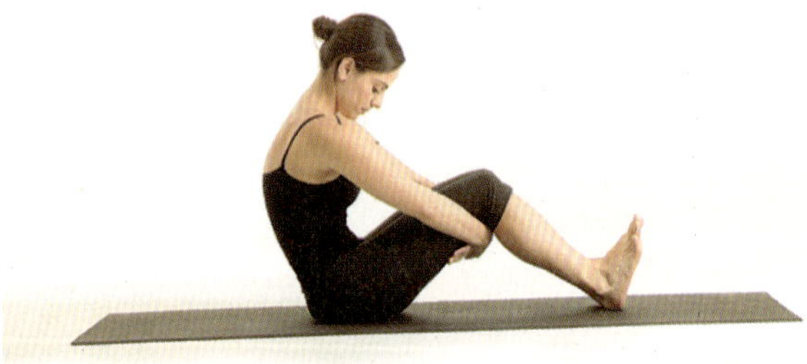

스트레칭되는 주요 근육

뒤어깨세모근
- 중간등세모근
- 마름근
- 어깨올림근

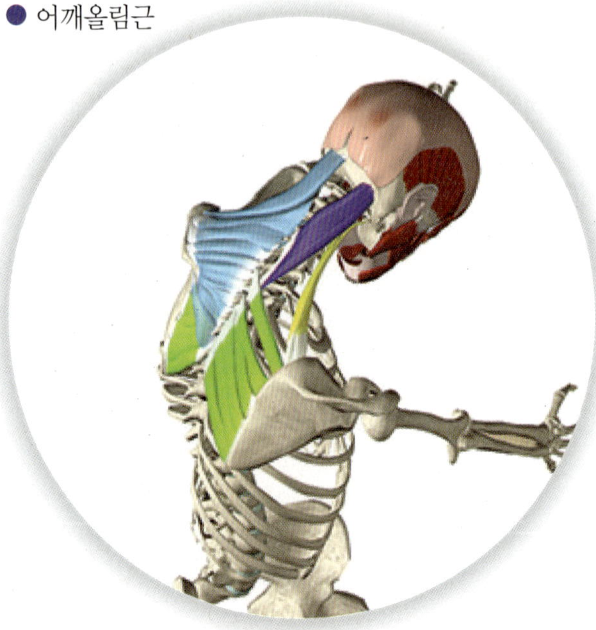

추가 스트레칭하는 방법: 사진 B

- 한쪽 발꿈치를 활주시켜 앞쪽으로 뻗는다.
- 머리를 반대쪽 어깨로 기울인다.
- 반대쪽 다리도 반복한다.

B

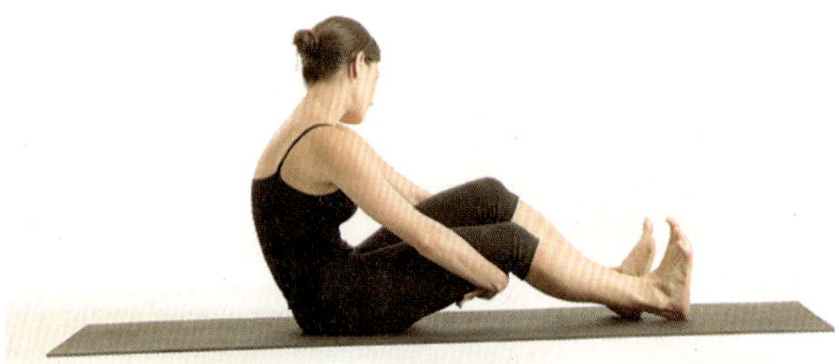

스트레칭되는 주요 근육

- 마름근
- 중간등세모근

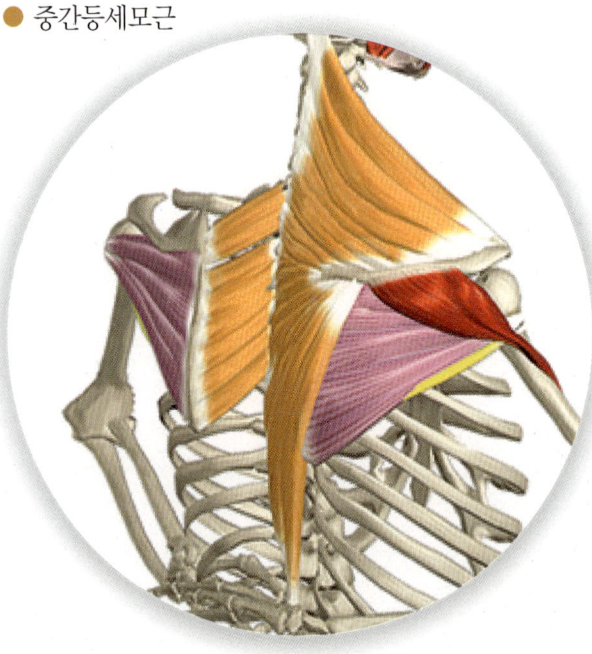

38. 매달려 축 늘어진 자세(The Dangler)

굽힘

스트레칭하는 방법: 사진 A

- 두덩뼈가 상자 밖으로 걸쳐지도록 상자 위에 엎드린 자세를 취한다.
- 머리와 무릎을 완전히 아래쪽으로 떨어뜨린다.
- 깊은 복식 호흡을 한다.

A

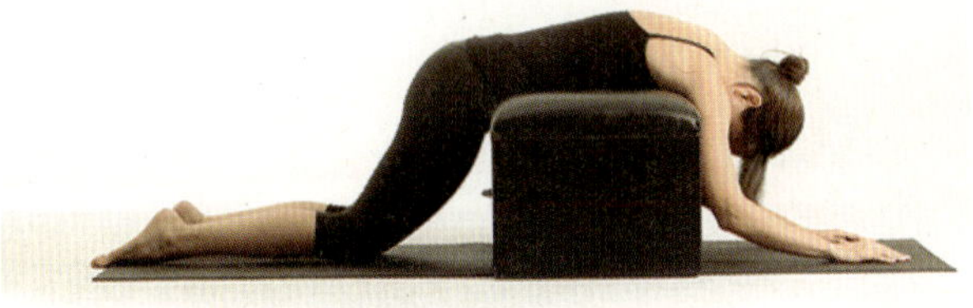

수축하는 방법: 사진 B

- 다리와 머리/윗등으로 천장을 압박하듯이 수축한다.

추가 스트레칭하는 방법: 사진 B

- 엉덩관절과 머리를 바닥 쪽으로 가져간다.
- 양쪽 다리를 부유시킨다(떠오르게 한다).

B

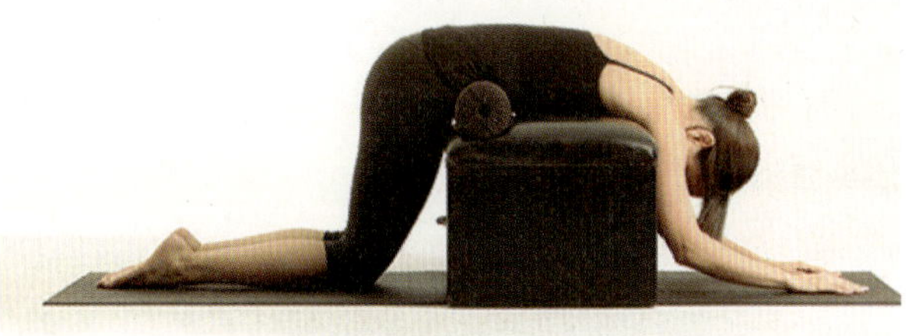

사진 C

- 신체 분절이 바닥에 덜 접촉되도록 하는 방법.
- 위와 동일하다.

C

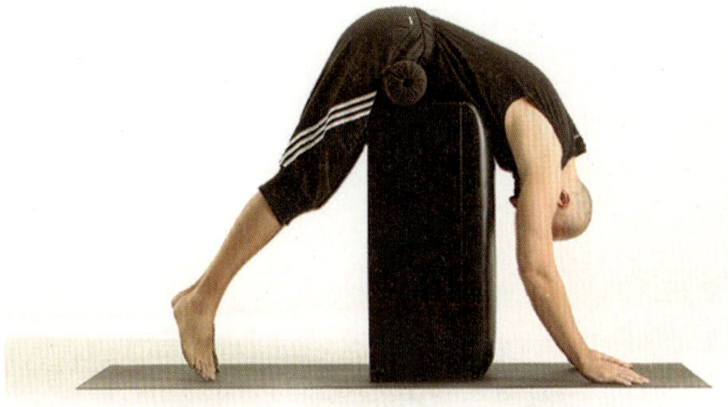

파트너와 함께: 사진 D

- 양쪽 다리와 상체를 매단다.
- 파트너의 저항을 이겨내고 골반/가슴을 들어올림으로써 수축한다.
- 더욱 높게 매달음으로써 추가 스트레칭을 한다.
- 깊은 복식 호흡이 중요하다.

D

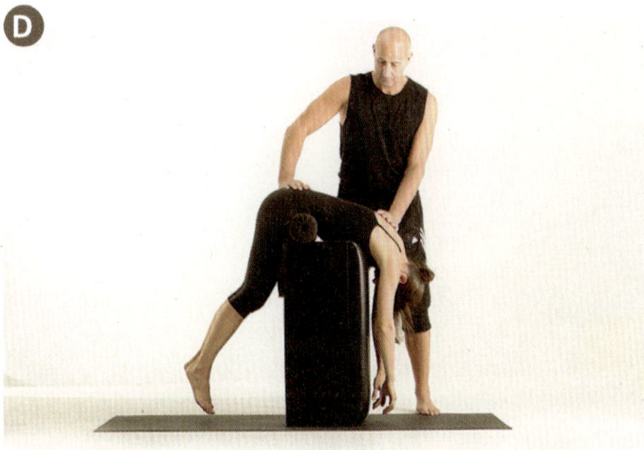

스트레칭되는 주요 근육

- 척주세움근
- 마름근

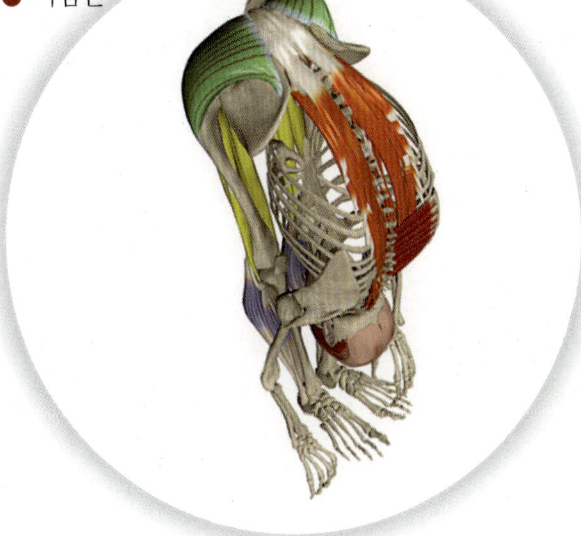

39. 고양이 자세(The Cat)

굽힘

스트레칭하는 방법: 사진 A

- 척추의 중립위를 찾는다.
- 어깨뼈가 갈비뼈 위에 잘 놓이도록 어깨를 지지한다.

A

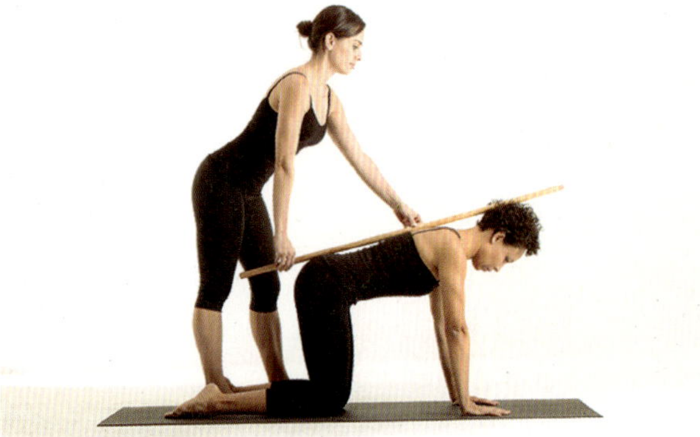

수축하는 방법: 사진 B

- 아래쪽으로 숙인다.
- 배근육을 수축한다.
- 턱을 가슴으로 가져간다.
- 어깨뼈 사이를 스트레칭하기 위해 양 손을 가쪽으로 압박한다.
- 위등세모근을 스트레칭하기 위해 무릎으로부터 멀어지도록 손을 압박한다.

B

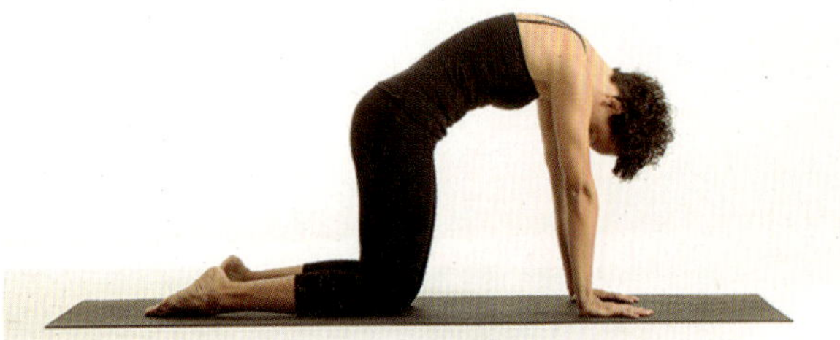

스트레칭되는 주요 근육

- 척주세움근
- 마름근

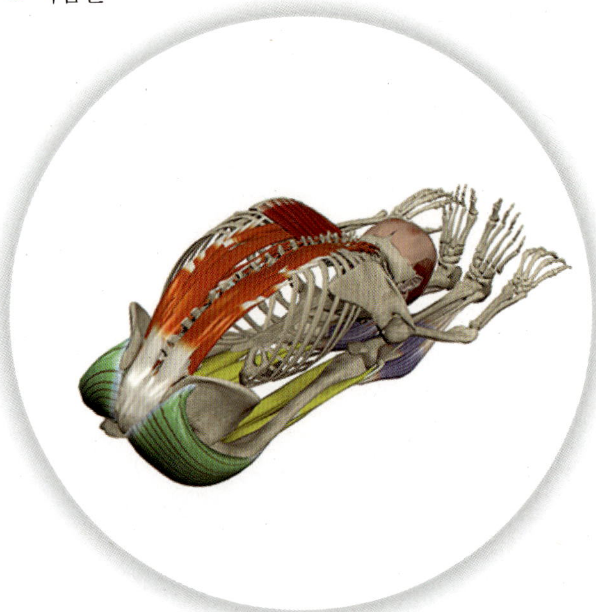

40. 뒤넙다리근-척추 결합 스트레칭

굽힘

스트레칭하는 방법: 사진 A

- 한쪽 무릎을 굽힘하여 가쪽으로 다리를 떨어뜨린다.
- 반대 발을 감싸 잡고, 여러분 쪽으로 당긴다.
- 파트너는 골반을 중립 자세 쪽으로 압박한다.

A

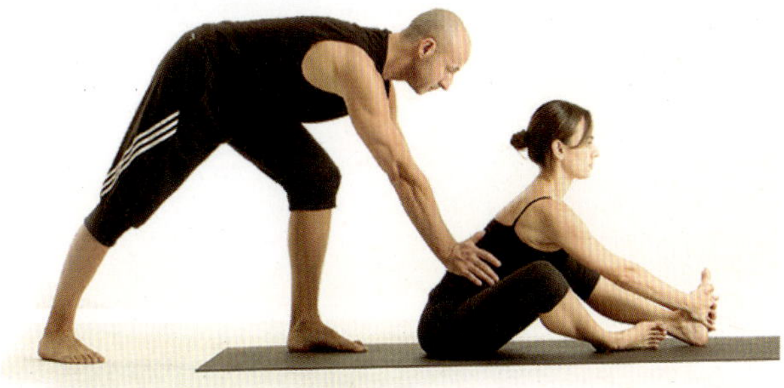

수축하는 방법: 사진 B

- 발꿈치로 바닥을 압박한다.
- 발의 언덕으로 손을 압박한다.

B

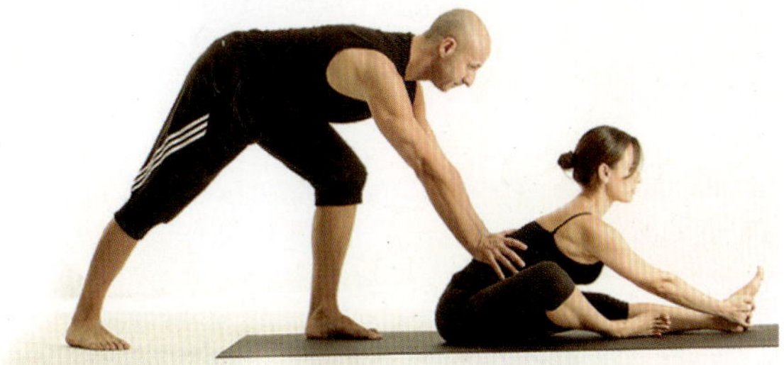

추가 스트레칭하는 방법: 사진 C

- 가능하면 다리를 뻗는다.
- 파트너는 골반을 더욱 앞쪽으로 롤링한다.
- 가슴과 머리를 다리 쪽으로 내림한다.

C

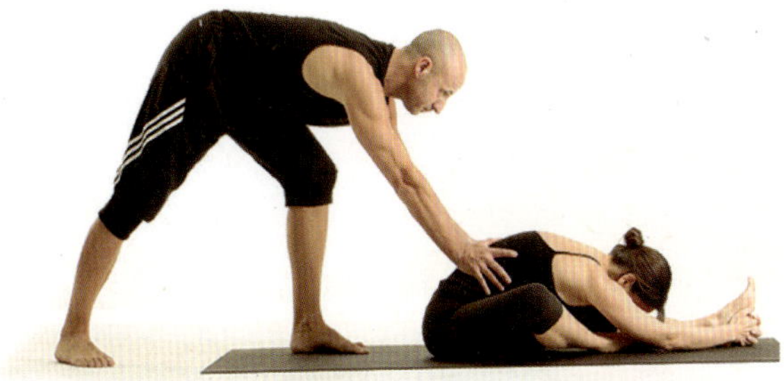

스트레칭되는 주요 근육

- 뒤넙다리근
- 장딴지 근육
- 척주세움근

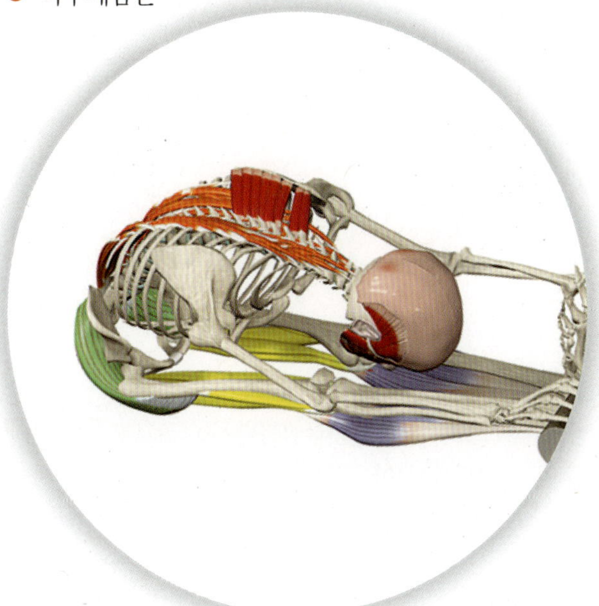

41. BOSU 위의 뒤쪽 굽힘(BOSU Back Bend)

폄

스트레칭하는 방법: 사진 A

- 스틱을 잡고, 머리를 지지한 채 BOSU 위에 등을 대고 눕는다.
- 파트너는 스틱을 뒤쪽과 앞쪽으로 가볍게 당긴다.
- 다른 파트너는 허벅지 위쪽을 가볍게 압박한다.
- 골반을 바닥에 닿도록 한다.

A

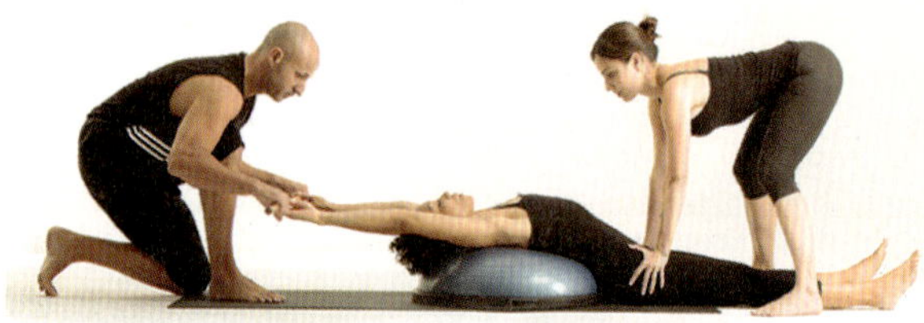

수축하는 방법: 사진 B

- 5초 동안 팔과 허벅지를 천장 쪽으로 압박한다.
- 또 5초 동안 머리 쪽으로 스틱을 당긴다.

추가 스트레칭하는 방법: 사진 B

- 바닥 안으로 골반이 이완되도록 허용한다.
- 팔을 앞쪽과 뒤쪽으로 당긴다.

B

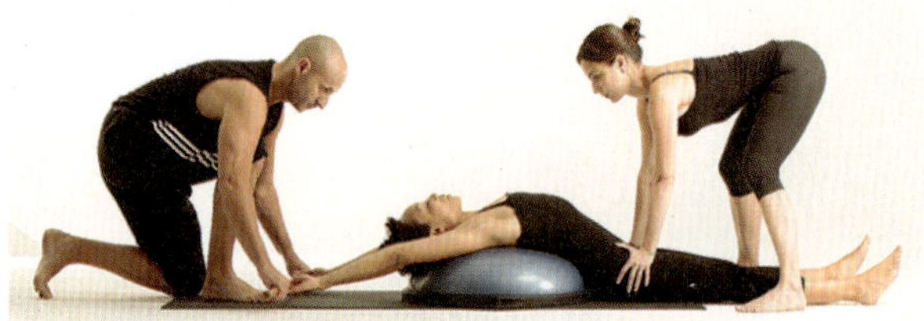

다른 팔 자세: 사진 C

- 양 손을 잡고 팔꿈치를 굽힌다.
- 팔꿈치를 뒤쪽과 아래쪽으로 당긴다.

C

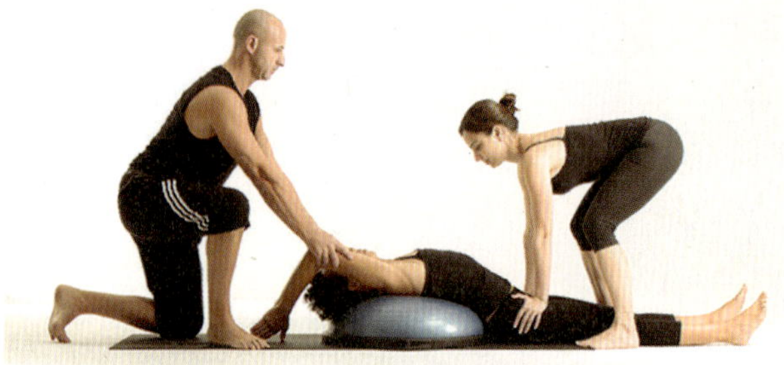

D

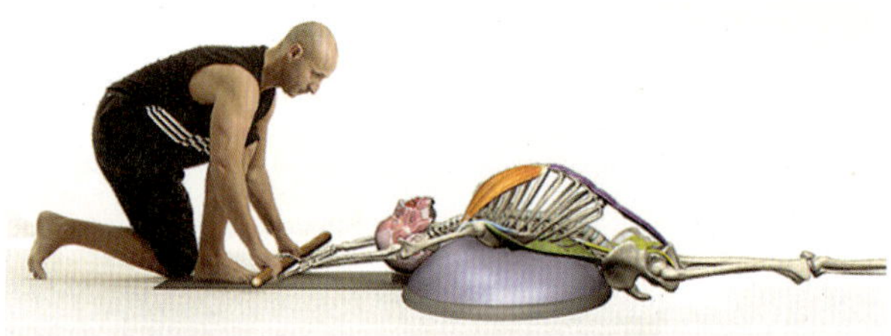

변형: 사진 D

- 넓은등근에 초점을 맞추기 위해 가로면 상에서 막대기의 한쪽을 당긴다.

스트레칭되는 주요 근육

- 배근육
- 두덩근
- 넓은등근
- 큰원근

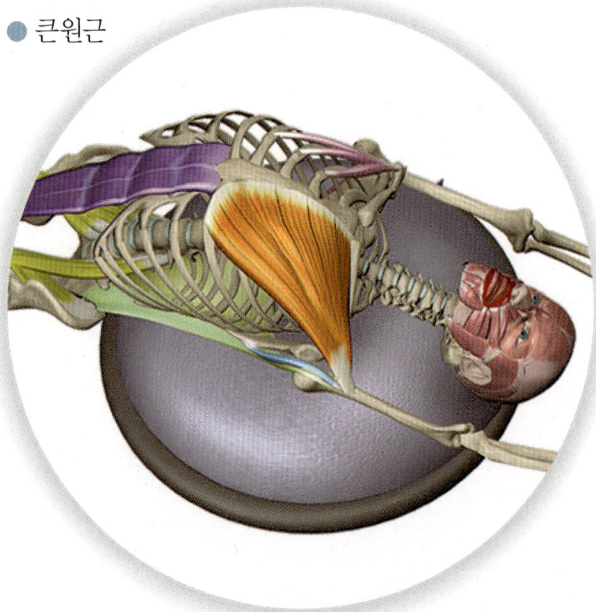

42. 코브라 자세(The Cobra)

폄

스트레칭하는 방법: 사진 A
- 허리 근육과 볼기근을 이완한다.
- 몸쪽으로 팔꿈치를 당기고, 가슴을 들어올린다.

수축하는 방법: 사진 A
- 팔과 발로 바닥을 압박한다.

A

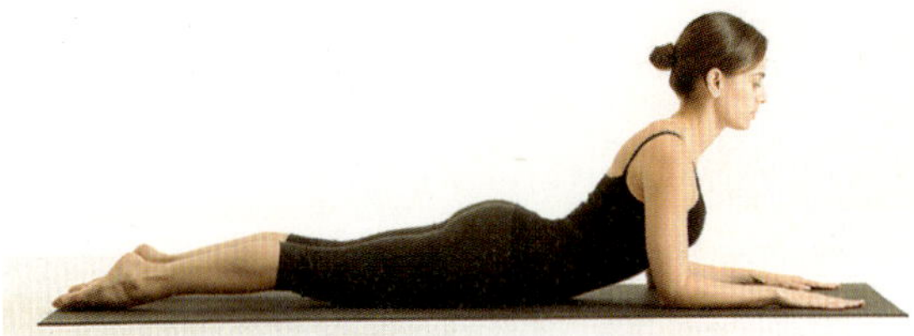

추가 스트레칭하는 방법: 사진 B
- 매트 보다 양 팔을 넓게 벌린다.
- 허리 근육을 이완한다.
- 가슴을 들기 위해 양 팔을 곧게 누른다.

B

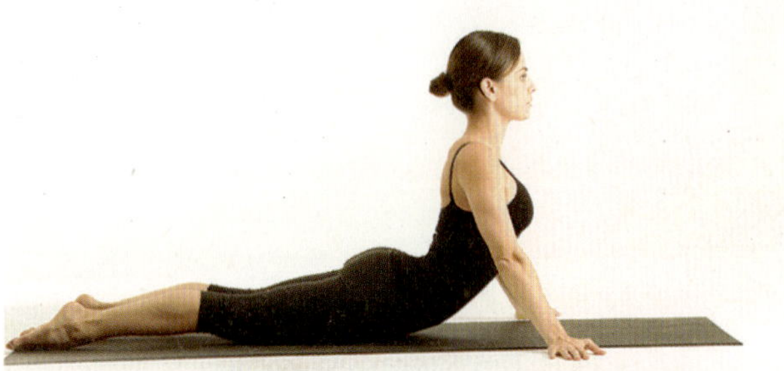

중간 단계 변형: 사진 C
- 가슴을 내림하고, 양 손을 더 가깝게 배치한다.
- 팔꿈치를 펌하고 양 팔을 곧게 압박한다.
- 양쪽 어깨 사이에 척추를 이완하고 매단다.
- 깊은 복식 호흡을 한다.

심화 단계 변형: 사진 D
- 양 손을 엉덩이 쪽으로 당겨 어깨 바로 밑에 배치한다.
- 무릎과 엉덩이를 들어올리기 위해 다리와 척추 근육을 수축한다.
- 척추가 뒤쪽으로 휘어지도록 등 근육을 수축한다.

C

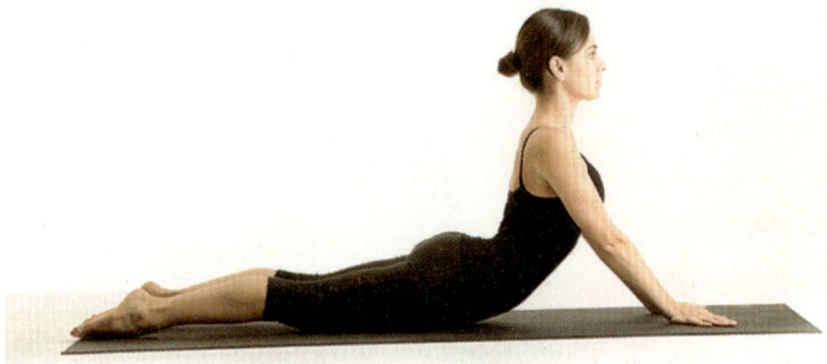

D

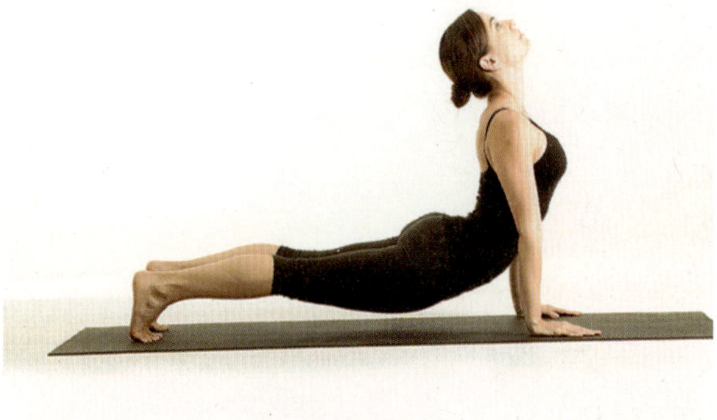

스트레칭되는 주요 근육

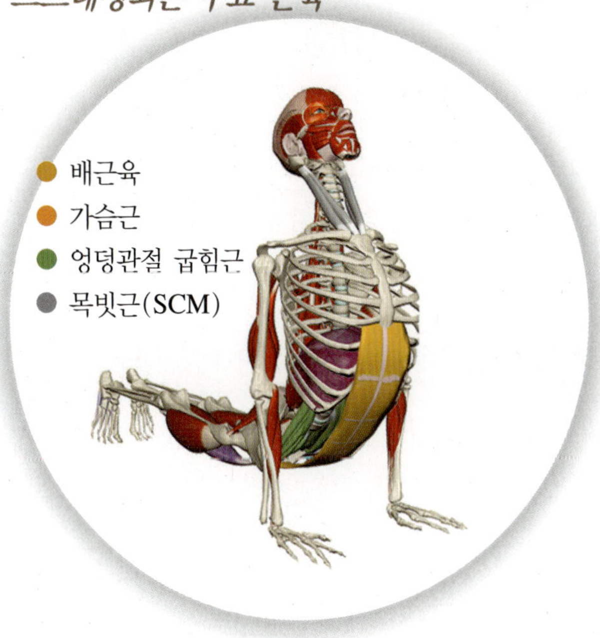

43. 상자를 이용한 휠 동작(Box Wheel)

폄

스트레칭하는 방법: 사진 A

- 상자 위에 발활을 배치하고, 허벅지를 수직 자세로 만든다.
- 어깨 뒤에 손을 배치하고, 손가락을 어깨 쪽으로 향하게 한다.

A

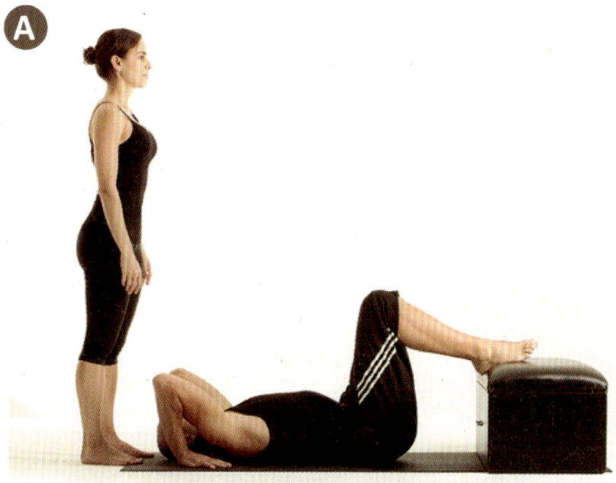

수축하는 방법: 사진 B

- 손과 발을 바닥 쪽으로 누른다.
- 몸을 위쪽으로 들어올린다.
- 파트너는 어깨를 잡는다.

B

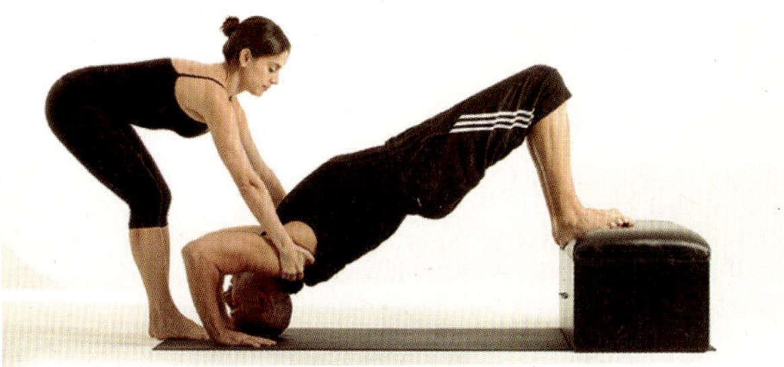

추가 스트레칭하는 방법: 사진 C

- 마지막 자세까지 몸을 들어올린다.
- 양 팔을 뻗는다.
- 파트너는 양 손의 위쪽으로 가슴을 당긴다.

C

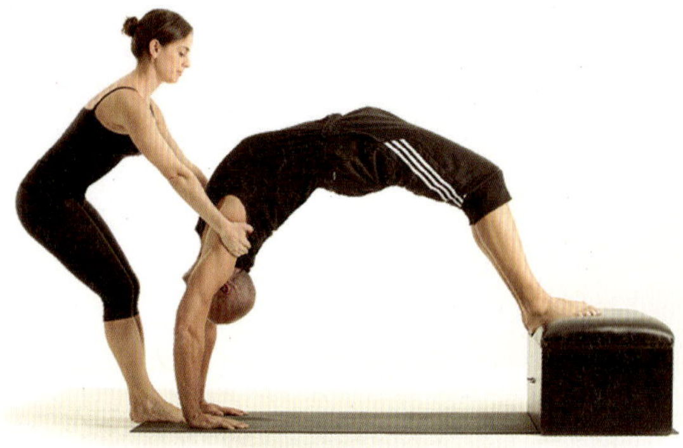

스트레칭되는 주요 근육

- 가슴근
- 엉덩관절 굽힘근
- 넓은등근
- 배근육

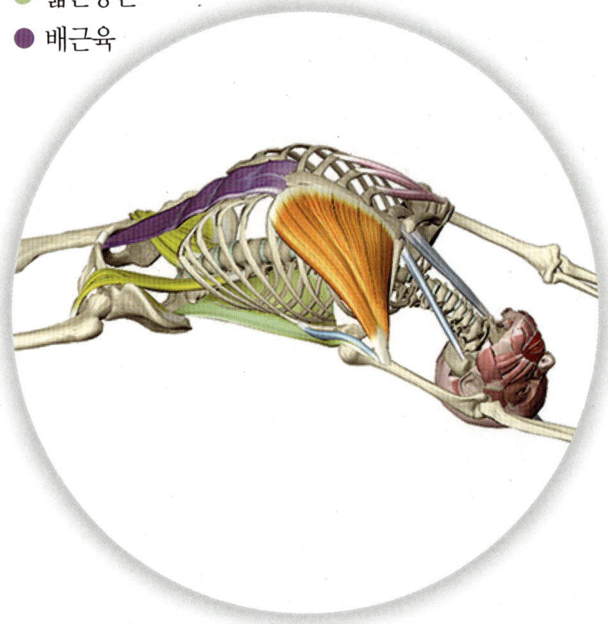

44. 바닥에서의 휠 동작(Floor Wheel)

폄

자세를 설정하는 방법: 사진 A

- 엉치뼈와 어깨를 상자 위에 배치하고, 손가락을 상자 쪽으로 향하게 한다.

A

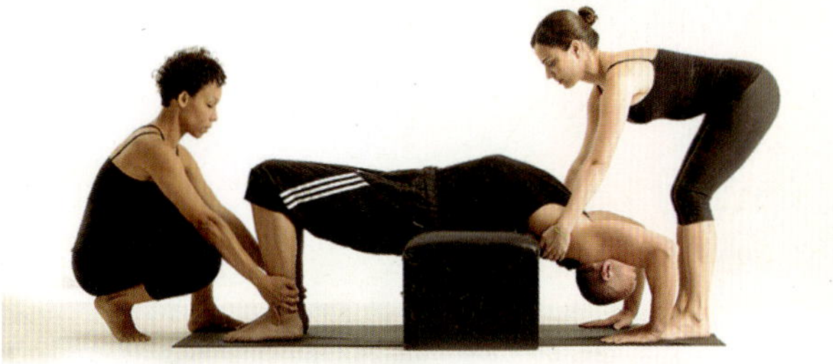

스트레칭하는 방법: 사진 B

- 가슴과 엉덩이를 들어올리기 위해 손과 발로 몸을 들어올린다.
- 손과 발이 서로 가까워지도록 움직인다(사진은 없음).

B

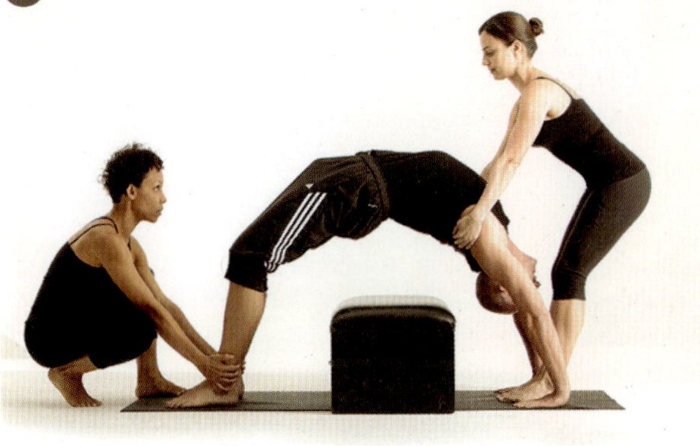

스트레칭되는 주요 근육

- 가슴근
- 엉덩관절 굽힘근
- 넓은등근
- 배근육
- 목빗근(SCM)

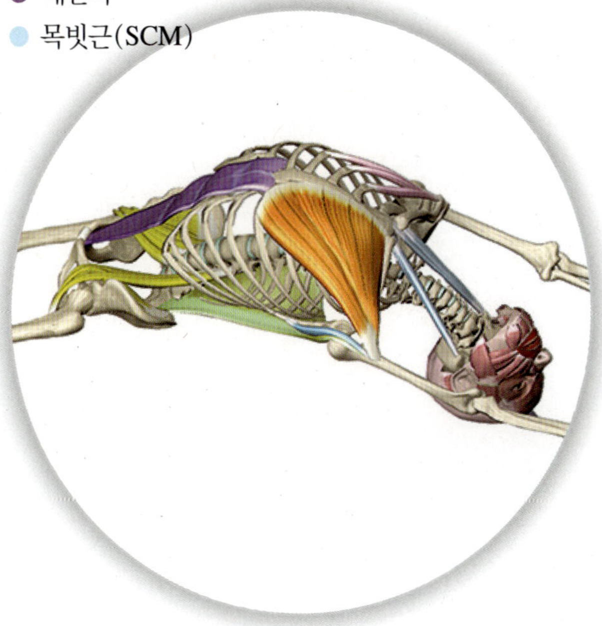

45. 앉은 자세의 돌림 동작(Seated Rotation)

돌림

스트레칭하는 방법: 사진 A

- 상자 위에 앉아서 어깨를 돌림한다.
- 양쪽 어깨뼈를 함께 모으기 위해 당김한다.

A

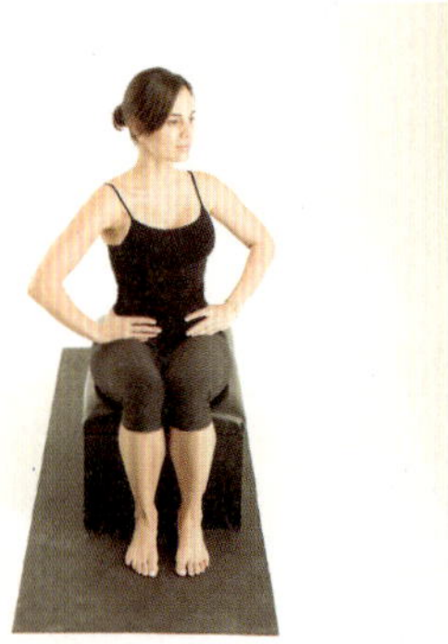

추가 스트레칭하는 방법: 사진 C

- 곧게 앉아서, 더 스트레칭하는 쪽으로 돌림한다.
- 파트너는 돌림을 도와 준다.
- 골반의 중립위를 유지한다.

C

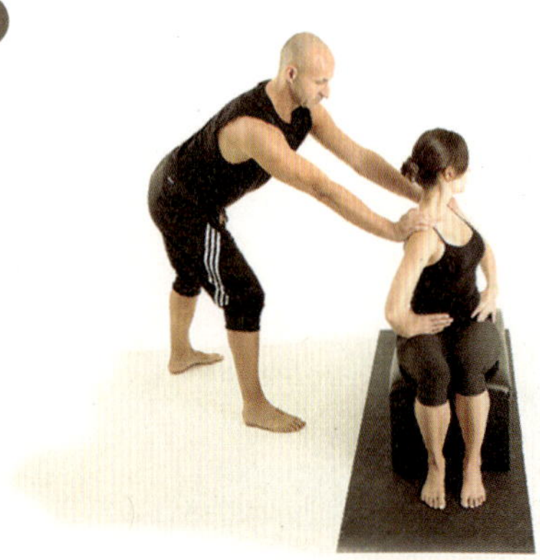

수축하는 방법: 사진 B

- 파트너는 한쪽 어깨 뒤에 한 손을 배치하고, 다른 손은 다른쪽 어깨 앞에 배치한다.
- 파트너의 저항을 이겨내고 시작 자세로 다시 어깨를 돌림한다.

B

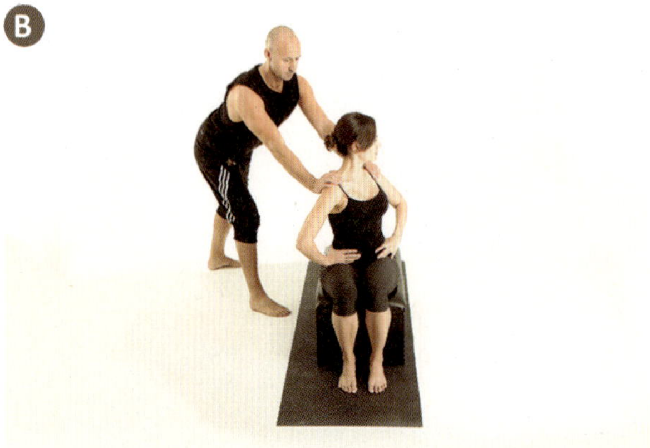

스트레칭되는 주요 근육

- 가슴근
- 배빗근
- 깊은 척추 돌림근

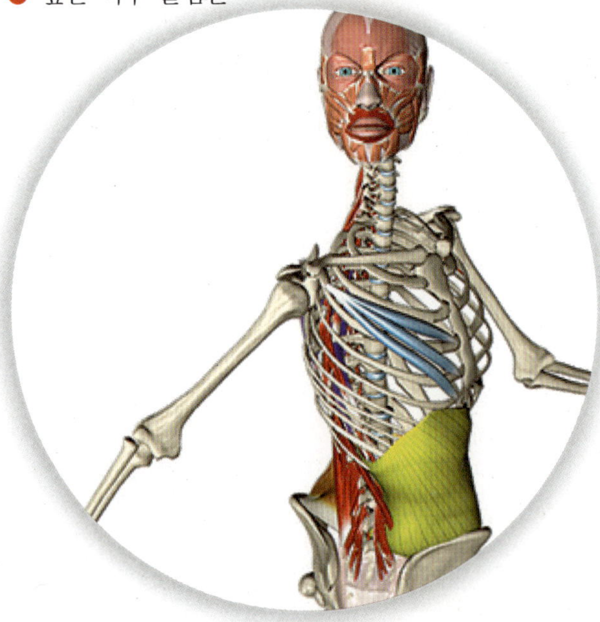

46. 누운 자세의 돌림 동작(Lying Rotation)

돌림

자세를 설정하는 방법: 사진 A
- 매트 중앙에 눕는다.
- 한 손을 머리 높이나 그 이상으로 뻗는다.

A

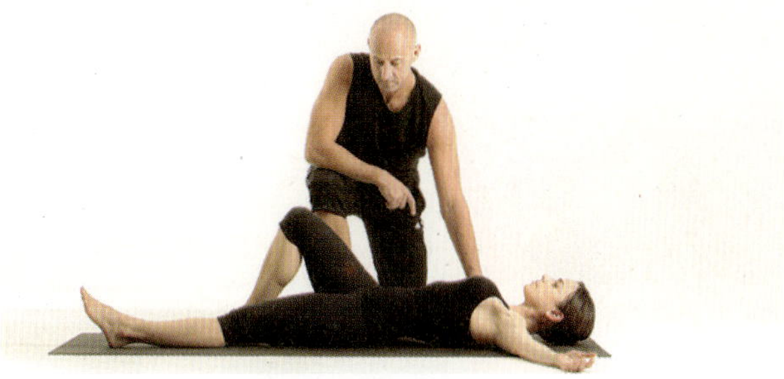

스트레칭하는 방법: 사진 B – D
- 반대쪽 엉덩이를 매트 중앙으로 이동시킨다.
- 뻗은 팔 쪽으로부터 멀어지도록 골반을 돌림한다.
- 아래쪽 다리를 곧게 편한 채로 유지한다.
- 위쪽 다리를 바닥 쪽으로 떨어뜨린다.

수축하는 방법: 사진 B – D
- 팔과 어깨를 위쪽으로 압박한다.
- 파트너의 손 쪽으로 엉덩이를 다시 압박한다.

추가 스트레칭하는 방법: 사진 B – D
- 팔과 어깨를 아래쪽으로 압박한다.
- 반대쪽 다리를 바닥으로 떨어뜨린다.
- 위쪽 엉덩이를 더욱 돌림한다.

B

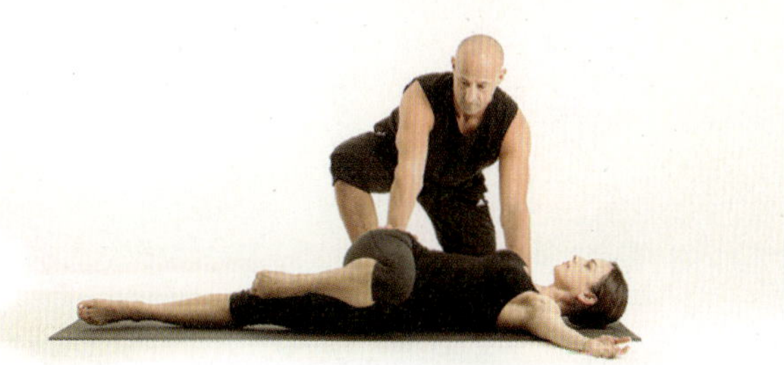

C

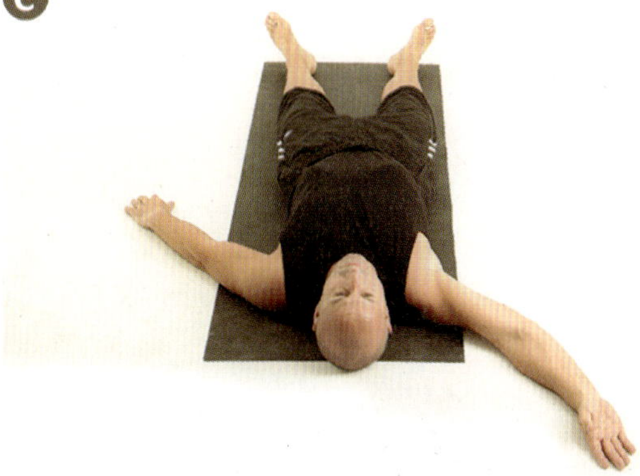

D

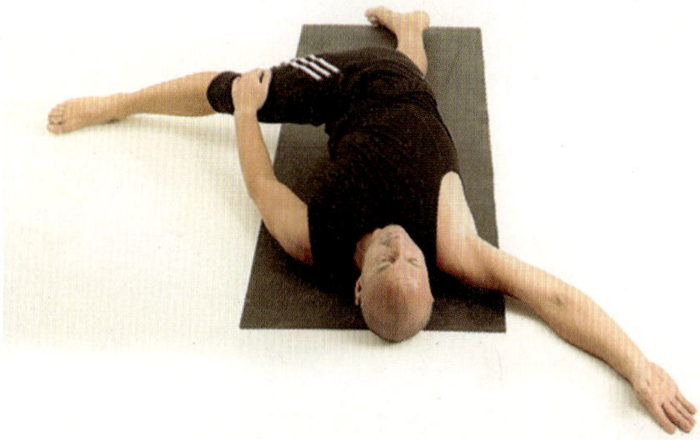

스트레칭되는 주요 근육

- 가슴근
- 배빗근
- 엉덩관절 모음근/깊은 돌림근

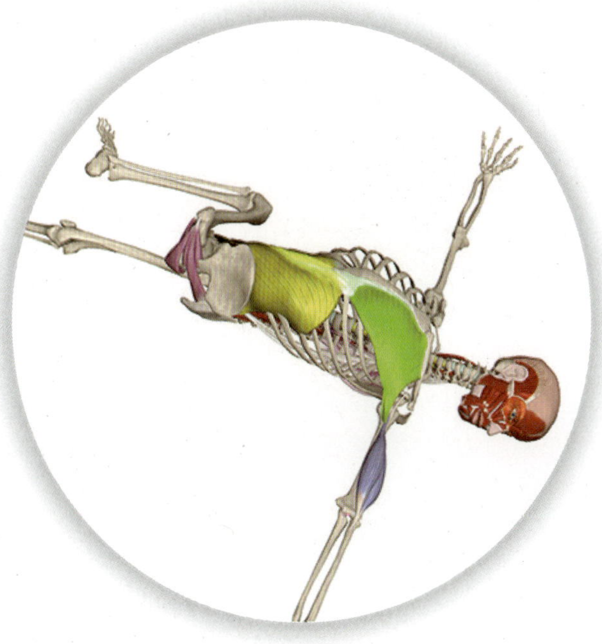

47. 자동차 충돌(Car Crash)

돌림

자세를 설정하는 방법: 사진 A
- 사진처럼, 아래쪽 허벅지를 90°로 굽힘하고 앉는다.
- 위쪽 다리를 쭉 뻗는다.

A

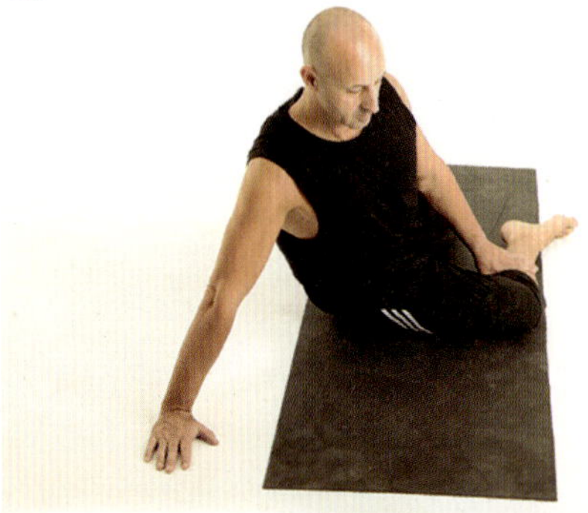

추가 스트레칭하는 방법: 사진 C
- 어깨를 조금 더 돌림한다.
- 어깨를 들어올리기 위해 매트를 손으로 압박한다.
- 척추를 곧게 폄한다.

C

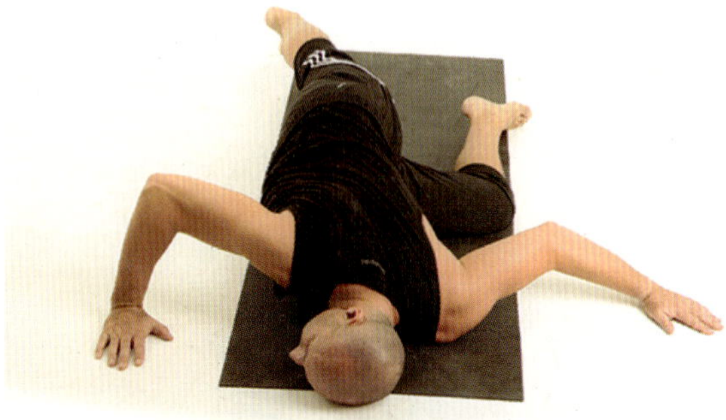

스트레칭하는 방법: 사진 B
- 굽힘된 다리 위로 가슴을 돌림하고,
  불편을 느낄 때까지 몸을 매트 위로 내림한다.
- 가슴을 지지하기 위해 양 손을 이용하고,
  팔꿈치를 굽힘한다.

수축하는 방법: 사진 B
- 가슴을 돌림하기 위해 허리 근육을 사용한다.
- 오른손으로 바닥을 압박한다.

B

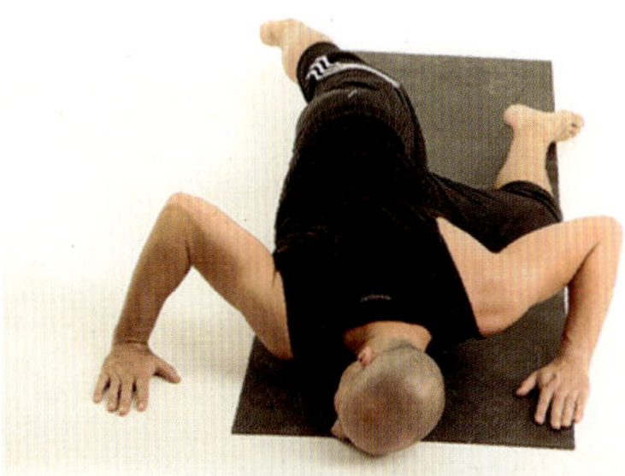

스트레칭되는 주요 근육
- 배빗근
  엉덩관절 벌림근
- 깊은 척추 돌림근

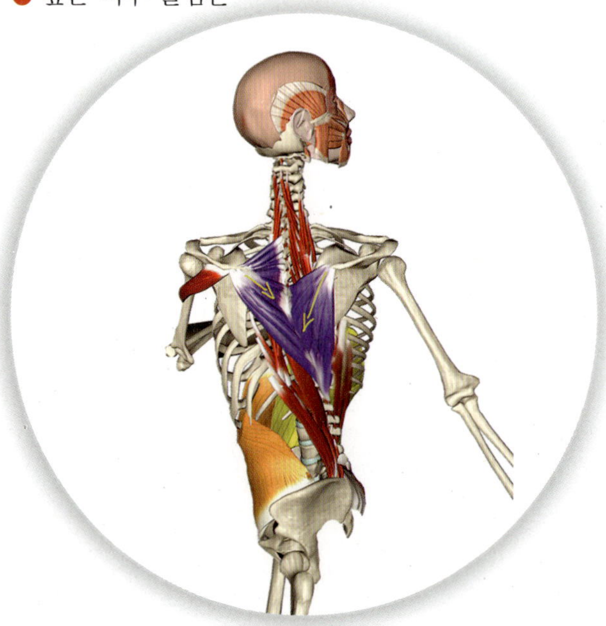

48. 당기고 밀기(Pull and Push)

돌림

자세를 설정하는 방법: 사진 A

- 상자로부터 팔 길이 만큼 떨어져서 상자와 나란하게 무릎꿇은 자세를 취한다. 이때 무릎을 엉덩관절 바로 밑에 배치한다.

A

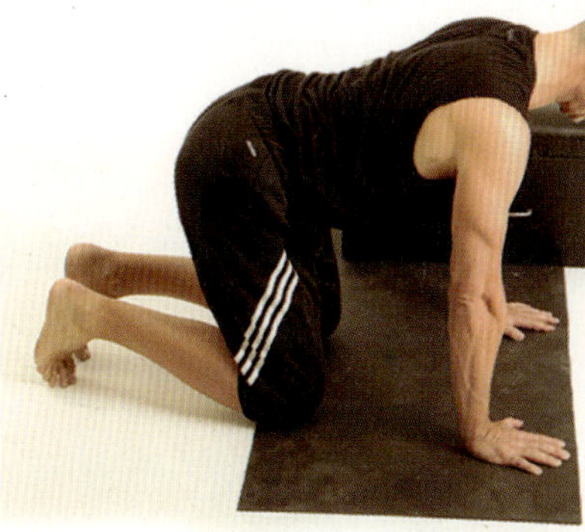

스트레칭하는 방법: 사진 B

- 가슴을 내림하면서, 상자에 있는 스트랩을 잡기 위해 바깥쪽으로 팔을 뻗는다.
- 상자에 가까운 쪽 팔을 상자 위에 배치하고, 그 팔을 뻗는다.
- 상자로부터 멀어지도록 강하게 몸을 기울인다.

수축하는 방법: 사진 B

- 매트/바닥 쪽으로 가슴을 다시 돌림한다.

B

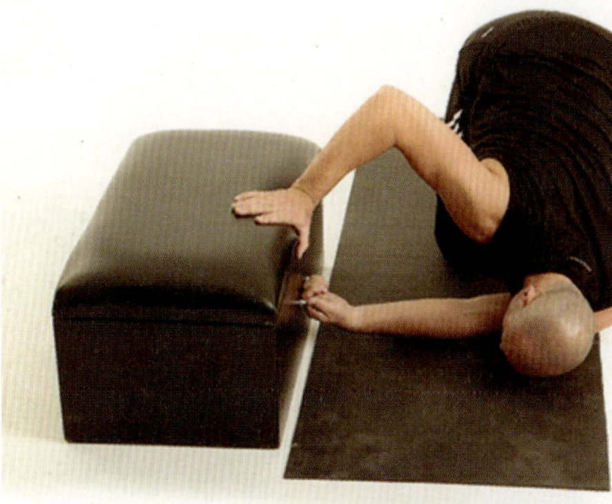

추가 스트레칭하는 방법: 사진 C

- 상자로부터 멀어지도록 몸을 기울인다.
- 위쪽 손으로 상자를 압박한다.

C

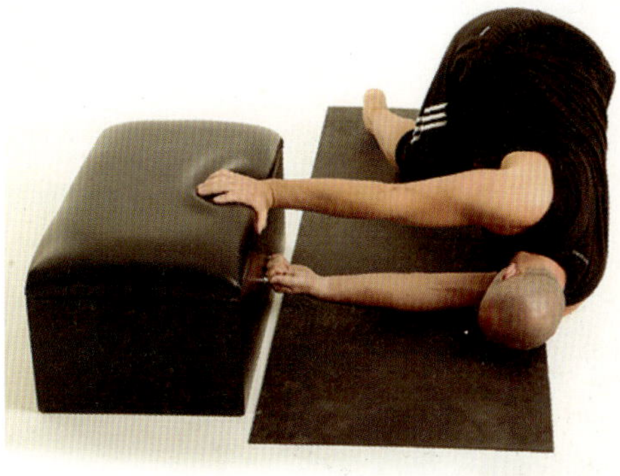

스트레칭되는 주요 근육

- 어깨올림근
- 머리널판근
  뒤어깨세모근
- 중간등세모근
- 마름근

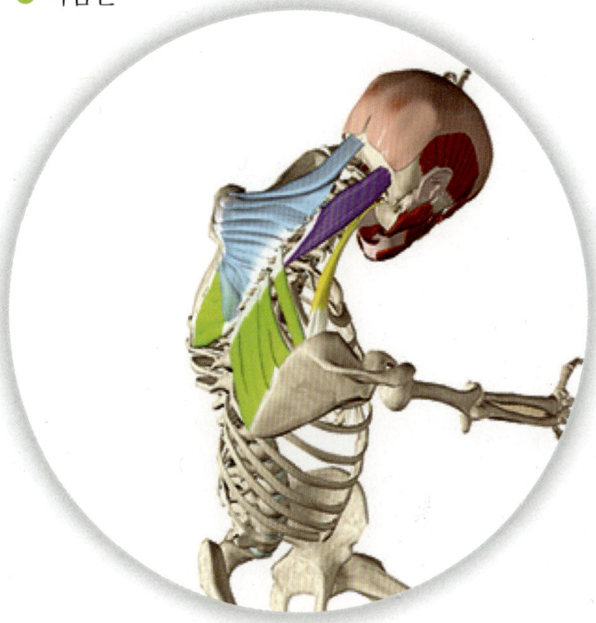

49. 폼 롤러를 이용한 인어공주 자세(Roam Roller Mermaid)

옆굽힘

자세를 설정하는 방법: 사진 A

– 양쪽 다리를 뻗고, 롤러 위에 발목을 올려놓는다.

– 손과 팔꿈치로 균형잡는다.

Ⓐ

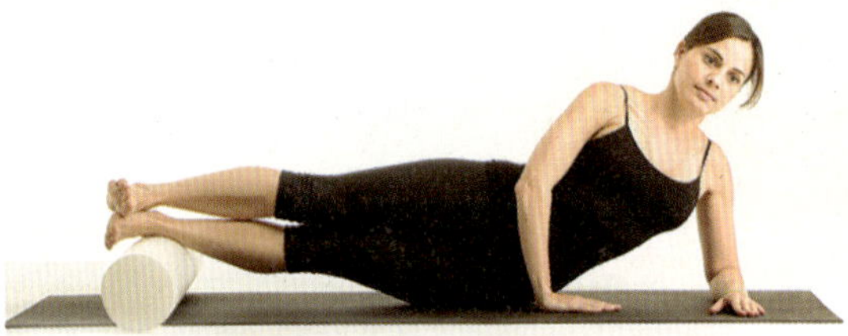

스트레칭/수축하는 방법: 사진 B

– 팔을 뻗음으로써 가슴을 들어올린다.

– 양쪽 발로 바닥을 압박한다.

Ⓑ

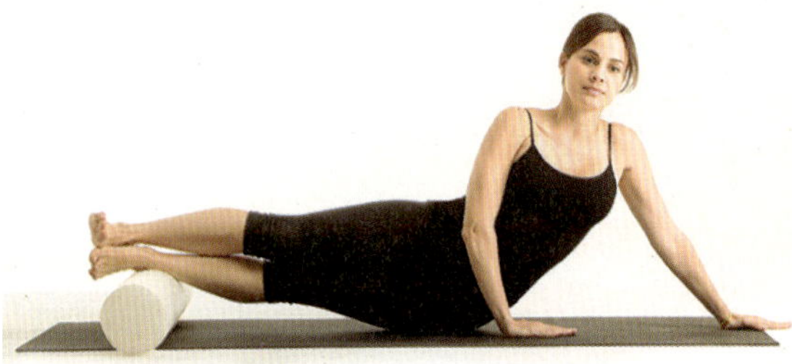

추가 스트레칭하는 방법: 사진 C

– 양쪽 팔을 더 곧게 뻗는다.

– 지지쪽 팔을 몸쪽으로 가깝게 움직인다.

Ⓒ

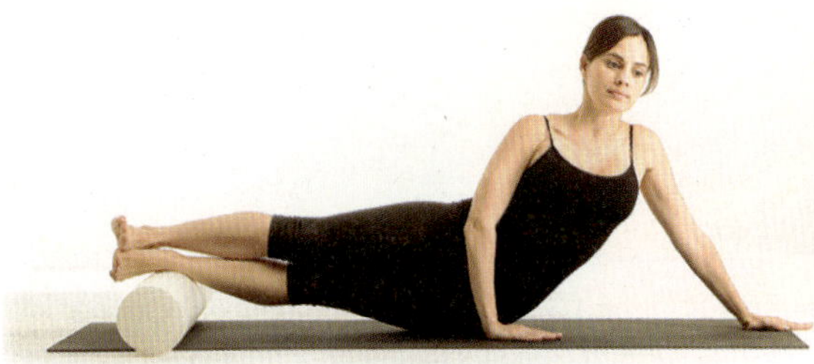

변형: 사진 D

– 위쪽 엉덩이를 앞쪽으로 롤링한다.

Ⓓ

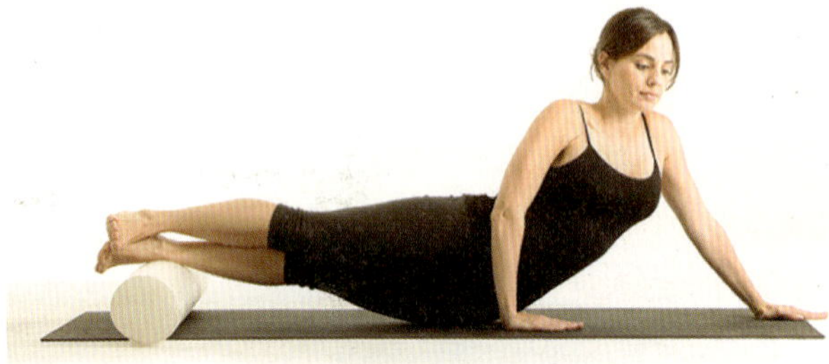

변형: 사진 E

– 위쪽 엉덩이를 뒤쪽으로 롤링한다.

Ⓔ

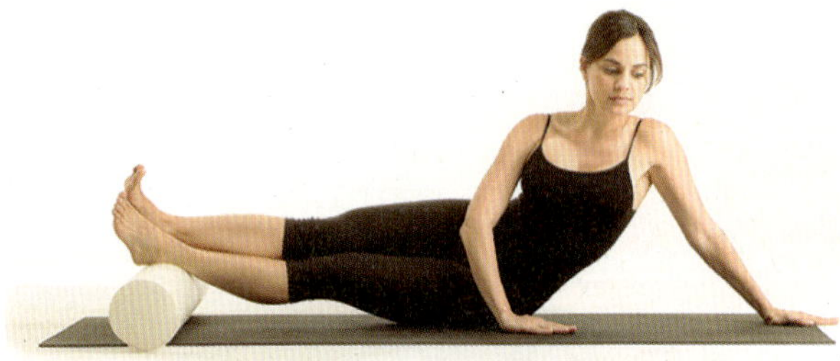

스트레칭되는 주요 근육

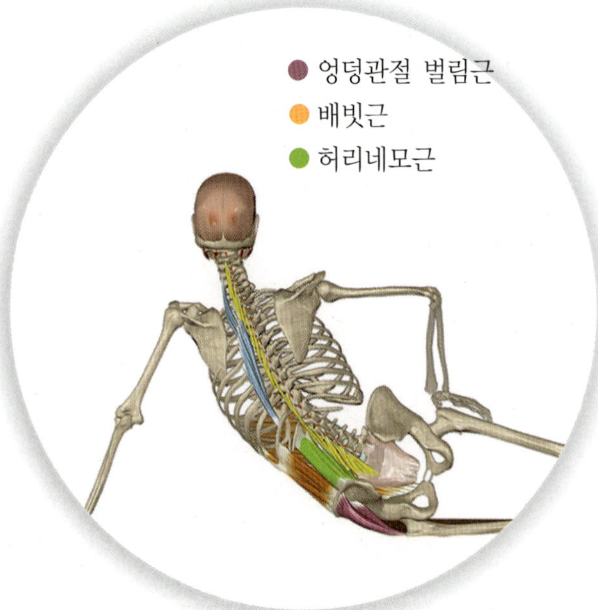

50. 바닥에서 옆굽힘하기(Floor Side Bend)

옆굽힘

스트레칭하는 방법: 사진 A
- 한쪽 다리를 벌림한다.
- 다른쪽 다리를 굽힘한다.
- 뻗은 다리의 안쪽에 팔꿈치를 배치한다.
- 뻗은 다리 쪽으로 몸통을 당기기 위해 팔을 이용한다.
- 위쪽 어깨를 뒤쪽으로 움직여 아래쪽 어깨 위로 이동한다.
- 팔을 머리 위로 뻗는다.
- 파트너는 매트에 엉덩이가 안착되도록 엉덩이를 아래쪽으로 압박한다.
- 파트너는 몸통이 옆굽힘되도록 더 압박한다.

수축하는 방법: 사진 A
- 양쪽 어깨뼈를 파트너 쪽으로 움직인다.

A

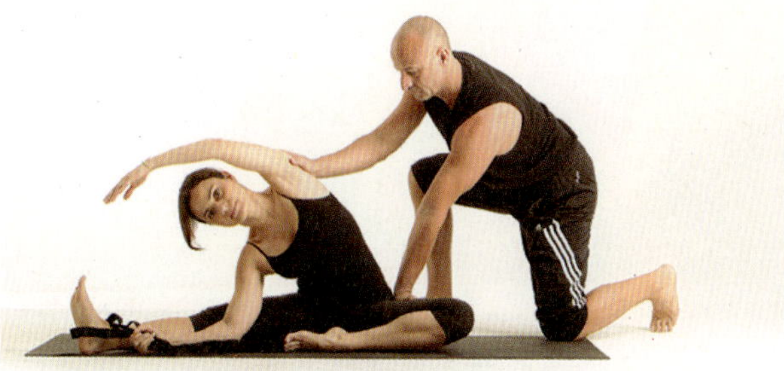

추가 스트레칭하는 방법: 사진 B
- 아래쪽 팔을 이용하여 몸통을 조금 더 옆굽힘시킨다.
- 위쪽 팔을 발 쪽으로 뻗는다.
- 파트너는 엉덩이를 아래쪽으로 누르고, 어깨/척추를 조금 더 옆굽힘시킨다.

B

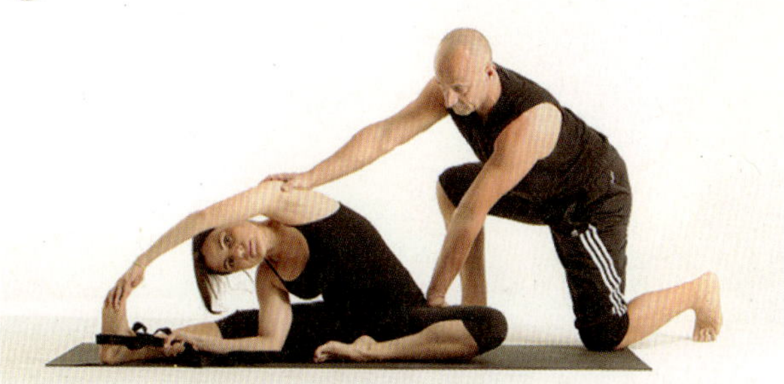

변형: 사진 C
- 뻗은 다리를 굽힘하고 그 밑에 지지물을 배치한다.
- 위쪽 팔의 팔꿈치를 굽힘한다.

C

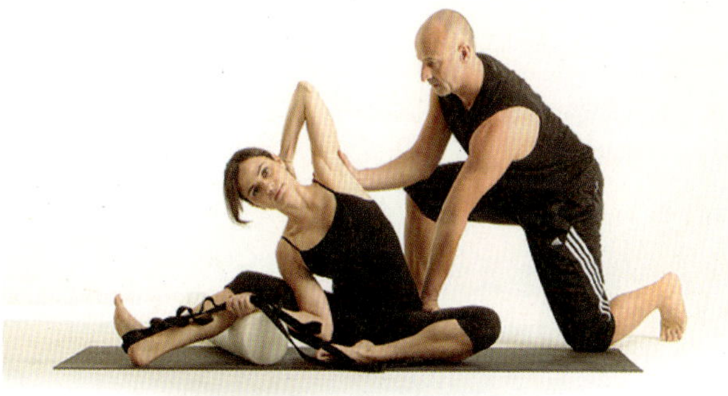

변형: 사진 D
- 위쪽 어깨를 앞쪽으로 롤링하여, 척추를 돌림하고 옆쪽으로 굽힘한다.

D

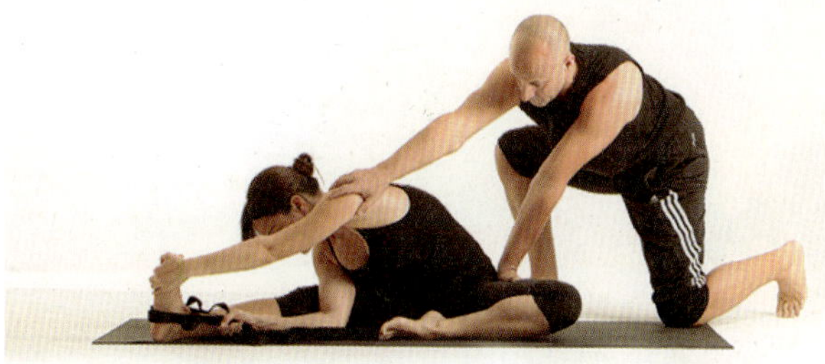

스트레칭되는 주요 근육
- 배빗근
- 넓은등근
  허리네모근

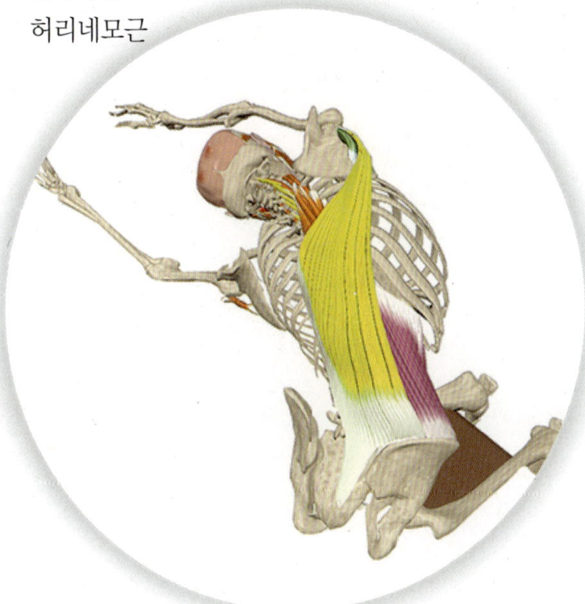

51. 앉은 자세에서 옆굽힘하기(Seated Side Bend)

옆굽힘

스트레칭하는 방법: 사진 A
- 상자 위에 앉아서, 손으로 상자 스트랩을 잡는다.
- 상자 스트랩을 잡는 손 쪽으로 옆굽힘한다.
- 다른 팔은 머리 위로 뻗는다.
- 아래쪽 어깨 위로 위쪽 어깨를 가져간다.
- 파트너는 엉덩이를 아래쪽으로 압박하고, 척추를 옆굽힘하는 쪽으로 압박한다.

수축하는 방법: 사진 A
- 척추를 똑바른 자세/중간 자세 쪽으로 다시 움직인다.

A

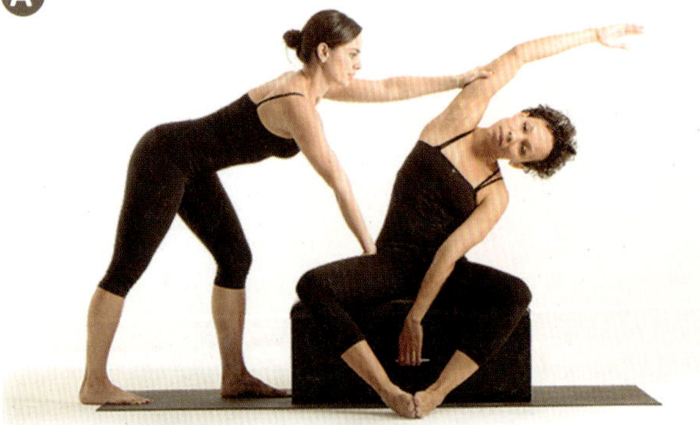

추가 스트레칭하는 방법: 사진 B
- 조금 더 옆쪽으로 기울인다.
- 파트너는 엉덩이를 아래쪽으로 누르고, 척추를 조금 더 옆굽힘시킨다.

B

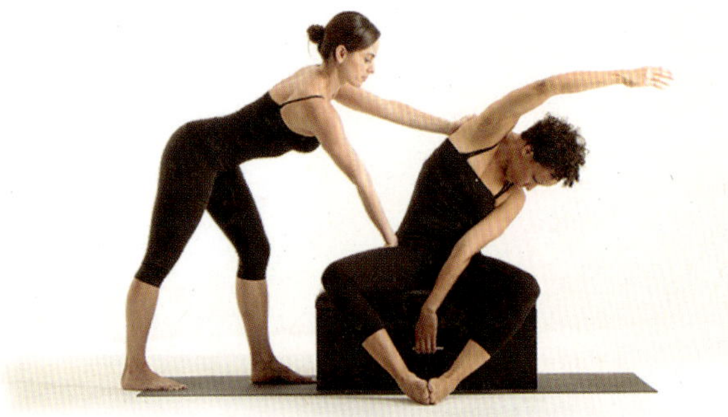

변형: 사진 C
- 위쪽 어깨를 뒤쪽 방향으로 롤링한다.
- 위쪽 어깨를 앞쪽 방향으로 롤링한다(사진 B 참고).

C

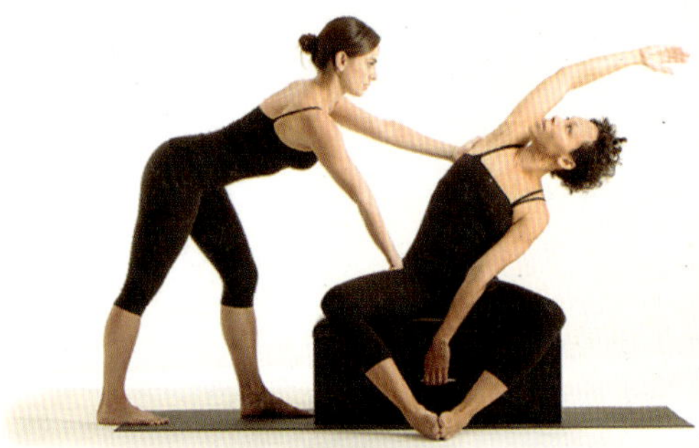

스트레칭되는 주요 근육
- 배빗근
- 허리네모근
- 넓은등근
- 척주세움근

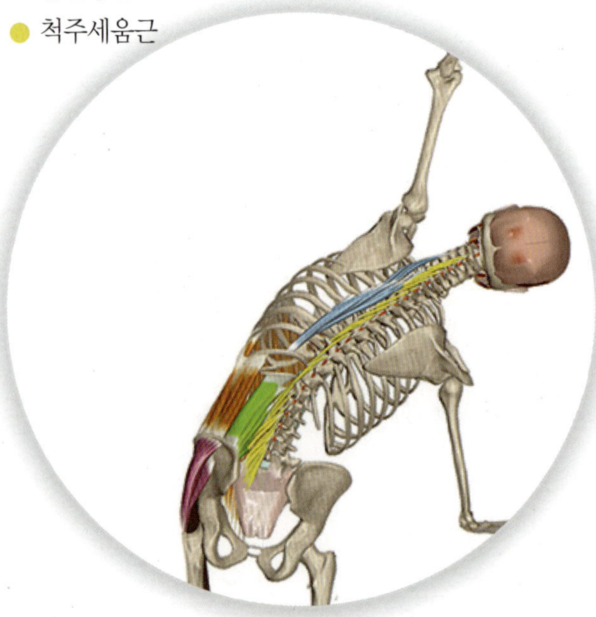

52. 변형: 앉은 자세에서 옆굽힘하기

변형: 사진 D
- 다른 파트너가 위쪽 팔을 부드럽게 당긴다.

D

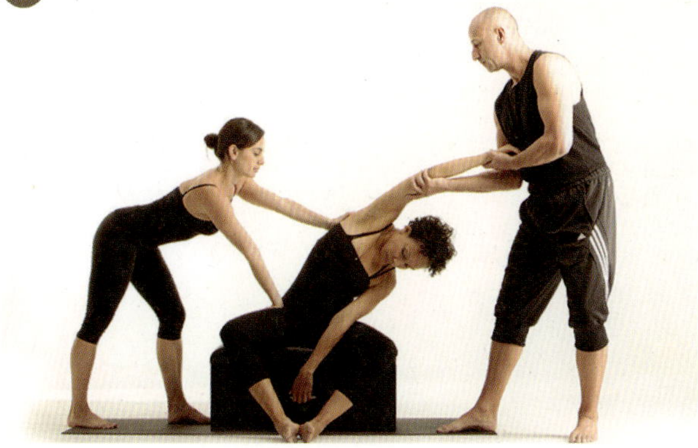

스트레칭되는 주요 근육
- 척주세움근
- 허리네모근
- 배속빗근

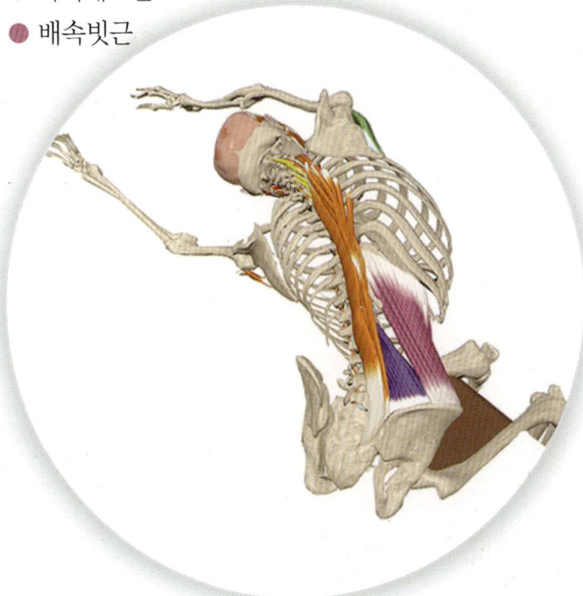

변형: 사진 E
- 위쪽 어깨를 앞쪽으로 롤링한다.
- 한명의 파트너는 엉덩이를 고정하고, 몸통을 압박한다. 다른 파트너는 위쪽 팔을 당긴다.

E

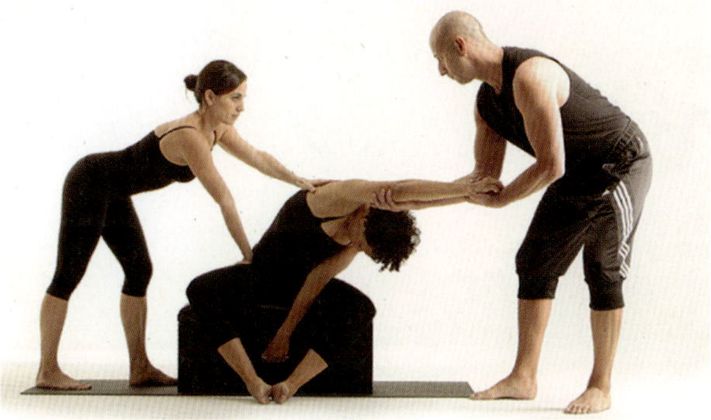

스트레칭되는 주요 근육
- 넓은등근
- 큰원근

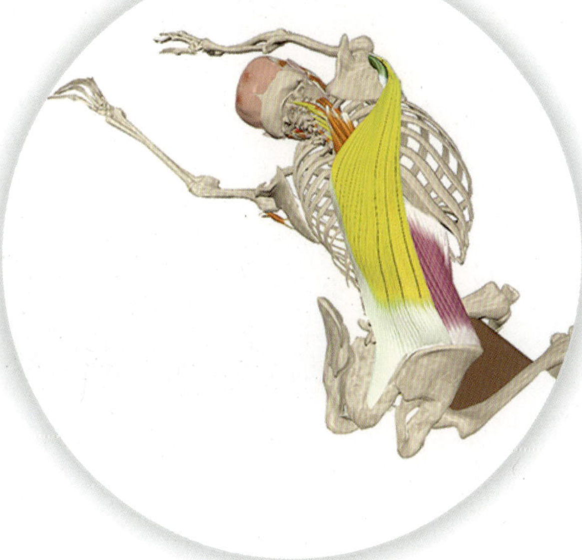

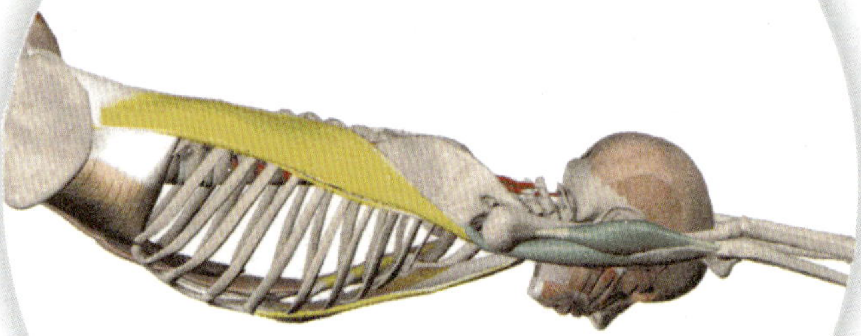

Chapter 7

가슴, 팔 및 어깨

The Chest, Arms and Shoulders

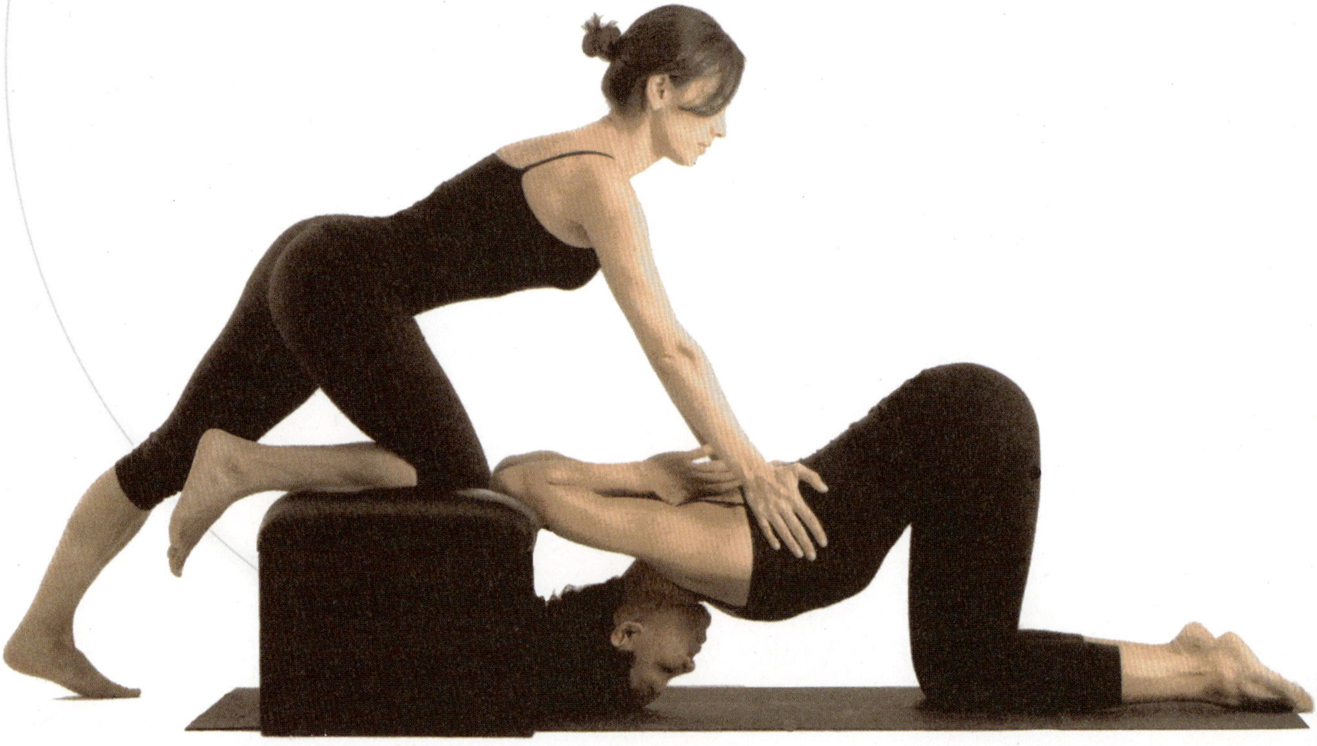

팔과 손목

근육	팔꿈치 굽힘	팔꿈치 폄	아래팔 엎침	아래팔 뒤침	손목 굽힘	손목 폄	손목 자쪽 치우침	손목 노쪽 치우침
위팔두갈래근	●			●				
위팔근	●							
위팔세갈래근		●						
팔꿈치근		●						
위팔노근	●							
뒤침근				●				
원엎침근			●					
네모엎침근			●					
긴노쪽손목폄근						●		●
짧은노쪽손목폄근						●		●
자쪽손목폄근						●	●	
노쪽손목굽힘근					●			●
자쪽손목굽힘근					●		●	
손가락폄근						●		
짧은엄지폄근								●
긴엄지폄근				●				●
긴엄지벌림근								●

어깨

근육	뒷당김	내밈	올림	내림	굽힘	폄	모음	벌림	안쪽돌림	가쪽돌림
마름근	●									
앞톱니근		●	●					●		
등세모근	●		●	●			●	●		
어깨올림근		●	●							
넓은등근	●			●		●	●		●	
큰원근						●	●		●	
큰가슴근				●	●		●		●	
작은가슴근		●		●						
앞어깨세모근					●				●	
가쪽어깨세모근								●		
뒤어깨세모근						●				●
가시위근								●		
가시아래근										●
작은원근							●			●
어깨밑근									●	
위팔두갈래근					●					
부리위팔근					●		●			
위팔세갈래근						●	●			

손

근육	손가락 굽힘	손가락 폄	모음	벌림
얕은손가락굽힘근	●			
깊은손가락굽힘근	●			
긴엄지굽힘근	●			
짧은엄지굽힘근	●			
짧은새끼굽힘근	●			
손가락폄근		●		
긴엄지폄근		●		
짧은엄지폄근		●		
집게폄근		●		
새끼폄근		●		
긴엄지벌림근				●
짧은엄지벌림근				●
엄지모음근			●	
새끼벌림근				●
벌레근	●	●		
등쪽 뼈사이근	●	●	●	

53. 상자를 이용한 넓은등근 스트레칭하기(Box Lats)

스트레칭하는 방법: 사진 A

- 무릎관절 위에 엉덩관절을 수직으로 배치하고, 상자 위에 팔꿈치를 배치한다.
- 가슴을 바닥 쪽으로 내림한다.

A

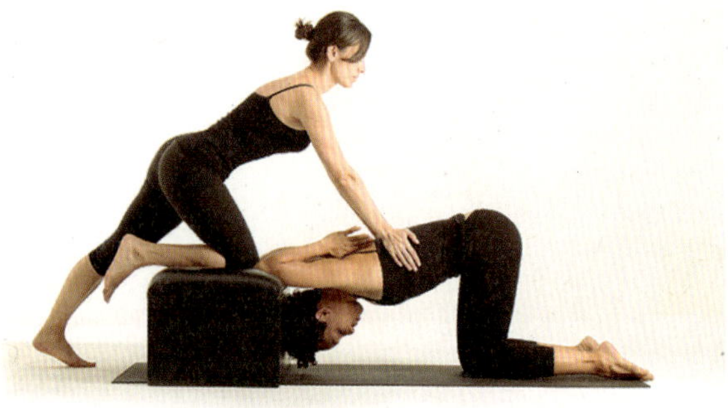

수축하는 방법: 사진 B

- 팔꿈치로 상자를 압박한다.
- 파트너는 어깨 위에 힘을 가한다.

B

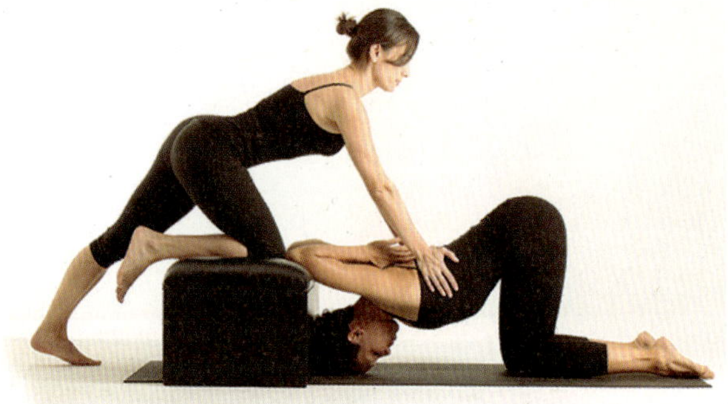

추가 스트레칭하는 방법: 사진 C

- 가슴을 바닥 쪽으로 더 내림한다.
- 파트너는 다양한 척추 부위에 압박을 가한다.

C

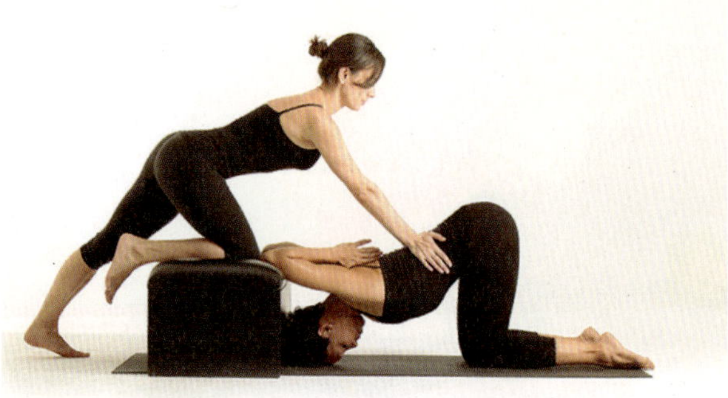

변형: 사진 D

- 엉덩관절을 안정하게 유지하고, 어깨와 가슴을 옆쪽으로 이동한다.

D

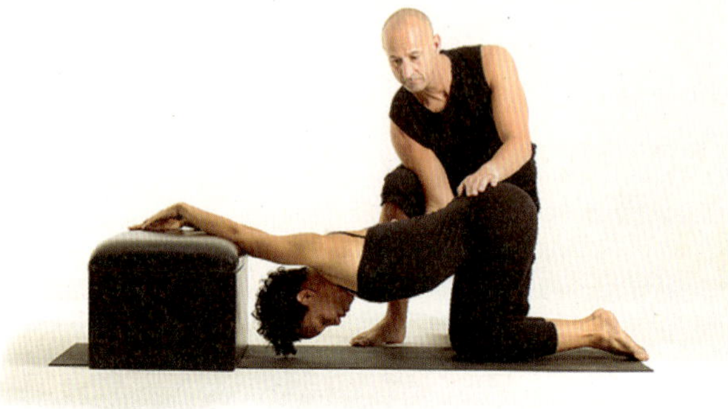

스트레칭되는 주요 근육

● 넓은등근
위팔세갈래근의 긴갈래

● 배근육
가슴근

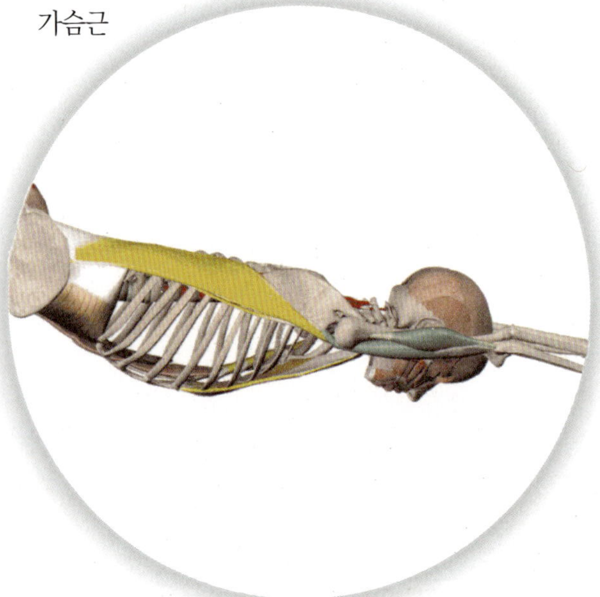

54. 폼 롤러를 이용하여 가슴근 스트레칭하기

스트레칭하는 방법: 사진 A

- 머리 높이로 팔을 벌림하고 롤러 위에 눕는다.
- 사진 B에서처럼, 파트너는 팔꿈치를 바닥에 고정시킨다.
- 파트너로부터 멀어지도록 가슴을 롤링한다.

A

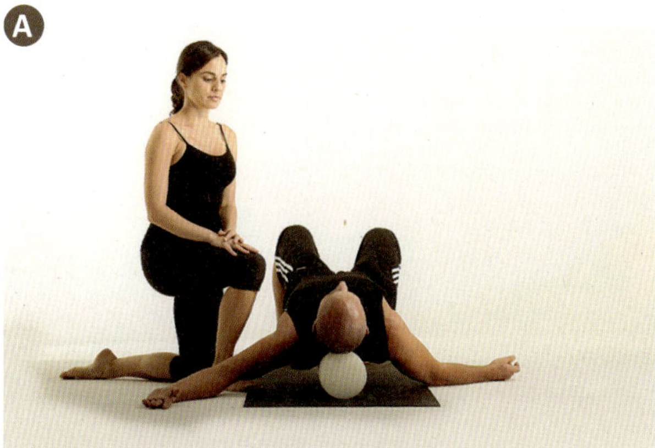

수축하는 방법: 사진 B

- 팔꿈치를 위로 들어올려 파트너를 압박한다.

B

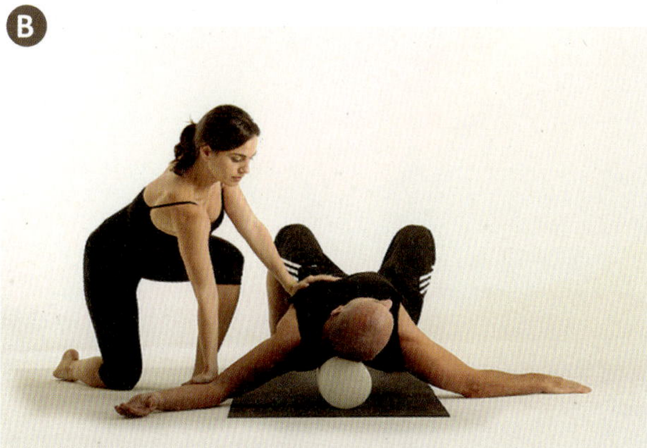

추가 스트레칭하는 방법: 사진 C

- 파트너로부터 가슴과 머리를 조금 더 롤링한다.

C

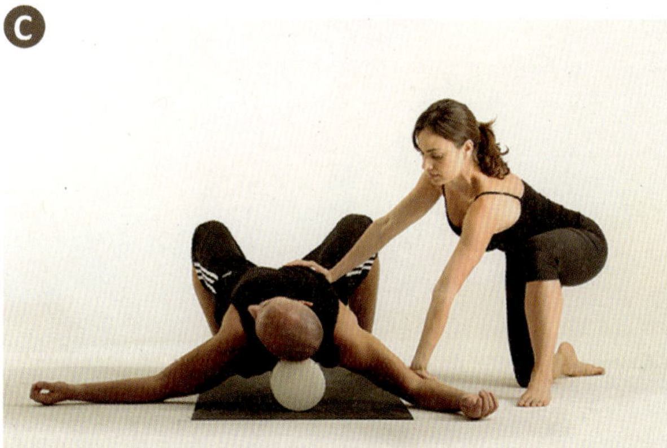

변형: 사진 D

- 큰가슴근의 여러 섬유를 스트레칭하기 위해, 뻗은 팔을 아래쪽과 위쪽으로 배치한 후 전체 순서를 반복한다.

D

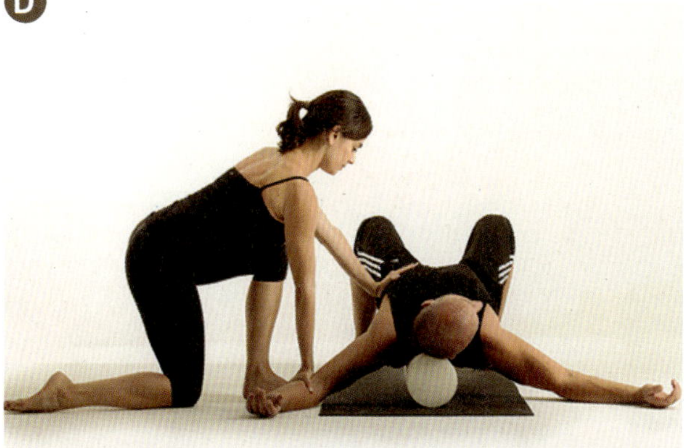

스트레칭되는 주요 근육

● 가슴근

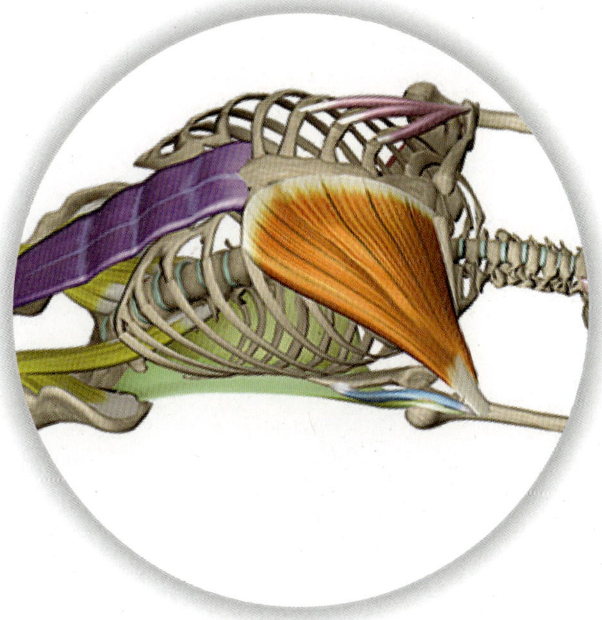

55. 엎드린 자세에서 큰가슴근 스트레칭하기

스트레칭하는 방법: 사진 A

- 사진처럼 엎드린 상태에서 팔꿈치를 머리 높이로 배치한다.
- 어깨의 앞쪽면을 매트에 유지한다.
- 반대쪽 어깨, 엉덩이 및 다리를 뒤쪽으로 롤링한다.
- 반대쪽 손으로 바닥을 압박한다.

A

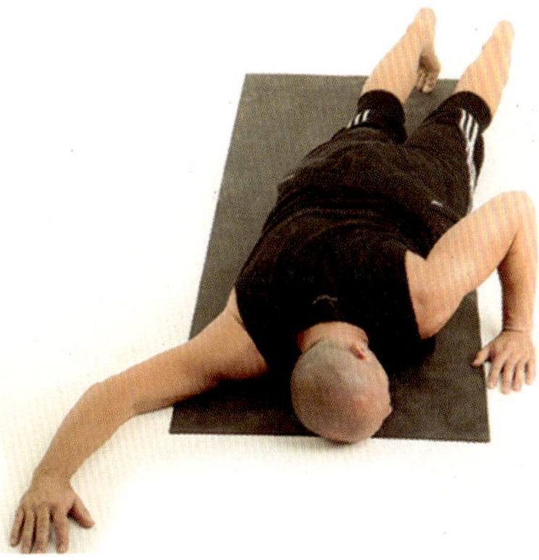

수축하는 방법: 사진 B

- 스트레칭된 팔로 바닥을 압박한다.

B

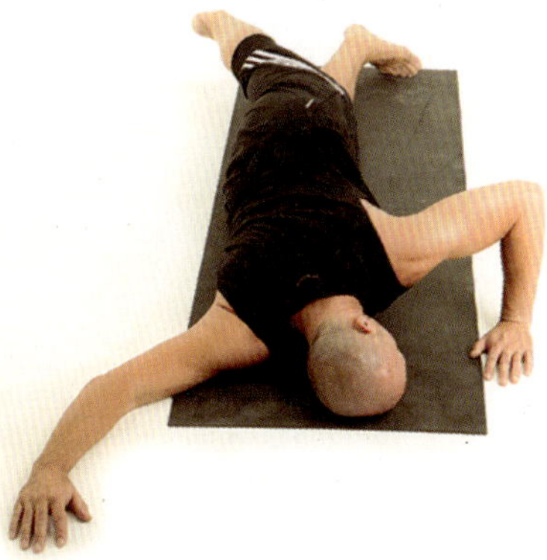

추가 스트레칭하는 방법: 사진 C

- 엉덩이와 다리를 뒤쪽으로 조금 더 롤링한다.
- 반대쪽 손으로 바닥을 압박한다.

C

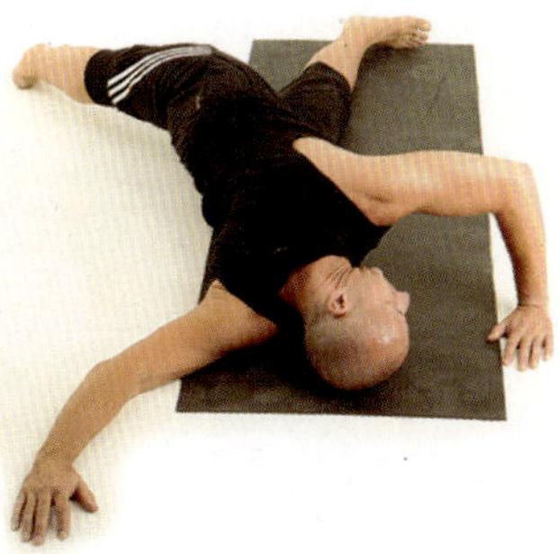

스트레칭되는 주요 근육

● 가슴근

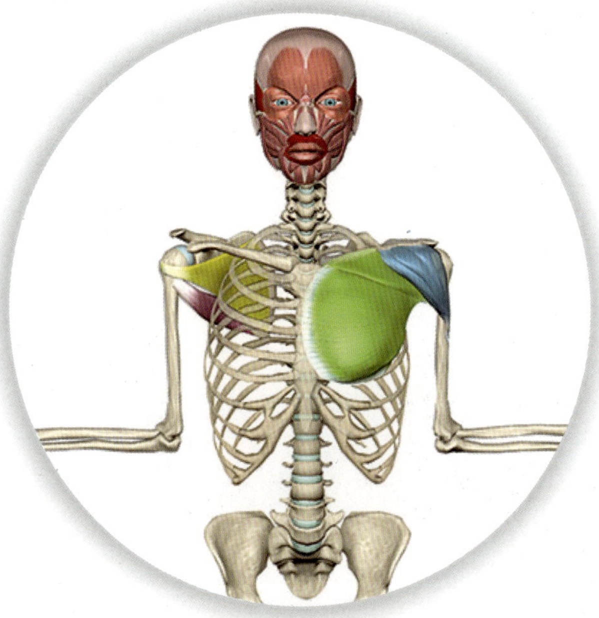

56. 엎드린 자세에서 위팔두갈래근 스트레칭하기

스트레칭하는 방법: 사진 A

- 아래팔과 어깨의 앞쪽면을 바닥에 배치한다 (가능하면, 아래팔을 엎침하고, 어깨를 중립위로 유지한다).
- 뻗은 손을 머리 보다 더 높게 위치시킨다.
- 반대쪽 엉덩이, 어깨 및 다리를 뒤쪽으로 롤링한다.
- 반대쪽 손으로 바닥을 누른다.

A

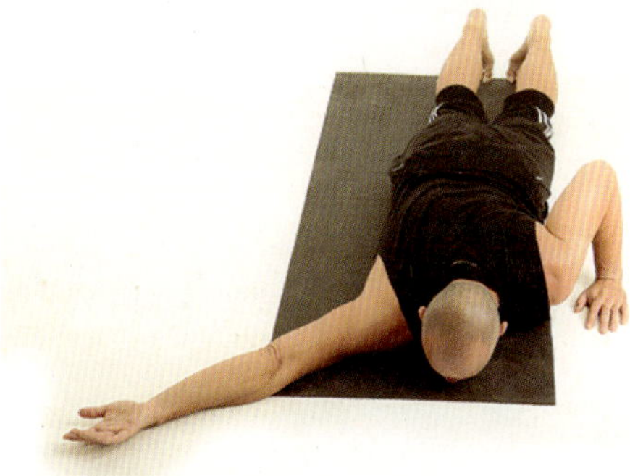

수축하는 방법: 사진 B

- 팔로 바닥을 누른다.

B

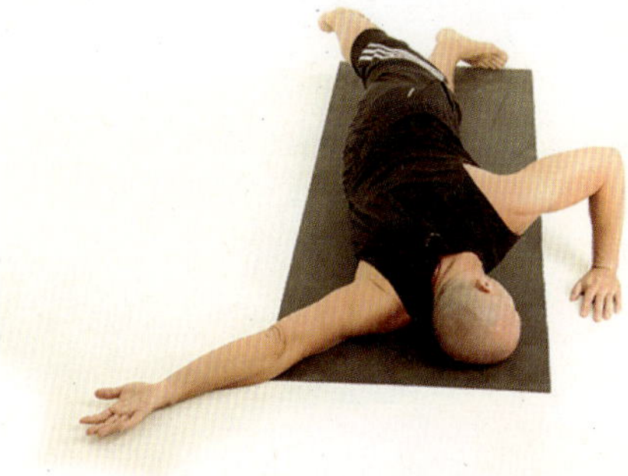

추가 스트레칭하는 방법: 사진 C와 D

- 반대쪽 엉덩이, 어깨 및 다리를 뒤쪽으로 조금 더 롤링한다.
- 반대쪽 손으로 바닥을 누른다.
- 주먹을 쥐고, 아래팔을 더 스트레칭하기 위해 손목을 굽힌다.

C

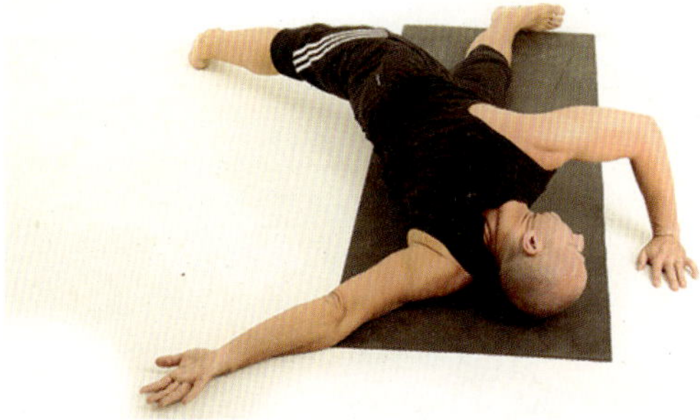

D

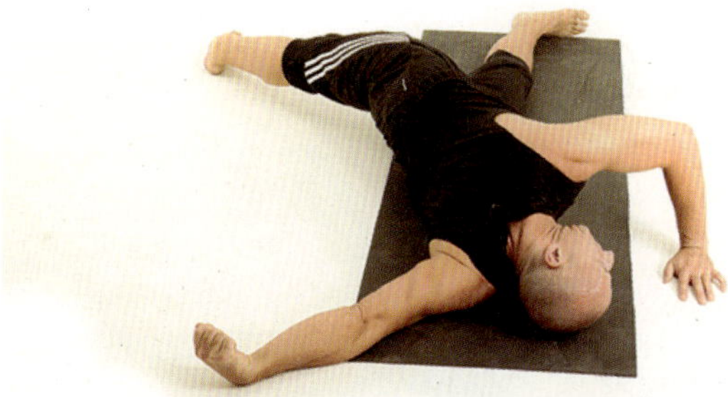

스트레칭되는 주요 근육

앞어깨세모근
- 위팔두갈래근

위팔근
아래팔 폄근

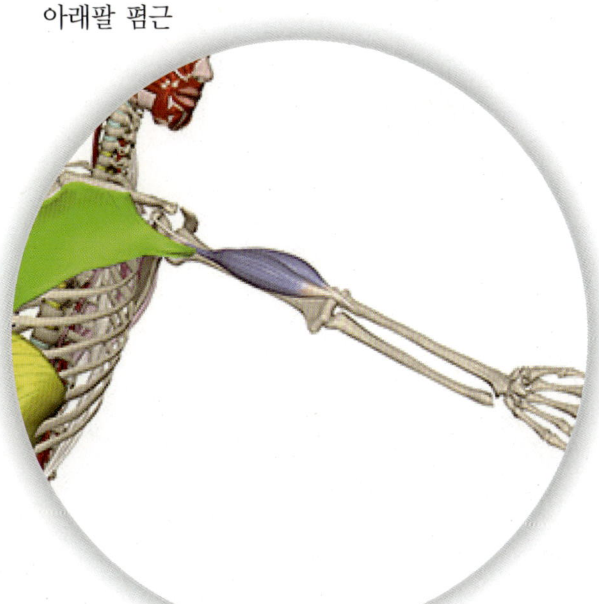

57. 선 자세에서 작은가슴근 스트레칭하기

스트레칭하는 방법: 사진 A
- 파트너는 어깨뼈를 척추 쪽으로 당긴다.
- 파트너는 어깨뼈를 갈비우리에 압박하기 위해 한 손을 어깨뼈에 배치한다.
- 파트너는 다른 손을 어깨 앞쪽에 배치한다.
- 여러분은 어깨 앞쪽에 놓인 손으로부터 가슴이 멀어지도록 돌림한다.

A

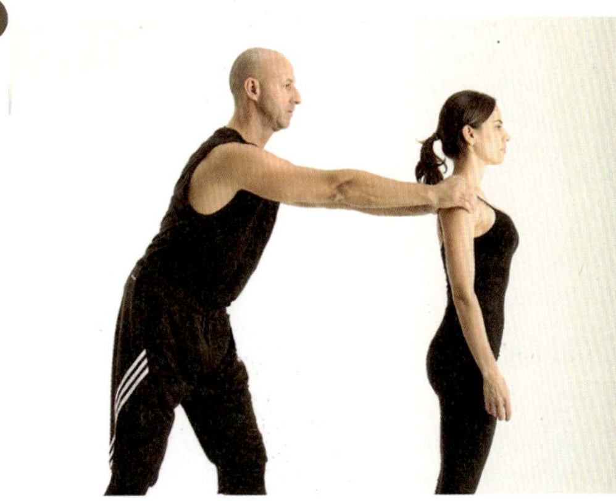

수축하는 방법: 사진 B
- 어깨 앞쪽으로 파트너의 손을 압박한다.

B

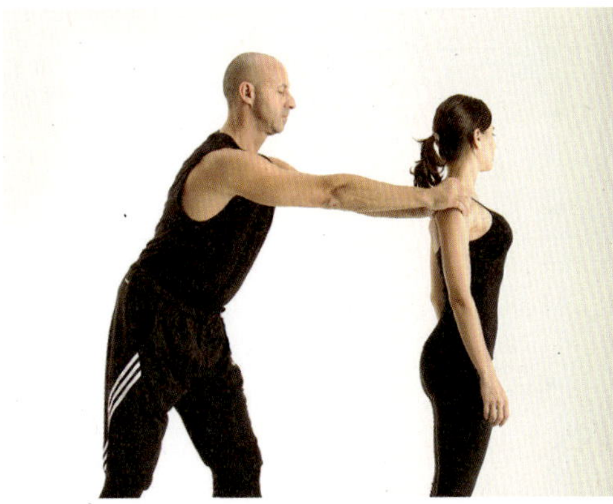

추가 스트레칭하는 방법: 사진 C
- 파트너의 손으로부터 가슴을 더 돌림한다.

C

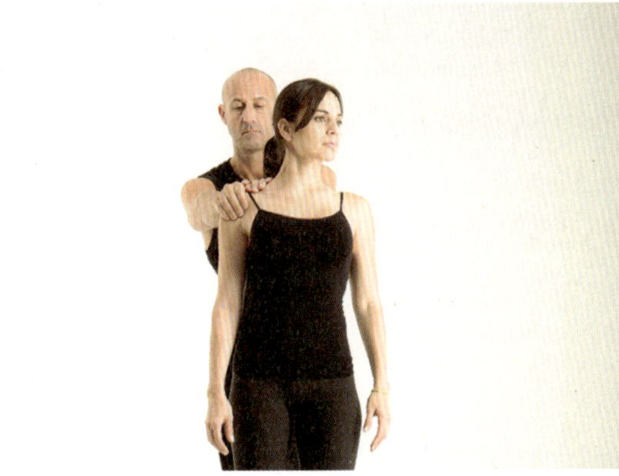

변형: 사진 D
- 한 번에 양쪽 모두를 스트레칭하기 위해, 양쪽의 손가락을 서로 잡거나 스트랩을 잡는다.
- 타이트한 쪽으로부터 멀어지도록 가슴을 돌림한다.

D

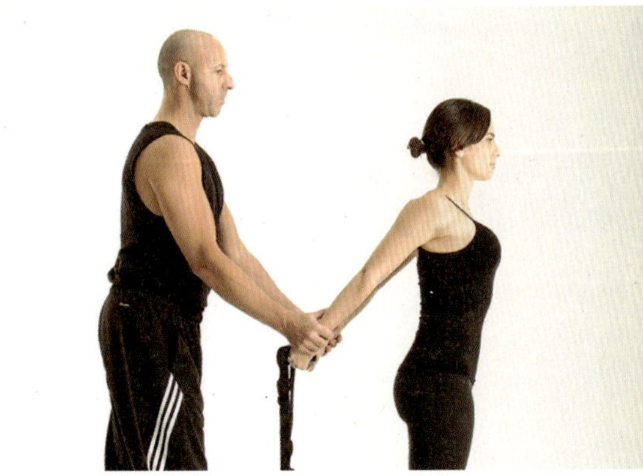

스트레칭되는 주요 근육
- 위팔세갈래근
- 넓은등근

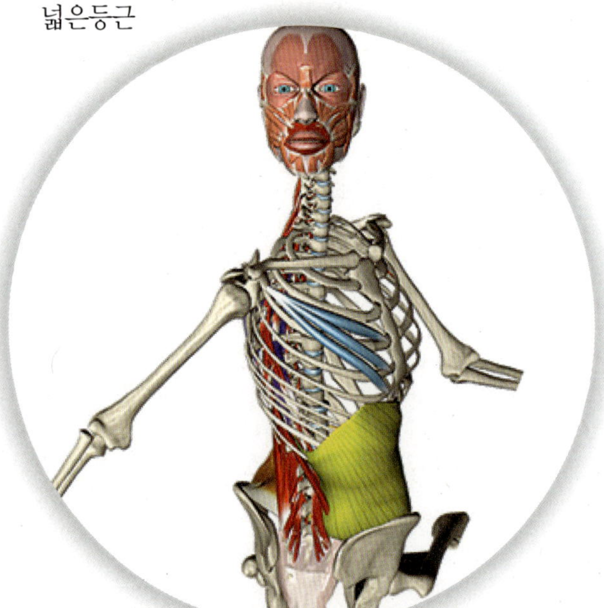

58. 위팔세갈래근-넓은등근 스트레칭하기(Tricep/Lats)

스트레칭하는 방법: 사진 A

- 양쪽 어깨뼈의 중간지점으로 손을 뻗는다.
- 머리 뒤쪽으로 팔꿈치를 당긴다.

수축하는 방법: 사진 B

- 팔꿈치가 몸통에서 떨어지도록 팔꿈치로 압박한다.

A

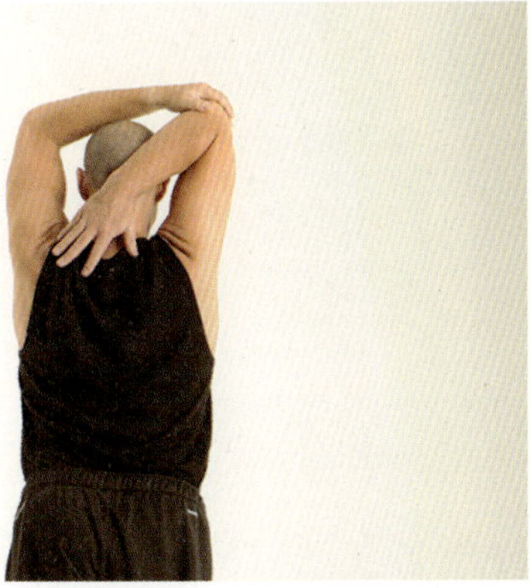

추가 스트레칭하는 방법: 사진 B

- 팔꿈치를 머리 뒤쪽으로 조금 더 당긴다.

B

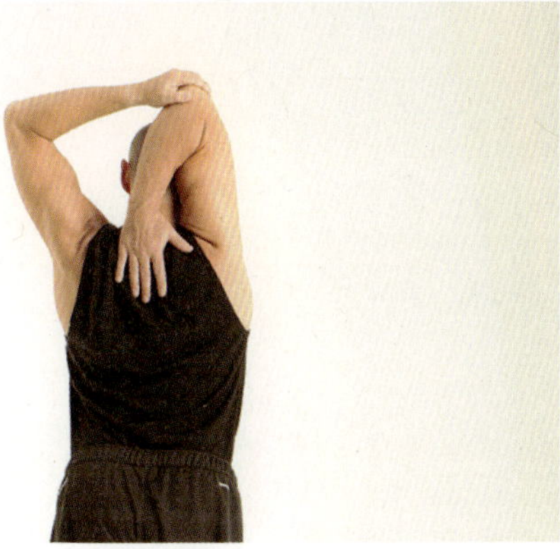

스트레칭되는 주요 근육

- 위팔세갈래근
- 넓은등근

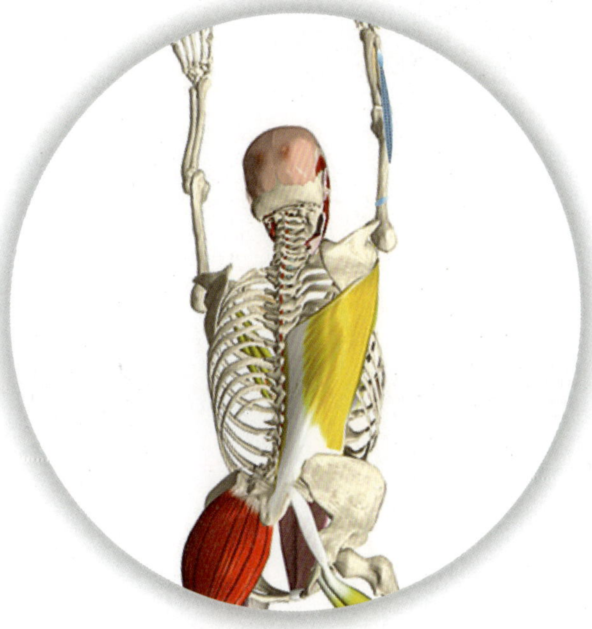

59. 파트너와 함께, 안쪽돌림근 스트레칭하기

스트레칭하는 방법: 사진 A
- 팔을 90°굽힌한다.
- 몸통 옆을 팔꿈치로 고정하고, 손을 뒤쪽으로 당긴다.

수축하는 방법: 사진 A
- 몸통 앞쪽 방향으로 손을 움직인다.

A

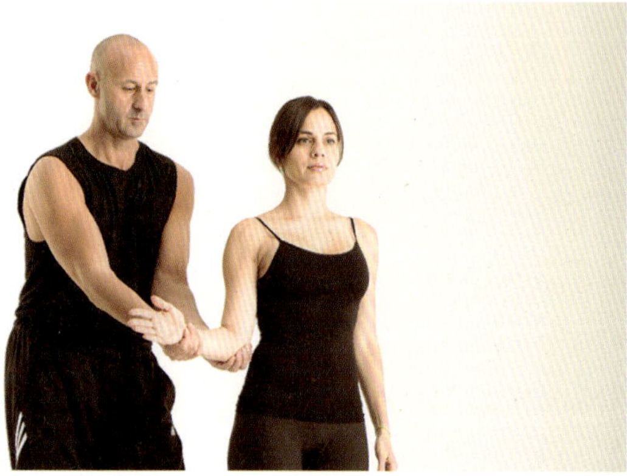

추가 스트레칭하는 방법: 사진 B
- 팔꿈치를 고정한 채, 손을 뒤쪽 방향으로 가져간다.

B

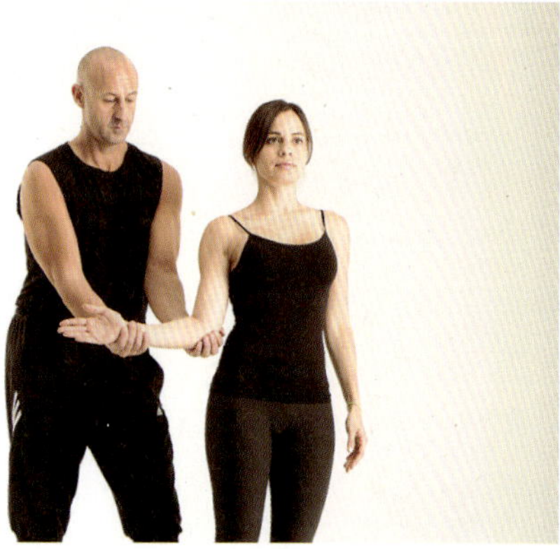

스트레칭되는 주요 근육
- 큰원근
- 어깨밑근

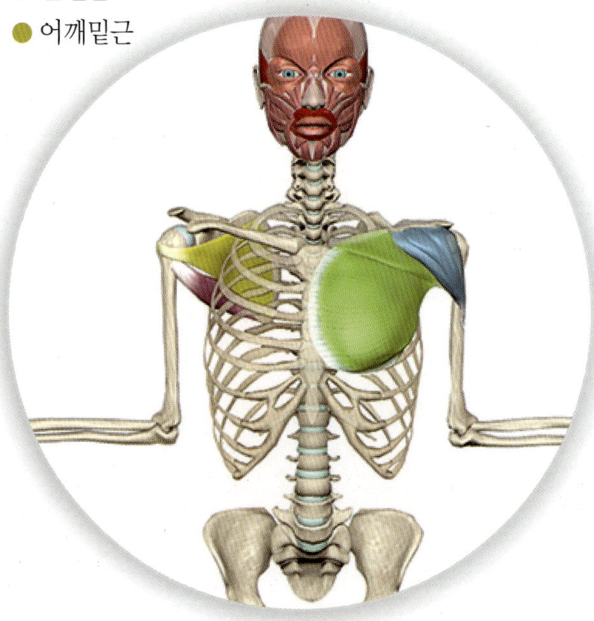

60. 파트너와 함께, 가쪽돌림근 스트레칭하기

스트레칭하는 방법: 사진 A
- 손을 등 뒤에 배치한다.
- 팔꿈치를 90°로 굽힌다.
- 척추쪽으로 어깨뼈를 당긴다.
- 파트너는 어깨를 고정하고, 손을 몸통으로부터 멀어지도록 움직인다.

수축하는 방법: 사진 A
- 몸통 쪽으로 손을 움직인다.

A

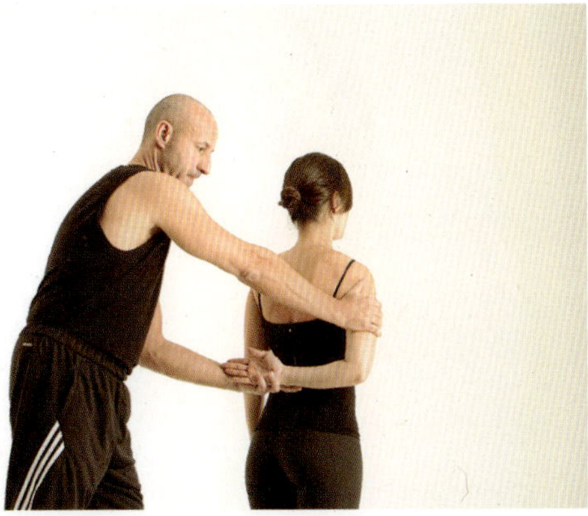

추가 스트레칭하는 방법: 사진 B
- 어깨를 고정한다.
- 척추 쪽으로 어깨뼈를 다시 유지시킨다.
- 척추로부터 손이 조금 더 멀어지도록 당긴다.

B

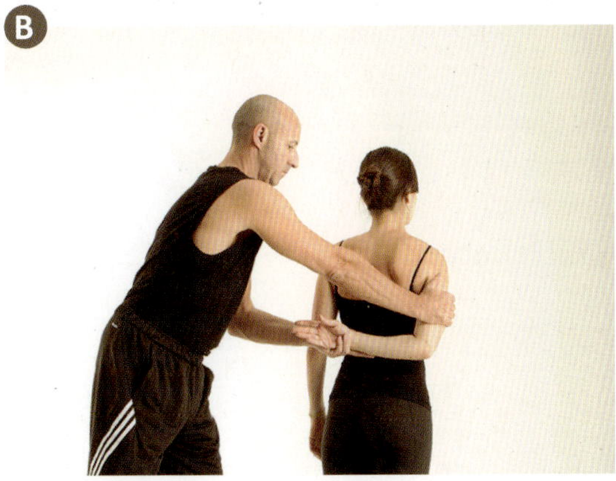

스트레칭되는 주요 근육
- 가시아래근
- 뒤어깨세모근
- 작은원근

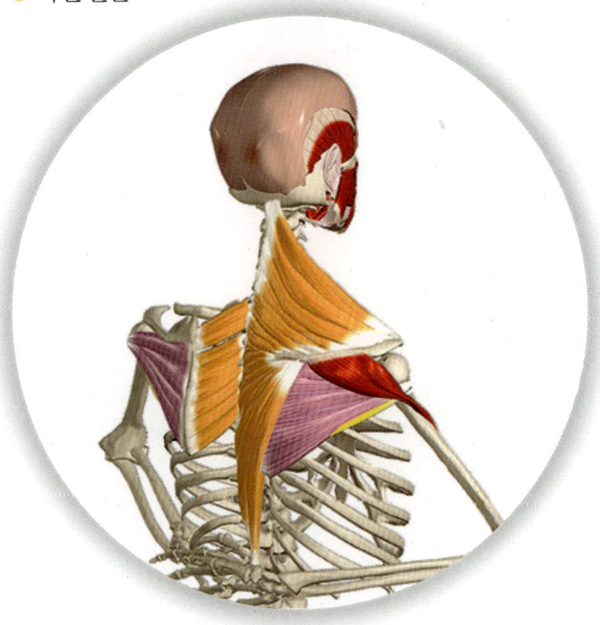

61. 스틱을 이용한 안쪽돌림근 스트레칭하기

스트레칭하는 방법: 사진 A
- 팔꿈치를 어깨 높이로 배치하고, 몸통 앞쪽에 배치한다.
- 팔꿈치를 90°로 굽힌다.
- 아래팔의 가쪽면에 스틱을 배치한다.
- 사진 C처럼, 스틱의 아래쪽 부분을 몸의 중심 쪽으로 당긴다.

A

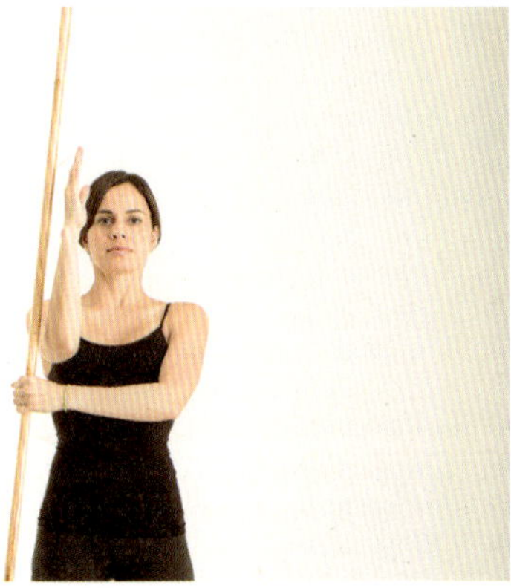

수축하는 방법: 사진 B
- 시작 자세로 스트레칭된 손을 움직인다.

B

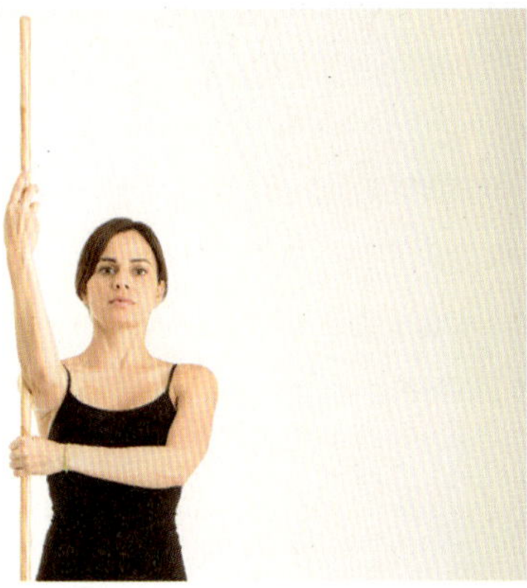

추가 스트레칭하는 방법: 사진 C
- 아래쪽 손으로 스틱을 당겨, 위쪽 방향으로 스틱을 움직인다.

C

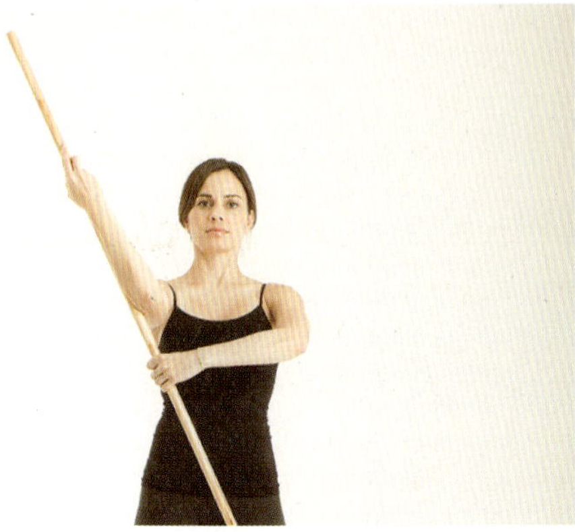

스트레칭되는 주요 근육
- 큰원근
- 어깨밑근

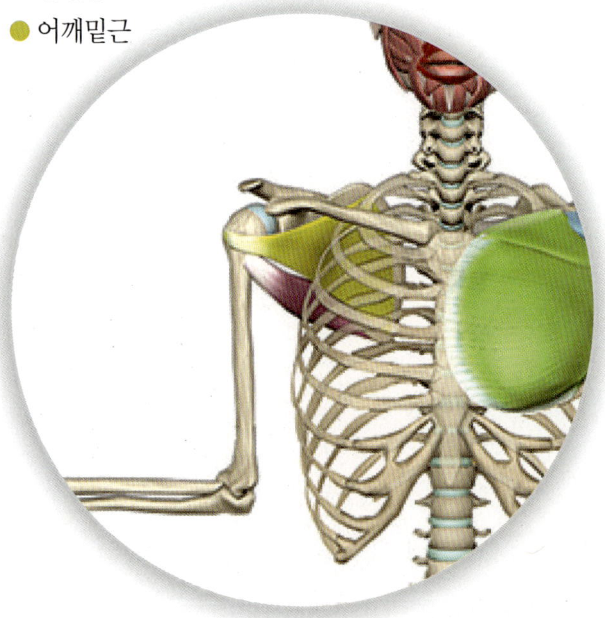

62. 아래팔 폄근 스트레칭하기(Forearm Extensor)

스트레칭하는 방법: 사진 A

- 바닥에 무릎을 꿇고, 손등으로 바닥을 짚는다.
- 손 쪽으로 체중을 기울이고, 뒤쪽으로 이동한다.

A

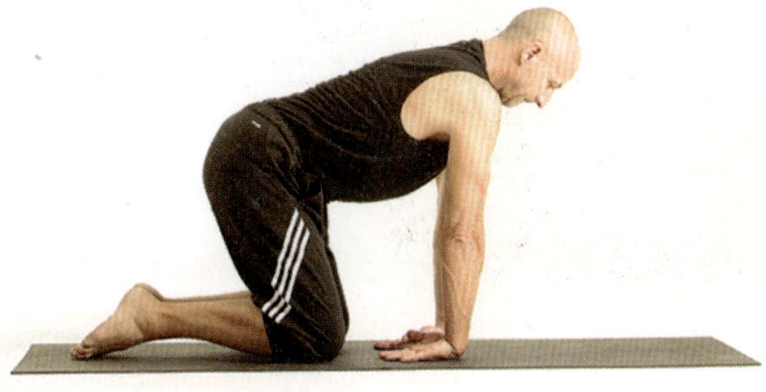

수축하는 방법: 사진 B

- 손등으로 바닥을 누른다.

B

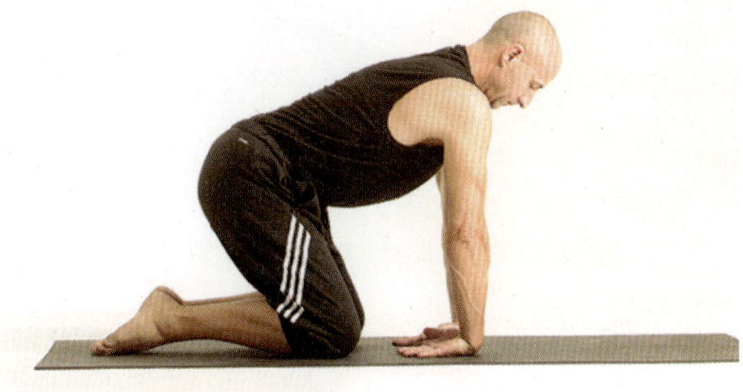

추가 스트레칭하는 방법: 사진 B

- 손목/손 쪽으로 체중을 이동시키고, 조금 더 뒤쪽으로 기울인다.

스트레칭되는 주요 근육

아래팔 폄근

63. 아래팔 굽힘근 스트레칭하기(Forearm Flexors)

스트레칭하는 방법: 사진 A
- 바닥에 무릎을 꿇고, 손바닥으로 바닥을 짚는다.
- 손가락을 무릎 쪽으로 향하게 한다.
- 체중을 뒤쪽으로 기울인다.

A

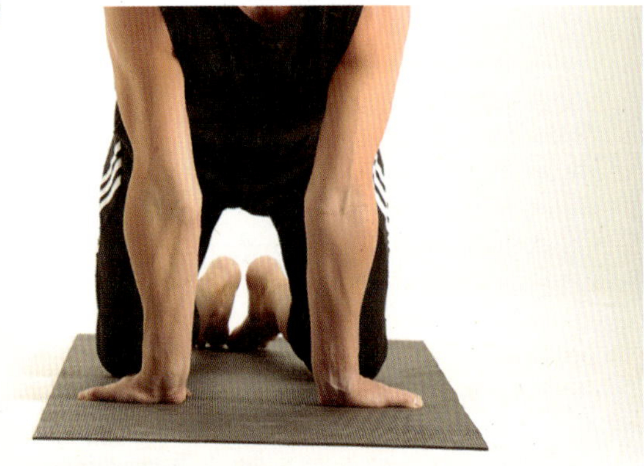

변형: 사진 B와 C
- 체중을 각 손가락 위로 기울인다.

B

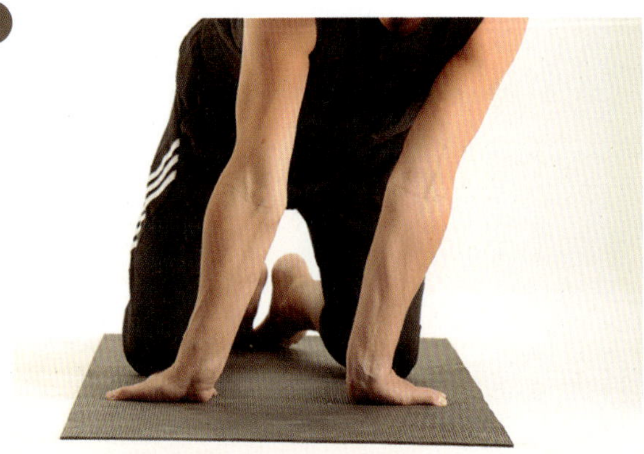

C

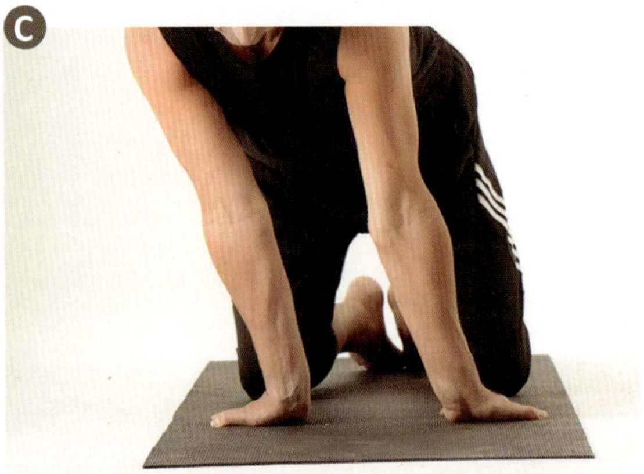

수축하는 방법: 사진 D
- 양 손으로 바닥을 누른다.

D

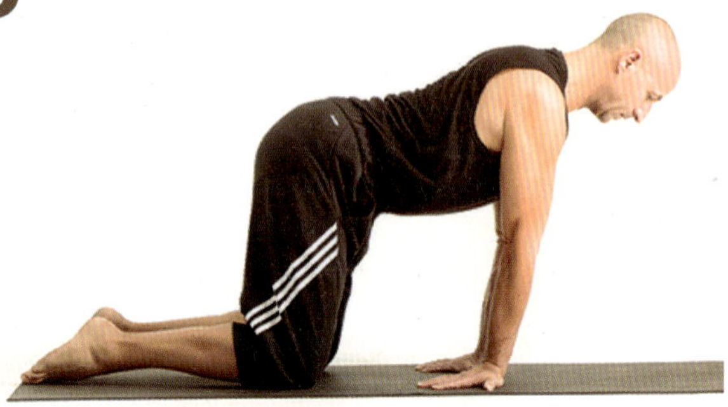

추가 스트레칭하는 방법: 사진 E
- 뒤쪽으로 기울이고, 변형을 반복한다.

E

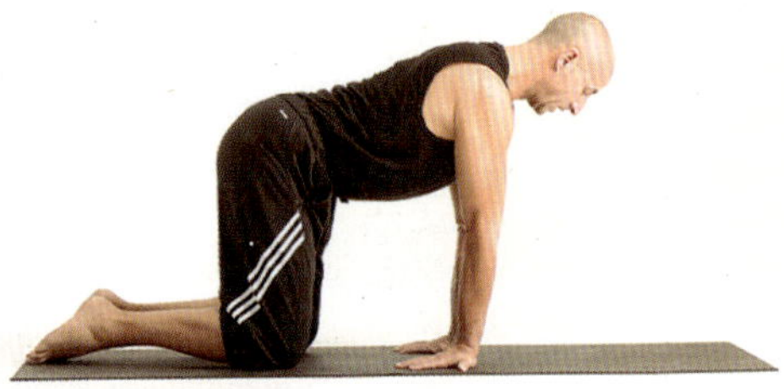

스트레칭되는 주요 근육
- 아래팔 굽힘근

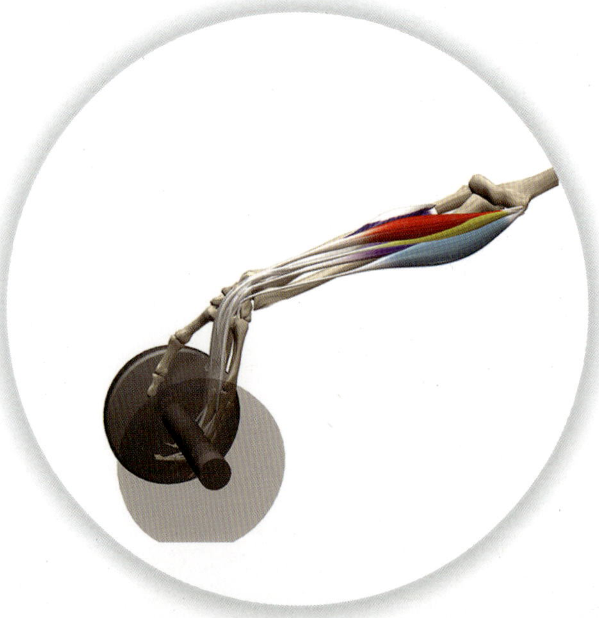

64. 엎침근 스트레칭하기(Pronators)

스트레칭하는 방법: 사진 A
- 팔을 뻗어 몸통 앞쪽에 배치한다.
- 손목을 굽힘하고, 다른 손으로 손목을 더욱 굽힘시킨다.
- 손가락을 몸의 중심으로부터 멀어지도록 돌림한다.
- 팔을 가쪽으로 돌림한다(가쪽돌림)

A

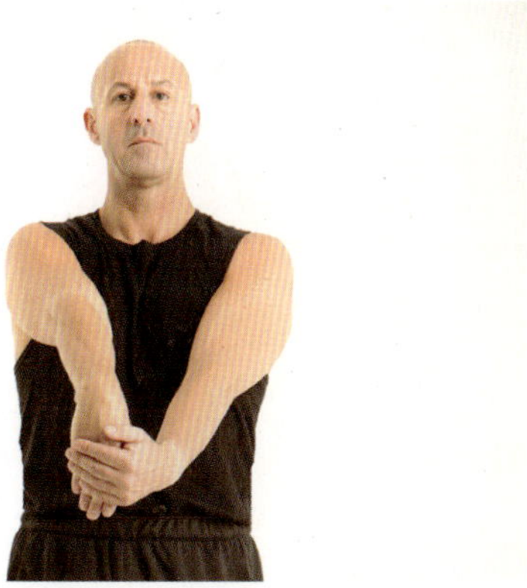

수축하는 방법: 사진 B
- 손가락을 몸의 중심 쪽으로 다시 가져간다.

B

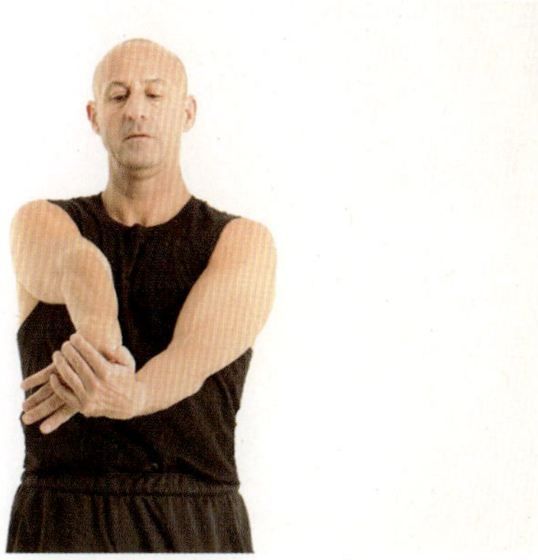

추가 스트레칭하는 방법: 사진 C
- 사진 A에 대한 지시사항을 반복한다.

C

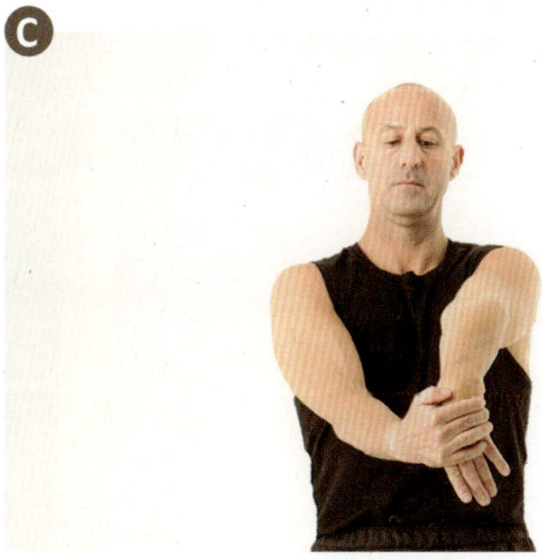

스트레칭되는 주요 근육
- 아래팔 폄근
- 엎침근

Chapter 8

목 *The Neck*

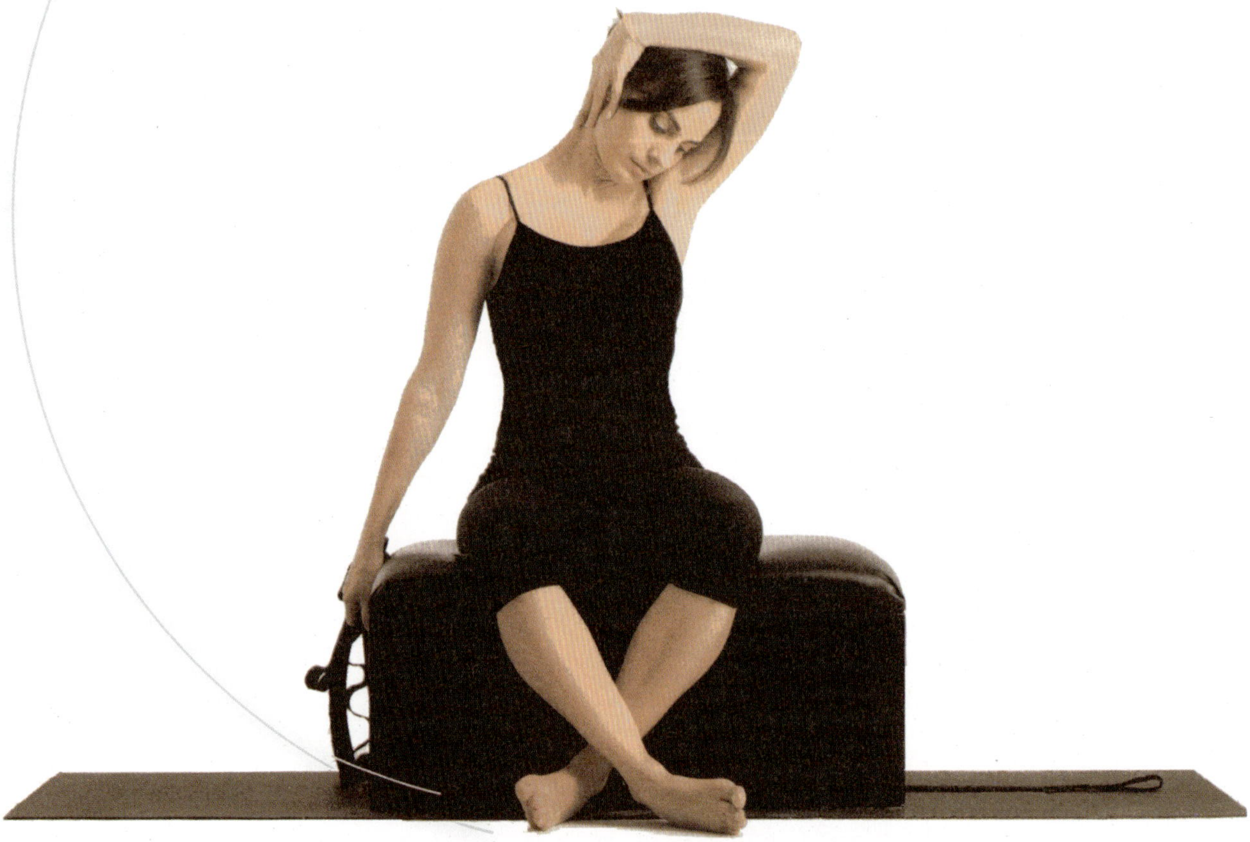

목

근육	굽힘	폄	옆굽힘	옆폄	돌림
머리반가시근		●	●	●	●
머리널판근		●	●	●	●
목빗근	●		●	●	●
어깨올림근		●	●	●	
등세모근		●	●	●	●

66. 목 굽힘(Neck Flexion)

스트레칭하는 방법: 사진 A
- 턱을 목 쪽으로 당긴다; 즉, 머리 끄덕임.
- 턱을 가슴 쪽으로 가져간다.

A

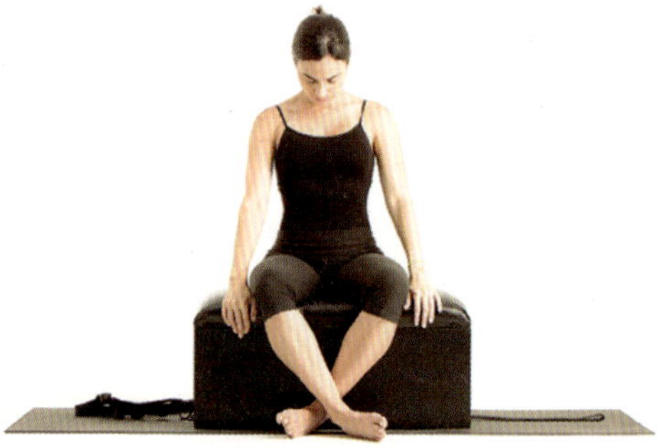

수축하는 방법: 사진 B
- 양 손을 머리 뒤쪽으로 가져간다.
- 불편하지 않다면, 머리에 많은 하중을 가한다.
- 머리로 손을 압박한다.

B

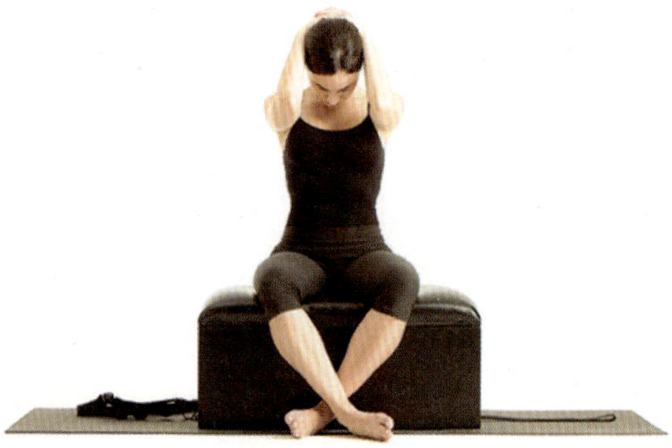

추가 스트레칭하는 방법: 사진 B
- 턱을 목 쪽으로 조금 더 당긴다.
- 턱을 가슴 쪽으로 조금 더 당긴다.

변형: 사진 C
- 얼굴을 겨드랑이 쪽으로 돌린다.
- 오른쪽으로 얼굴을 돌린다면, 오른손으로 머리를 압박하고, 그 다음 왼쪽으로 얼굴을 돌린다.

C

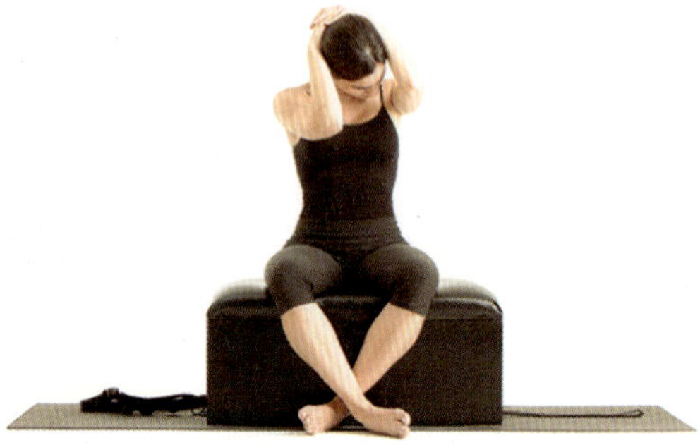

스트레칭되는 주요 근육

● 뒤통수밑근

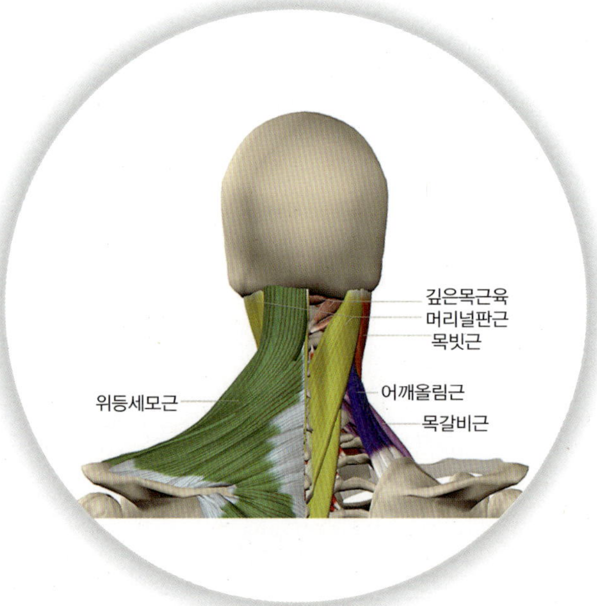

67. 목 굽힘과 돌림(Neck Flexion and Rotation)

스트레칭하는 방법: 사진 A과 B

- 손을 엉덩이 뒤쪽의 상자 모서리에 배치한다.
- 어깨를 이완하고 손 쪽으로부터 멀어지도록 기울인다.
- 턱을 가슴 쪽으로 가져가고, 한쪽 어깨 쪽으로 얼굴을 돌린다.
- 반대쪽 손을 뻗어, 머리 위에 올려놓는다.
- 팔과 어깨 위로 머리를 배치한다.

A

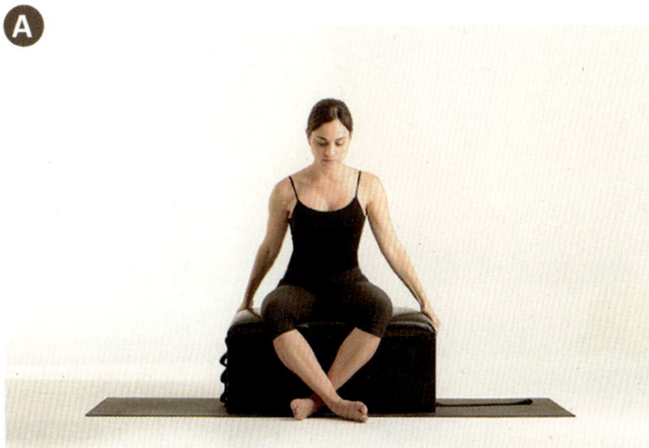

B

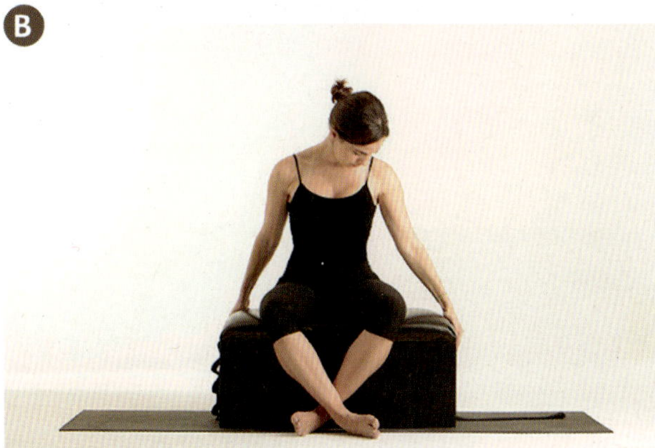

수축하는 방법: 사진 C

- 뒤쪽의 팔과 손 쪽으로 머리를 다시 가져간다.

추가 스트레칭하는 방법: 사진 C

- 턱을 가슴 쪽으로 조금 더 당기고, 겨드랑이 쪽으로 머리를 조금 더 돌린다.

C

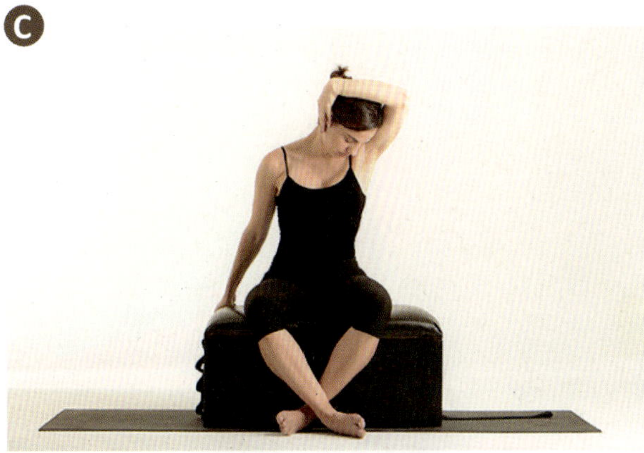

스트레칭되는 주요 근육

- 어깨올림근
- 위등세모근

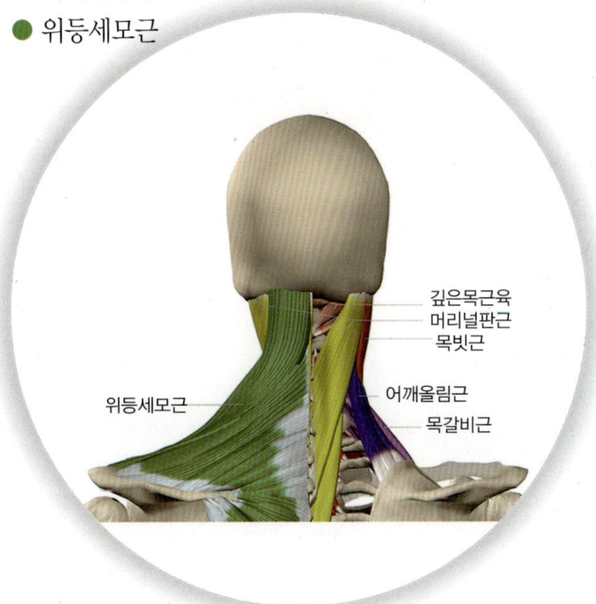

68. 목 옆굽힘(Neck Lateral Flexion)

스트레칭하는 방법: 사진 A와 B
- 엉덩이 옆에 팔을 배치하고, 어깨와 일직선되게 한다.
- 상자나 스트랩을 잡는다.
- 팔에서 멀어지도록 몸을 기울이고, 머리를 반대쪽 어깨로 가져간다.
- 반대쪽 팔을 머리 위로 뻗는다.
- 반대쪽 팔이나 어깨로 머리를 가져간다.

A

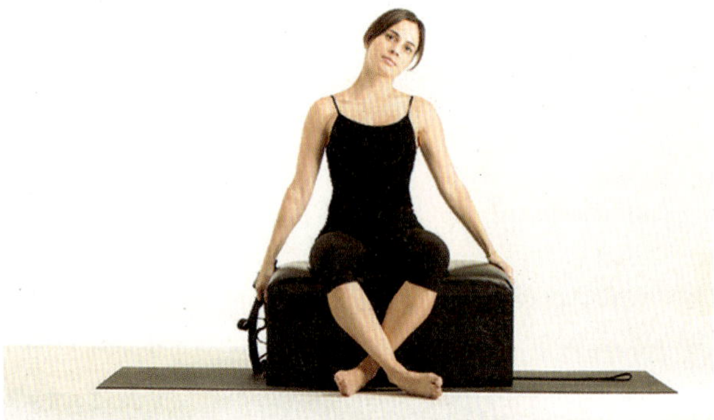

추가 스트레칭하는 방법: 사진 C
- 반대쪽 어깨 쪽으로 머리를 더욱 돌림한다.
- 어깨/팔 쪽으로 머리를 가져간다.
- 손가락을 이용해 머리를 가볍게 당긴다.
- 겨드랑이 쪽으로 얼굴을 돌린다.

C

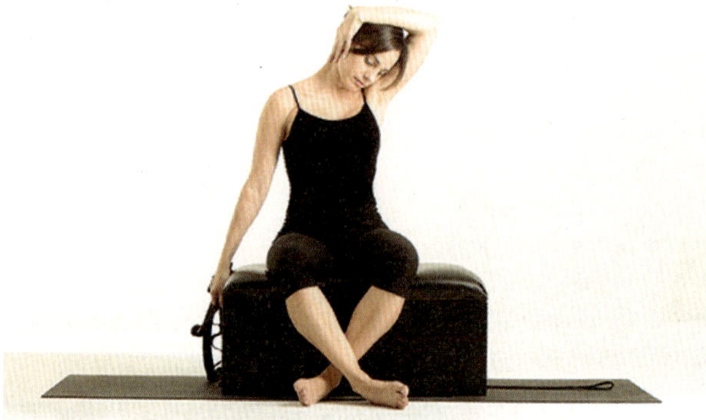

수축하는 방법: 사진 B
- 시작 자세/중심 쪽으로 머리를 다시 가져간다.

B

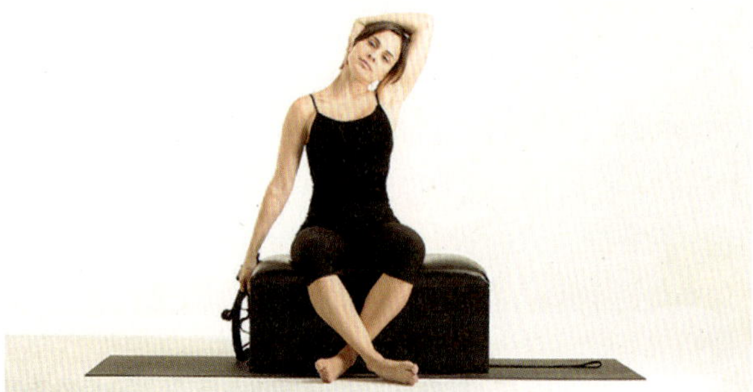

스트레칭되는 주요 근육
- 중간목갈비근과 뒤목갈비근
- 위등세모근

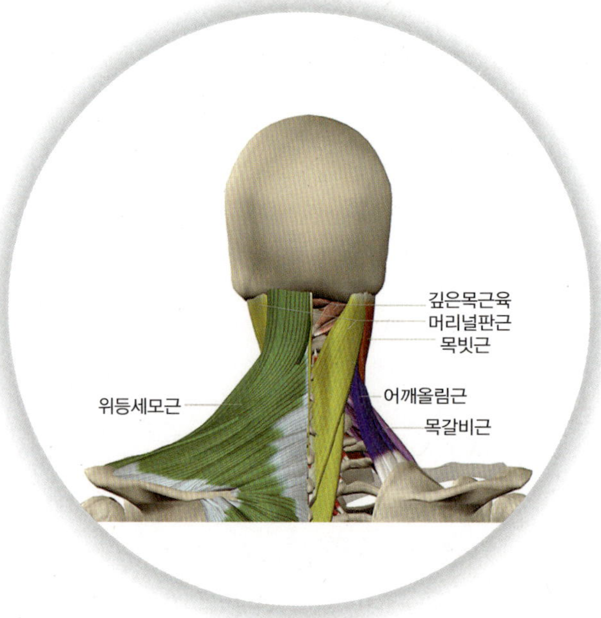

69. 목 돌림(Neck Rotation)

스트레칭하는 방법: 사진 A
- 어깨 쪽으로 얼굴을 돌린다.
- 어깨를 움직이지 않는다.
- 손을 얼굴 한쪽에 배치한다. 만약 왼쪽으로 얼굴을 돌리면, 왼손을 얼굴에 배치한다.

A

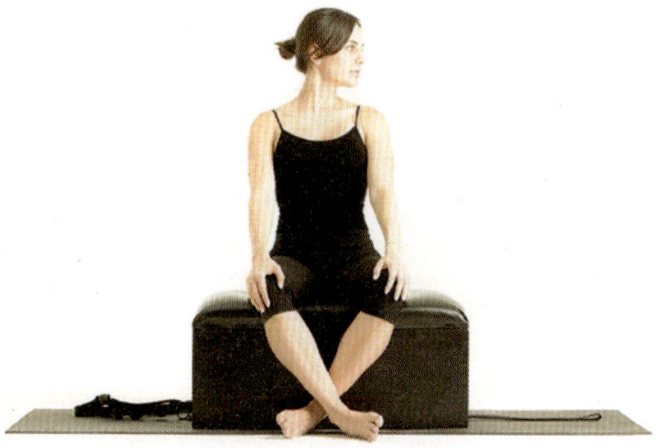

수축하는 방법: 사진 B
- 머리를 중심/손으로 다시 가져간다.

추가 스트레칭하는 방법: 사진 B와 C
- 얼굴을 중심으로부터 조금 더 멀리 돌림한다.

B

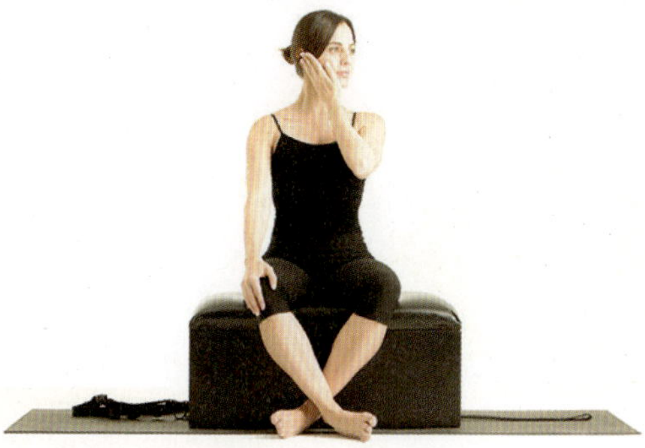

변형: 사진 C
- 얼굴을 돌림하고, 머리를 끄덕인다.

C

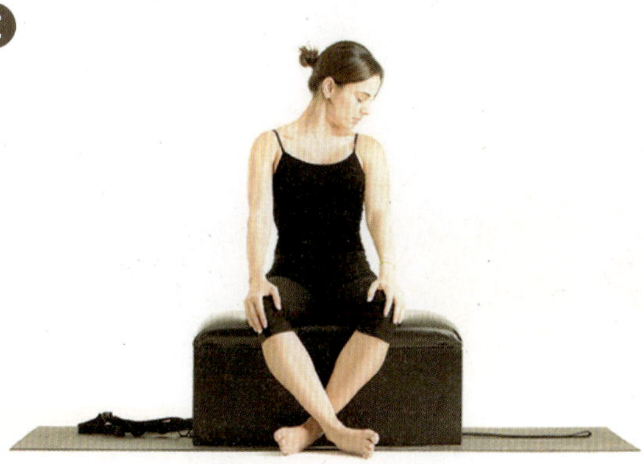

스트레칭되는 주요 근육
- 목빗근(SCM)
- 널판근
- 어깨올림근

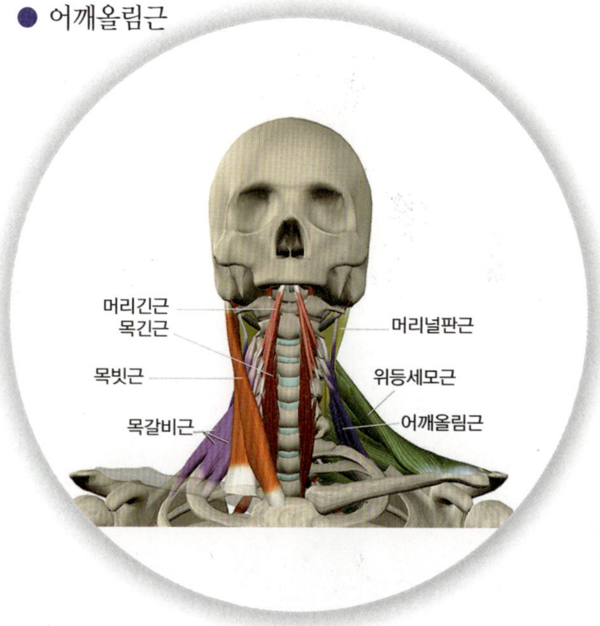

깊은 목근육
- 위등세모근
- 어깨올림근

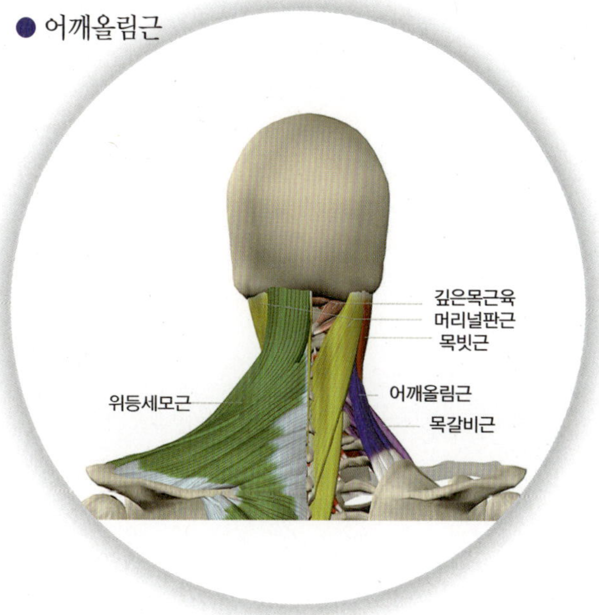

70. 목의 폄과 굽힘(Neck Extension and Rotation)

스트레칭하는 방법: 사진 A

- 무릎 높이로 엉덩이의 앞쪽에 손을 배치한다.
- 이 손을 이용해 상자 모서리나 스트랩을 잡는다.
- 머리를 뒤쪽으로 가져가고, 앞쪽 손에서 얼굴이 멀어지도록 돌림한다.

변형: 사진 B와 C

- 얼굴을 한쪽으로 돌림하고, 그런 다음 다른 쪽으로 돌림한다.
- 아래쪽 치아를 위쪽 치아 밑에 배치한다(치아 교합 패턴).

A

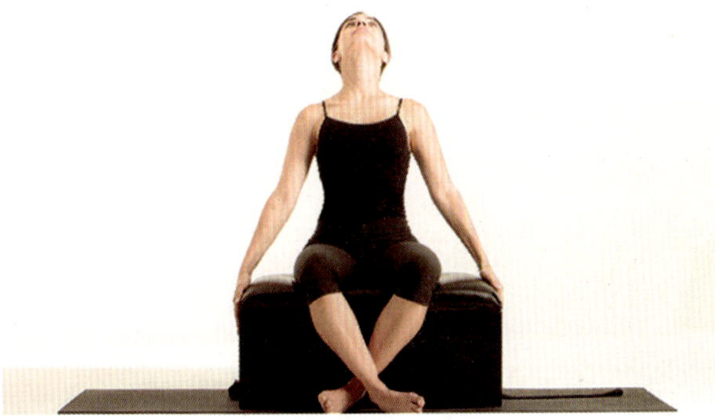

C

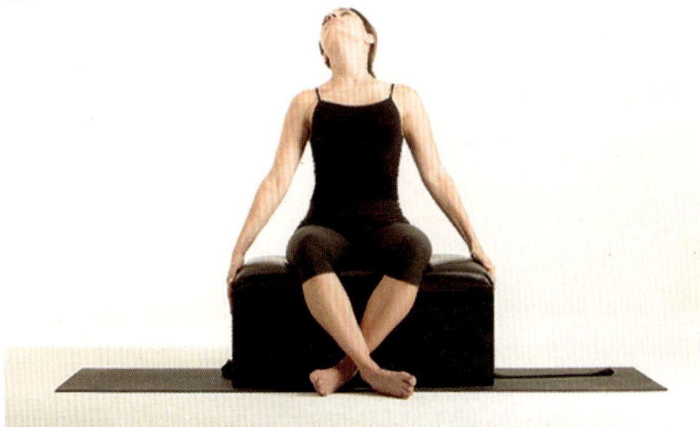

B

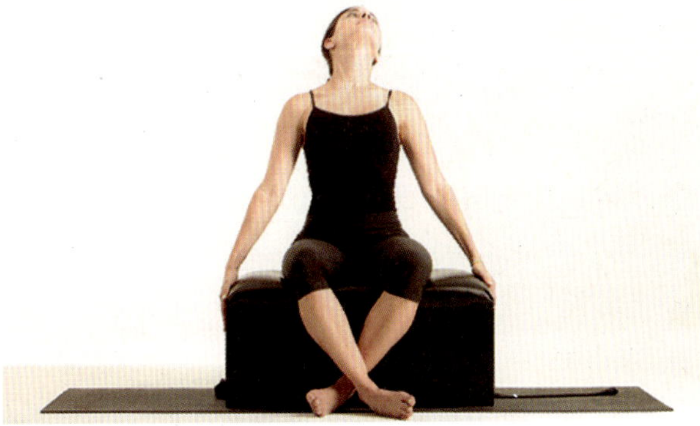

스트레칭되는 주요 근육

- 목긴근
- 목빗근(SCM)
- 앞목갈비근

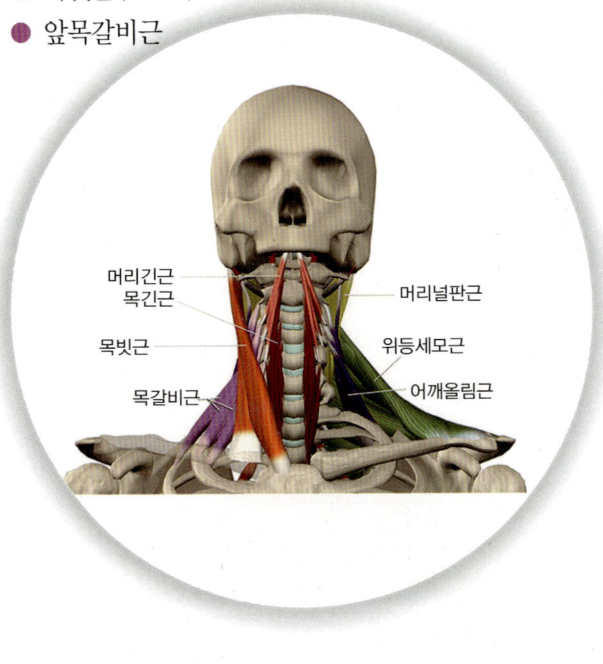

71. 턱의 폄(Jaw Extension)

스트레칭하는 방법: 사진 A와 B
- 손을 씻는다.
- 중립위를 취하고 앉는다.
- 입을 열고, 손가락 2개나 3개를 치아 사이에 배치한다.
- 입을 더 넓게 벌리기 위해 아래쪽 치아를 누른다.
- 균형을 위해 상자 측면을 잡는다.

A

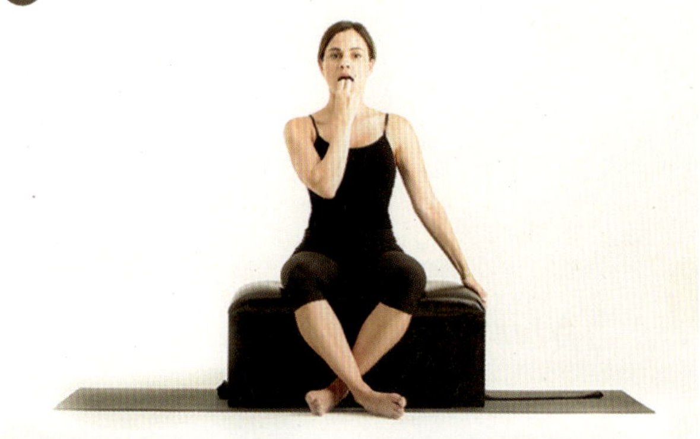

수축하는 방법: 사진 B
- 입을 닫는 것처럼 손가락을 깨문다.

B

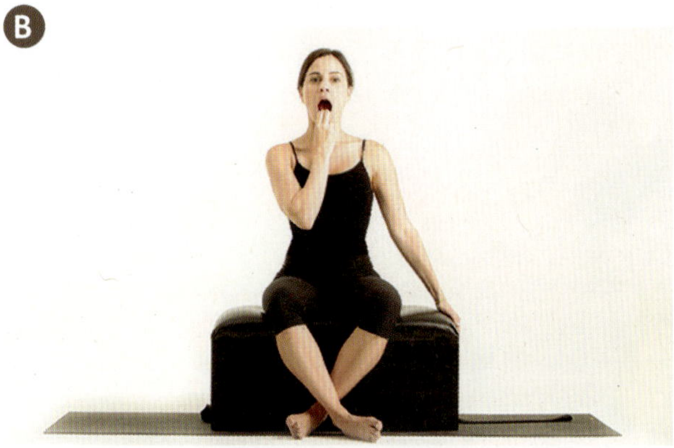

추가 스트레칭하는 방법: 사진 C과 D
- 턱을 아래쪽으로 내림하고, 입을 더 넓게 벌린다.

C

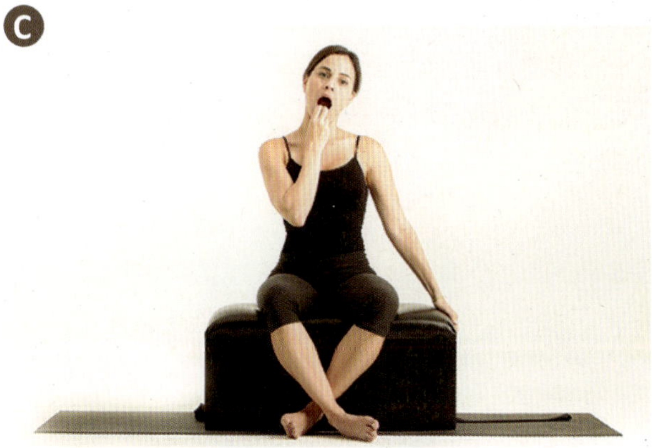

변형: 사진 D
- 머리를 왼쪽과 오른쪽으로 기울이고, 턱을 아래쪽으로 당긴다.

D

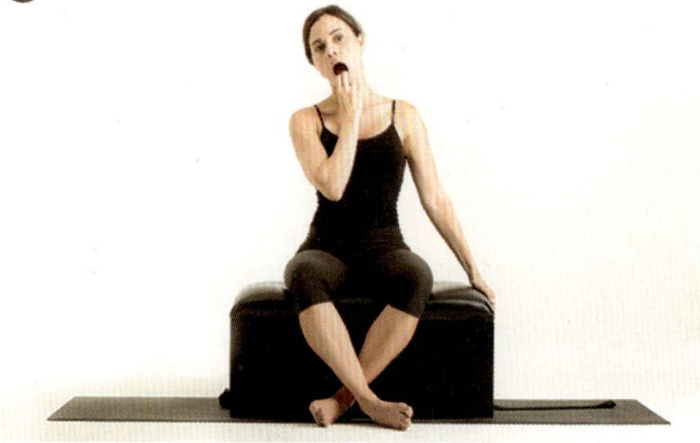

스트레칭되는 주요 근육
- 깨물근
- 관자근

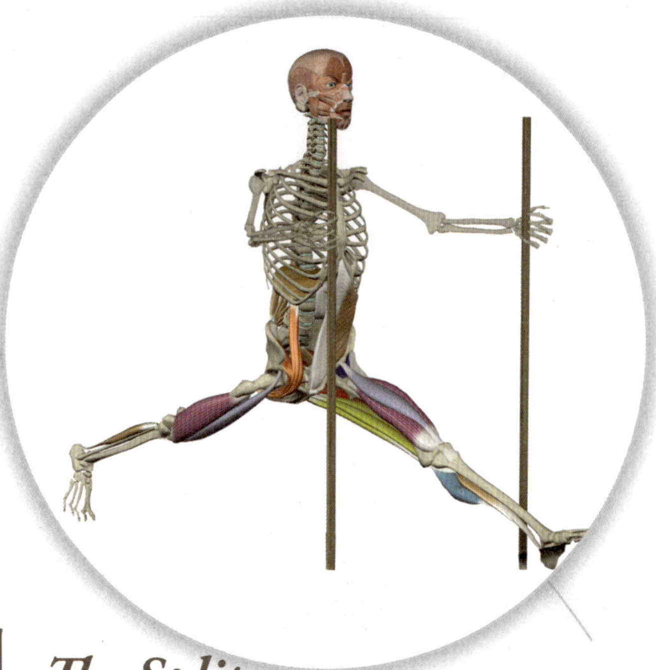

Chapter 9

다리 찢기 *The Split*

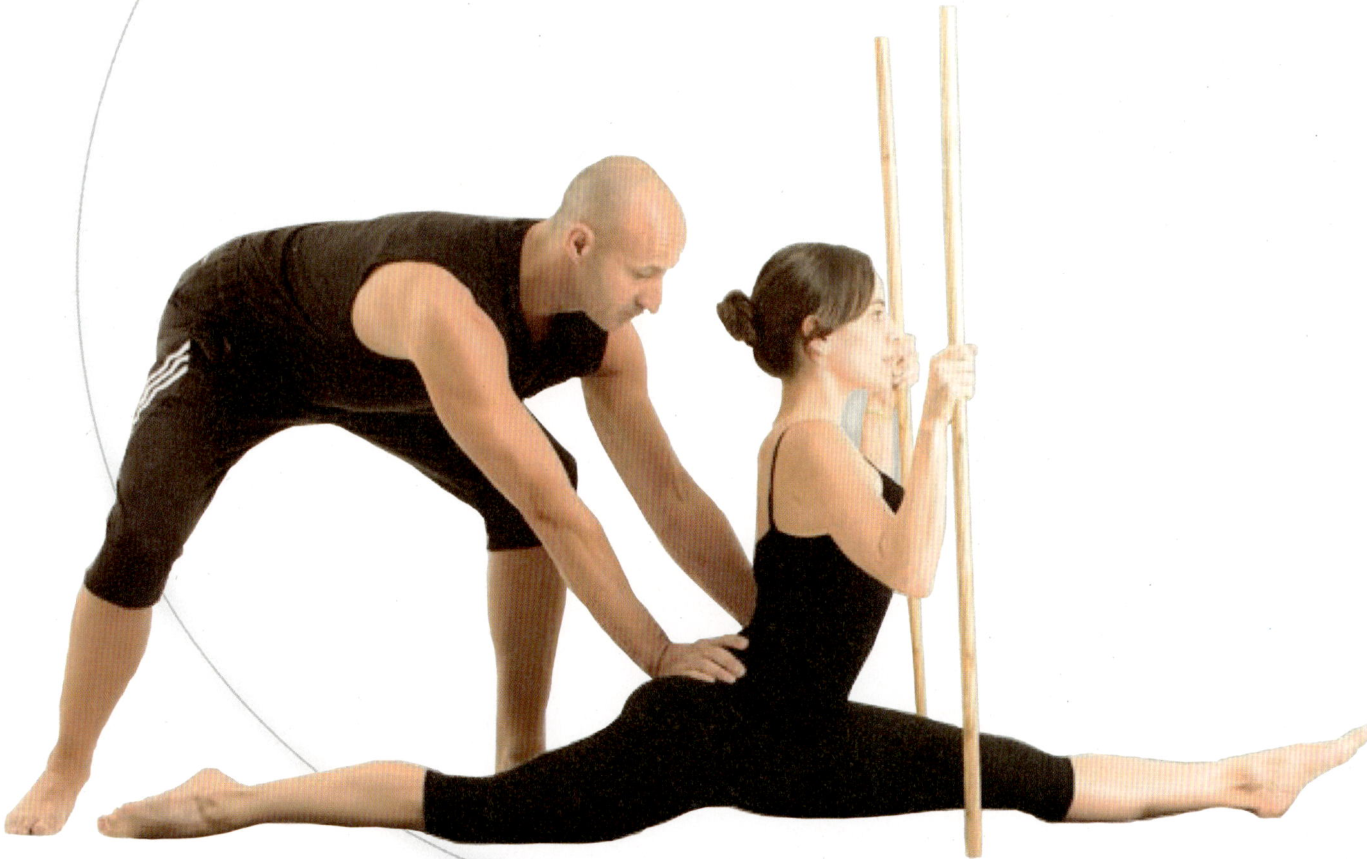

72. 다리 찢기(The Split)

스트레칭하는 방법: 사진 A

- 균형을 잡기 위해 2개의 스틱을 사용한다.
- 배근육을 활성화시키기 위해 양 손으로 스틱을 압박한다.
- 긴장 지점까지 다리를 찢기 위해 양쪽 다리를 활주시킨다.
- 가능하면 엉덩이를 많이 내림한다.
- 파트너는 허리뼈의 중립위를 유지하는데 도움을 주기 위해 엉치뼈를 압박한다.

수축하는 방법: 사진 B

- 뒤쪽 다리의 무릎과 앞쪽 다리의 발을 압박한다.

A

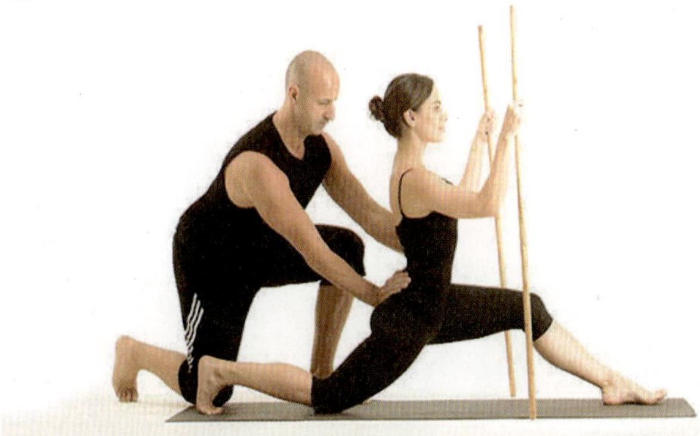

스트레칭되는 주요 근육

- 뒤넙다리근
- 엉덩허리근
- 큰볼기근
- 큰모음근
- 넙다리곧은근
- 장딴지근

추가 스트레칭하는 방법: 사진 B

- 양쪽 다리를 천천히 활주하면서 찢고, 엉덩이를 내림한다.
- 양쪽 다리를 평행하게 유지한다.
- 허리뼈의 중립위를 유지한다.

B

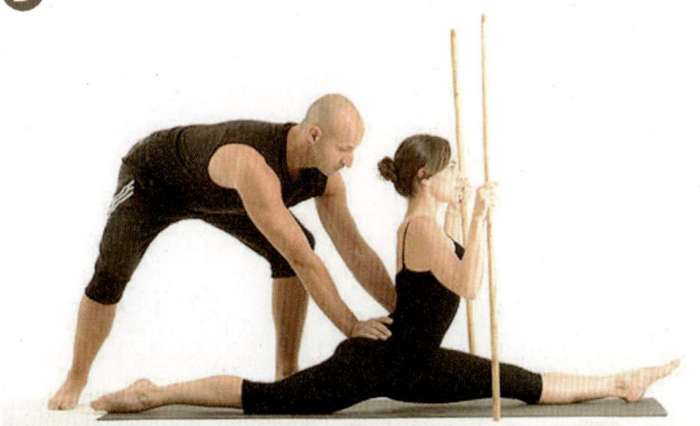

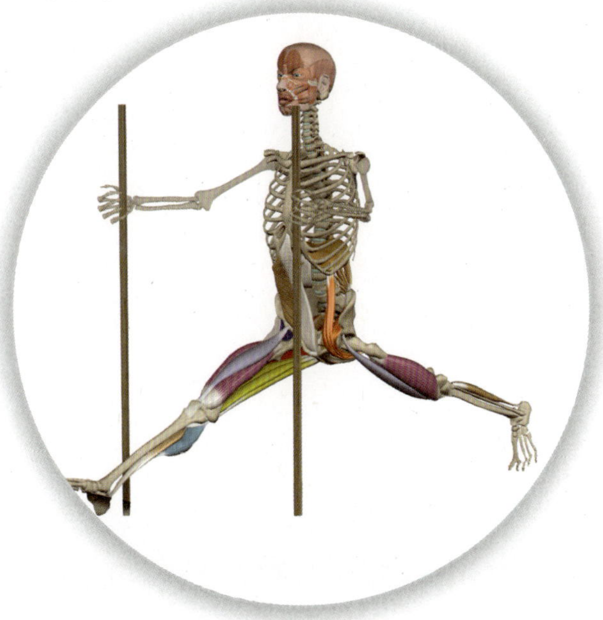

https://www.youtube.com/watch?v=wBC4Ozd2bqY

이 책을 사용하는 방법에 대한 몇 가지 권장사항

필 라 테 스 의 혁 신

여러분 중 많은 사람은 이 책에 포함된 각 매트 운동의 해체를 통해 필라테스 매트 운동을 깊 게 이해하면서 운동을 즐겨 왔을 것이다. 여러분은 이 책을 빠르게 탐독 했을 것이고, 촉진 스트레칭과 반대 포즈를 살펴봤을 것이다. 우리는 '혁신 응용 차트'로 불리는 레슨 차트를 이용하여 그 과정을 어떻게 단순화시킬 것인지에 대한 예제를 첨부했다. 여러분은 아래의 샘플을 참조할 수 있고, 또 여러분 자신의 레슨 계획을 만들기 위해 표의 빈 칸을 복사할 수 있다. 여러분이 만든 표는 여러분 자신의 참고서가 될 수 있다. 예를 들어, 표는 10주 과정을 만들 수 있다. 여러분은 "Wheel"과 같은 복잡한 운동을 여러분의 10주 운동으로 수행할 수 있고, 경우에 따라 그것을 10주 운동 안에 포함시키는 것을 결정할 수도 있었을 것이다. 앞선 강좌의 일부 레슨 시간은 촉진 스트레칭을 수행하는데 보냈을 것이다.

여러분은 www.innovationsinpilates.com 에서 무료 포스터와 차트를 다운받을 수 있다.

혁신 응용 차트

필라테스 운동 **촉진 스트레칭** **반대 포즈**

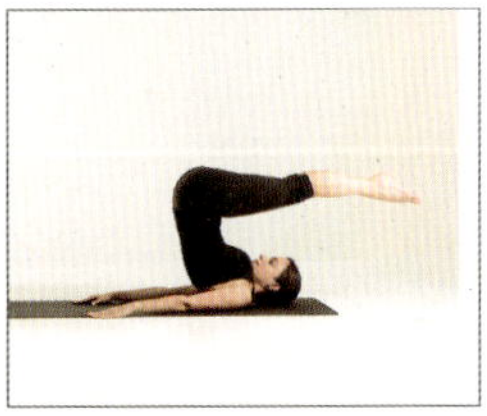
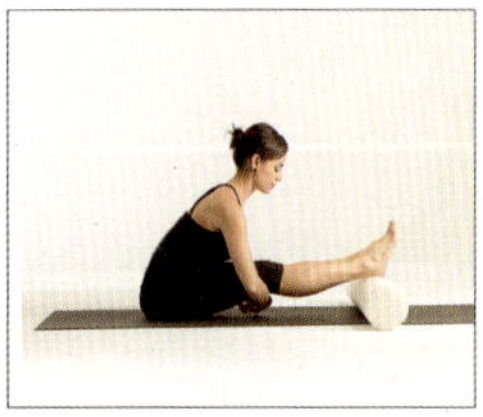
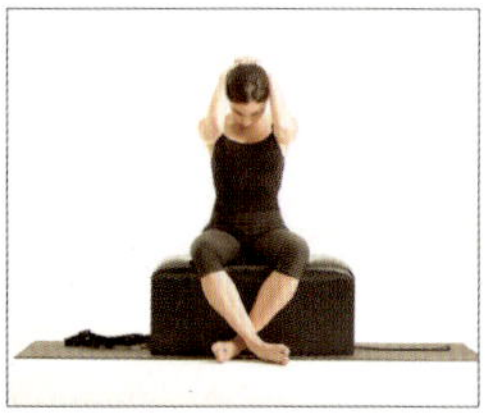
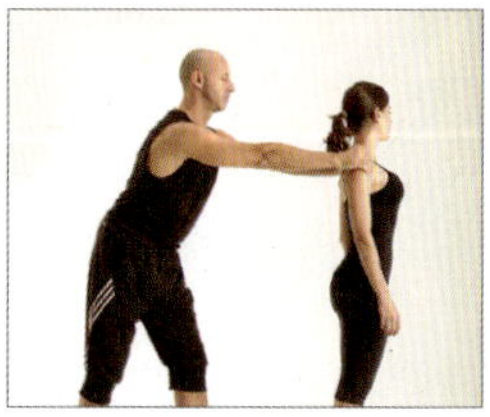
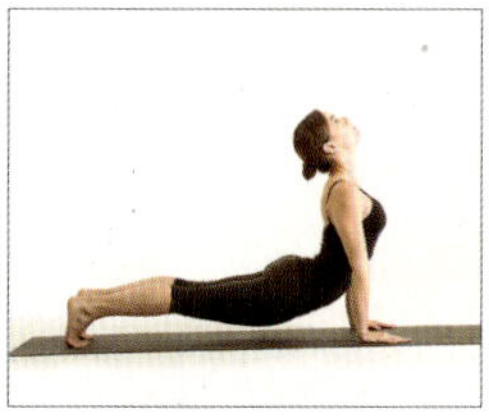

필라테스 운동 **촉진 스트레칭** **반대 포즈**

필라테스 운동 **촉진 스트레칭** **반대 포즈**

필라테스 운동 **촉진 스트레칭** **반대 포즈**

코멘트(Concluding Comments)

우리는 진실로 여러분이 이 책에 흥미를 갖길 바란다. 예상한 것 이상으로 많은 시간이 걸렸지만, 글을 쓰는 즐거움이 있었고, Kenyi와 나는 25 개국 이상의 나라에서 우리의 내용을 가르치고 있다. 우리는 국제 필라테스 사회가 우리의 일을 인정해 주었다는 것에 최소 몇 년은 놀라웠고, 기뻤다. 우리의 워크샵에 참석했던 모든 사람에게 감사드린다. 많은 졸업 후 과정이 제공되고, 주말을 보내고 소득을 얻는 방법도 많기 때문에, 우리는 우리와 함께 시간을 보내려고 선택한 여러분께 항상 고마워하고 있다.

이 책은 Venezuela의 Caracas에서 사진 촬영하는 것으로 시작했다. 그런 다음 Kenyi와 나는 2년 이상 함께 Melbourne 스튜디오에서 교육을 했고, 워크샵을 운영하는데 많은 시간을 보냈다. 우리는 Italy, Korea와 London에서 집필하였고, 마무리를 위해 1주간 Australlia의 Queensland에서 시간을 보냈다. 우리가 Australlia의 Melbourne 집으로 돌아갔을 때, 가장 귀한 것은 시간일 것이다. 4개월 예정으로 애기와 함께 보낼 것이다. 왜냐하면 지금 아니면 기회가 없을 것이기 때문이다.

우리는 두 사람에게 특별히 감사드린다. 한 사람은 BASI 필라테스의 오너인 Rael Isacowitz과 Pilates Anytime의 오너인 Kristi Cooper이다. 이들 두 사람은 우리의 일을 지지하고 응원해 주고 인정해 주었다. 또 필라테스 사회와 그것을 공유하는데 도움을 주었다. 우리는 진실로 그들에게 감사드린다.

The Pilates Method Alliance는 필라테스의 스트레칭을 중요한 것으로 인정했고, 우리의 모든 과정을 인정했다. 우리는 이것에 항상 감사하고 있다.

gabrieamedinaphoto.com의 Gabriela Medina는 열심히 일했다. 우리는 이틀에 걸쳐 수 천장의 사진을 찍었다. 감사드린다. 우리는 다음 사진 촬영을 위해 파리에 있는 다른 스튜디오를 방문할 것이다.

독특한 스토리를 가진 Amit Alon은 우리를 위해 엄청난 그래픽 영상을 디자인했다. "Muscle and Motion"로 불리는 그의 영상은 스펙타클했다. Amit는 그의 일을 사랑하고, 우리 처럼, 그는 사람이 수행하는 것이 무엇인지를 이해할 수 있도록 교육하고 쉽게 설명하고 단순화시키는 것을 좋아한다.

아름다운 Kenyi Diaz는 이 책을 공동 집필하고 디자인한 사람일 뿐 만 아니라, 그녀의 친구 Hilse Leon의 도움을 받아 모든 사진을 모델링한 사람이다. Kenyi는 재능이 뛰어난 사람이다.

다음은 무엇인가? 만약 여러분이 이 책으로 도움을 받았다면, 워크샵에서 우리와 함께 공부하거나, 우리의 인증 과정을 이수하길 바란다. 실제로 여기에 있던 내용이 생활에 도움이 될 때가 바로 우리와 함께 작업할 시기이다. 우리의 리포머 교재도 출간될 예정이고, 필라테스 프로그램을 위한 해부학 책도 곧 출판될 예정이다. 그래서 수행할 것도 많고, 배울 것도 많다. 우리는 여러분이 필라테스라는 이런 길을 우리와 함께 가길 희망한다.

항상 건강을 조심하고, 진정하길 바란다.

Anthony와 Kenyi

참고문헌(Bibliography)

Ahearn, G. 2008. *General Anatomy: Principles and Applications*. McGraw Hill. Australia

Alter, MJ. 1996. *Science of Flexibility*. Human Kinetics. Australia.

Chaitow, L. 1988. *Soft Tissue Manipulation*. Healing Arts Press. Rochester, Vermont.

Coulter, HD. 2002. *Anatomy of Hatha Yoga*. Body and Breath. Honesdale, USA.

Frederick, A, and Frederick, C. 2006. *Stretch to Win*. Human Kinetics. Australia.

Grilley, P. 2004. *Anatomy for Yoga*. http://www.pranamaya.com

Jerome, J. 1987. *Fitness Stretching*. Breakaway Books. NY.

Juhan, D. 1987. *Job's Body*. Station Hill Press. NY.

Kapandji, LA. 1974. *The Physiology of the Joints*. Volumes 1–3. Churchill Livingstone. Edinburgh.

Kendall, HO. 1971. *Muscles, Testing and Function*. 2nd Edition. Williams and Wilkins. Baltimore.

Knott, M, & Voss, DE. 1968. *Proprioceptive Neuromuscular Facilitation*. Harper and Row. NY.

Kurtz, T. 1994. *Stretching Scientifically*. Stadion Publishing. USA.

Lederman, A. 2014. *Therapeutic Stretching*. Human Kinetics. Australia.

Long, R. 2005. *The Key Muscles of Hatha Yoga*. Bhandhayoga Publications. USA.

Long, R. 2008. *The Key Poses of Hatha Yoga*. Bhandhayoga Publications. USA.

McAtee, RE. 2007. *Facilitated Stretching*. Human Kinetics. Australia.

Myers, TW. 2009. *Anatomy Trains*. Churchill Livingstone. Sydney.

Neuman, DA. 2002. *Kinesiology of the Musculoskeletal System*. Mosby. USA.

Norris, C. 2004. *The Complete Guide to Stretching*. A & C Black Publishers. London.

Pilates, J. 1934. *Your Health*. Presentation Dynamics. Copywrited and reprinted 1988. USA.

Pilates, J. 1945. *Pilates' Return to Life through Contrology*. Presentation Dynamics. Copywrited and reprinted 1998. USA.

Richardson, JHH. 1999. *Therapeutic Exercise for Spinal Segmental Stabilization in Low Back Pain*. Churchill Livingstone. Sydney.

Sahrmann, SA. 2002. *Diagnosis and Treatment of Movement Impairment Syndromes*. Mosby. USA.

Tsatsouline, P. 2001. *Relax into Stretch*. Dragon Door Publications. USA.

Thompson, F. 1994. *Manual of Structural Kinesiology*. Mosby. Sydney.

Ylinen, J. 2008. *Stretching Therapy*. Churchill Livingstone. Sydney

필라테스의 혁신은 여러분에게 우리의 제품과 강좌를 제공한다.

책

Innovations in Pilates: Therapeutic Muscle Strething on the Pilates Reformer.

여러분이 현재 읽고 있는 책의 자매 교재인, 리포머 교재는 필라테스 리포머를 이용하여 전신을 어떻게 스트레칭 하는지를 여러분께 알려주고 있다. 필라테스 리포머는 스트레칭의 훌륭한 도구이고, 이 책은 우리의 리포머 강사 훈련을 인정하는 기본 교재로서, 전세계적으로 널리 이용되고 있다. 확인하고 주문하려면, www.innovationsinpilates.com.au를 방문한다.

"필라테스의 혁신" 인정

우리의 기본 필라테스 인정은 국제 필라테스 협회에 의해 인정되고 있고, 전세계적으로 이용되고 있다.
페이스북과 우리의 웹싸이트인 www.innovationsinpilates.com.au를 방문하기 바란다.

필라테스 리트리트

우리는 발리에 있는 리트리트 베뉴에서 코칭한 기본 필라테스 강좌와 필라테스의 혁신 강좌, 명상 및 음식에 대한 리트리트를 제공하고 있다. 우리는 발리 베뉴에서 강사 훈련 인정을 제공한다. 우리의 인정은 매트와 리포머에서 이용할 수 있고, 다수의 다른 활동을 포함한다.

더 많은 정보를 원한다면, 우리의 웹싸이트인 www.pilatesretreats.com.au 를 방문하기 바란다.

필라테스 해부학

우리는 필라테스 운동을 강좌하는 Anatomy in Clay를 가르치고 있다. 우리의 웹싸이트를 확인하거나,
그룹의 요청에 맞는 과정을 요구한다. www.facebook.com/pilatesanatomy 를 방문한다.

페이스북과 웹싸이트

최근의 정보와 재미있는 사진을 위해 우리의 링크를 체크해 주시기 바란다.

www.innovationsinpilates.com
www.innovationsinpilates.com.au
www.pilatesretreats.com.au
www.anthonylett.com.au
www.fitzroypilates.com.au
www.facebook.com/pilatesanatomy
www.facebook.com/anthony.lett1
www.facebook.com/pages/innovations-in-Pilates
www.facebook.com/FitzroyPilatesStudio?ref=hi
www.kenyidiaz.com
www.facebook.com/kenyi13?fref=ts

유니버설 리포머 위에서 수행되는 필라테스의 혁신

다음 페이지의 아름다운 이미지는 여러분이 곧 만나게 되는 "리포머" 교재 2판에서 가져 온 것이다. 우리는 여러분께 미리 보기를 제공하기 위해 이미지를 여기에 포함시켰지만, 더욱 흥미롭게도 매트 운동이 리포머 운동으로 어떻게 전환되는지를 여러분께 제공하고 있다.

이미지의 일부는 3D 비디오 애니메이션으로 그들의 수행을 제공하고 있다. 유튜브 링크를 확인하고 즐겨 본다. 우리와 함께 체크인해야 하는데, 그 이유는 방법이 너무 많기 때문이다.

https://www.youtube.com/watch?v=wBC4Ozd2bqY

이것은 The Split (다리 찢기 운동, p 152)의 리포머 버전이다.

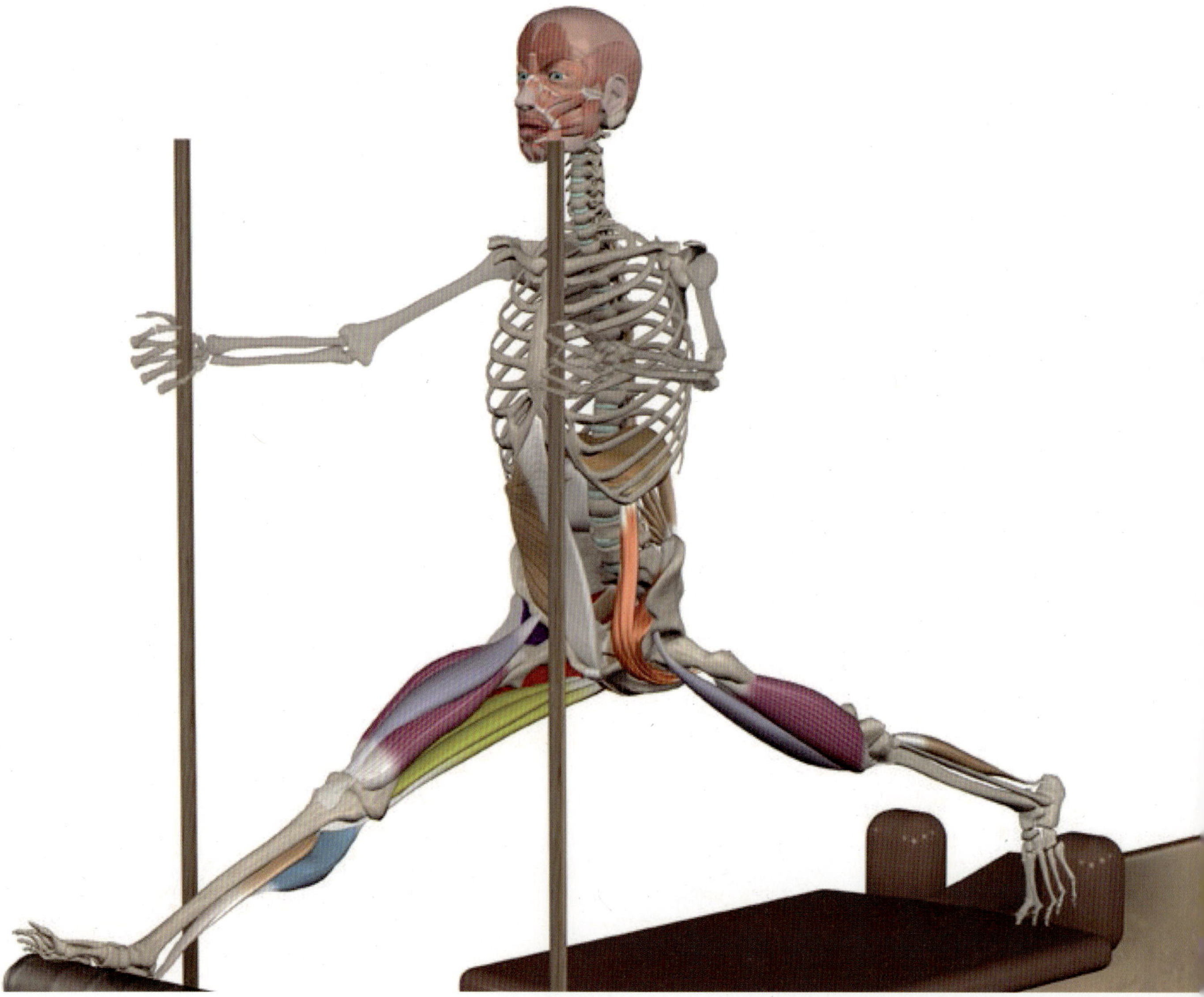

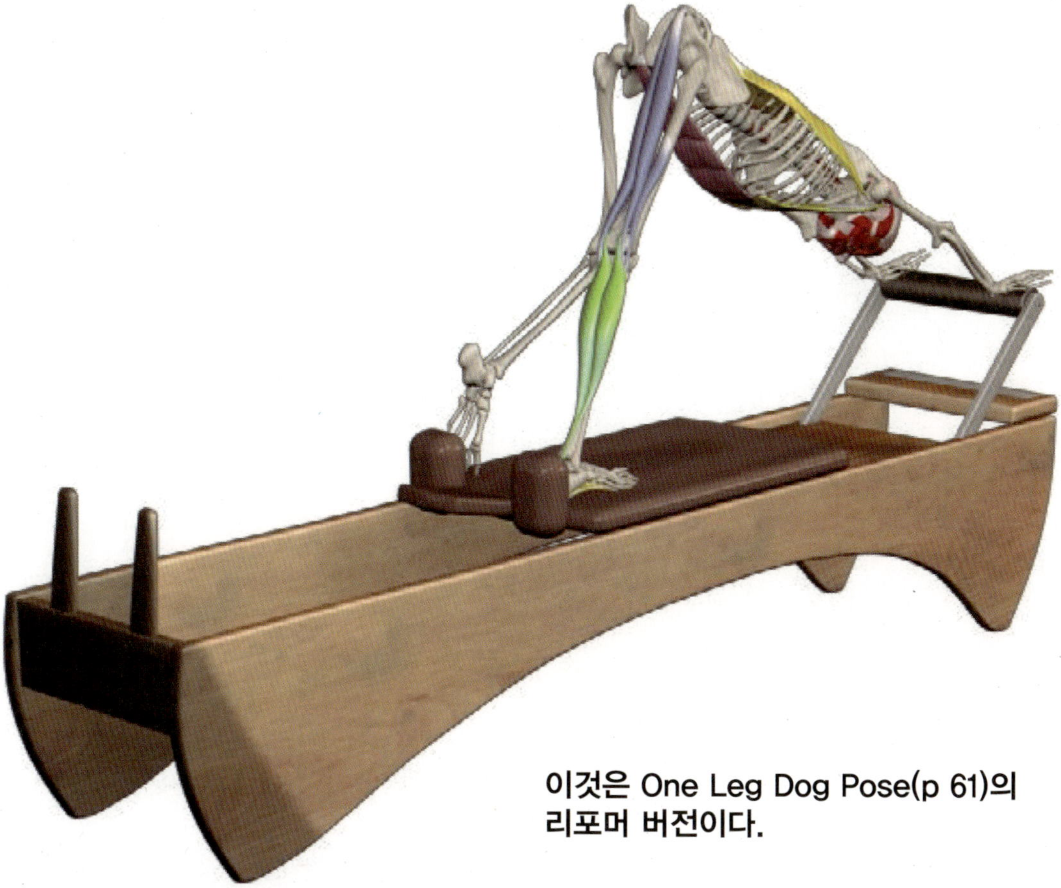

이것은 One Leg Dog Pose(p 61)의
리포머 버전이다.

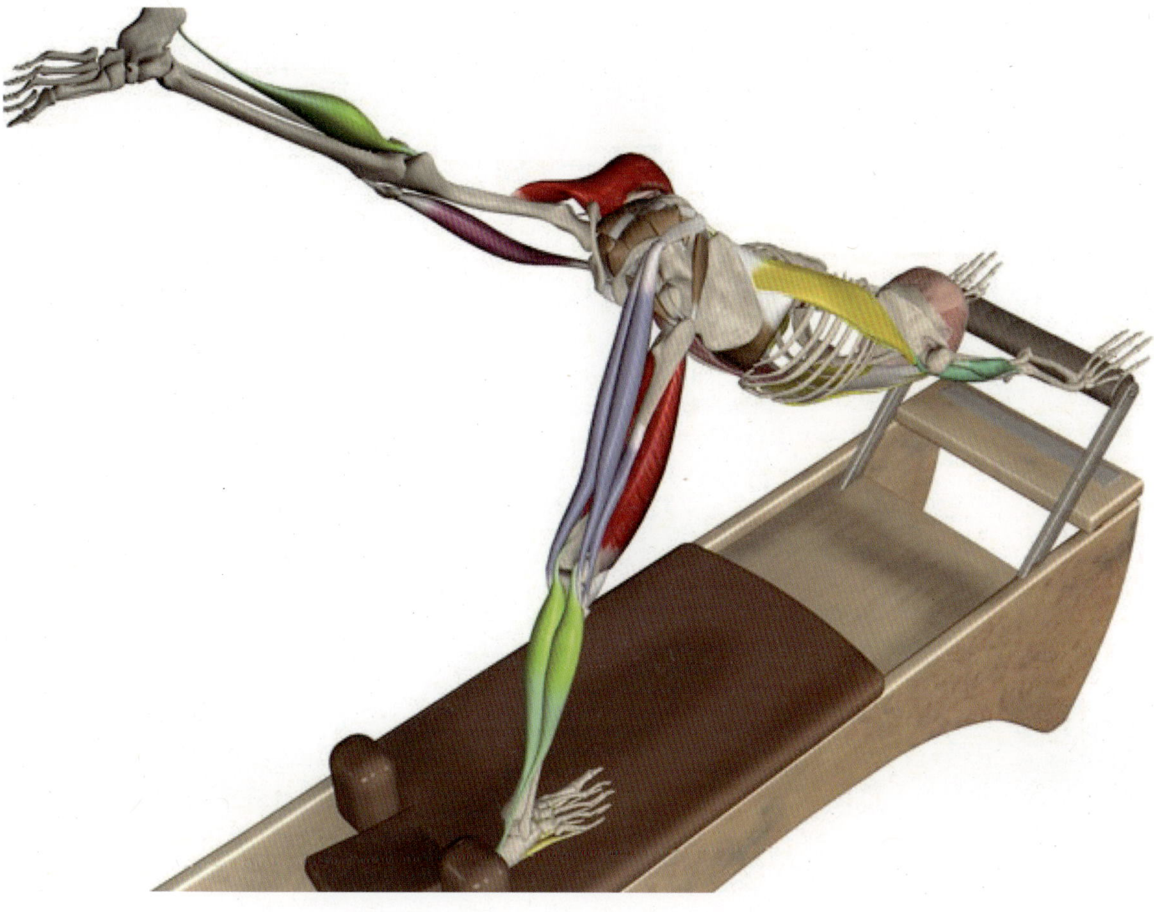

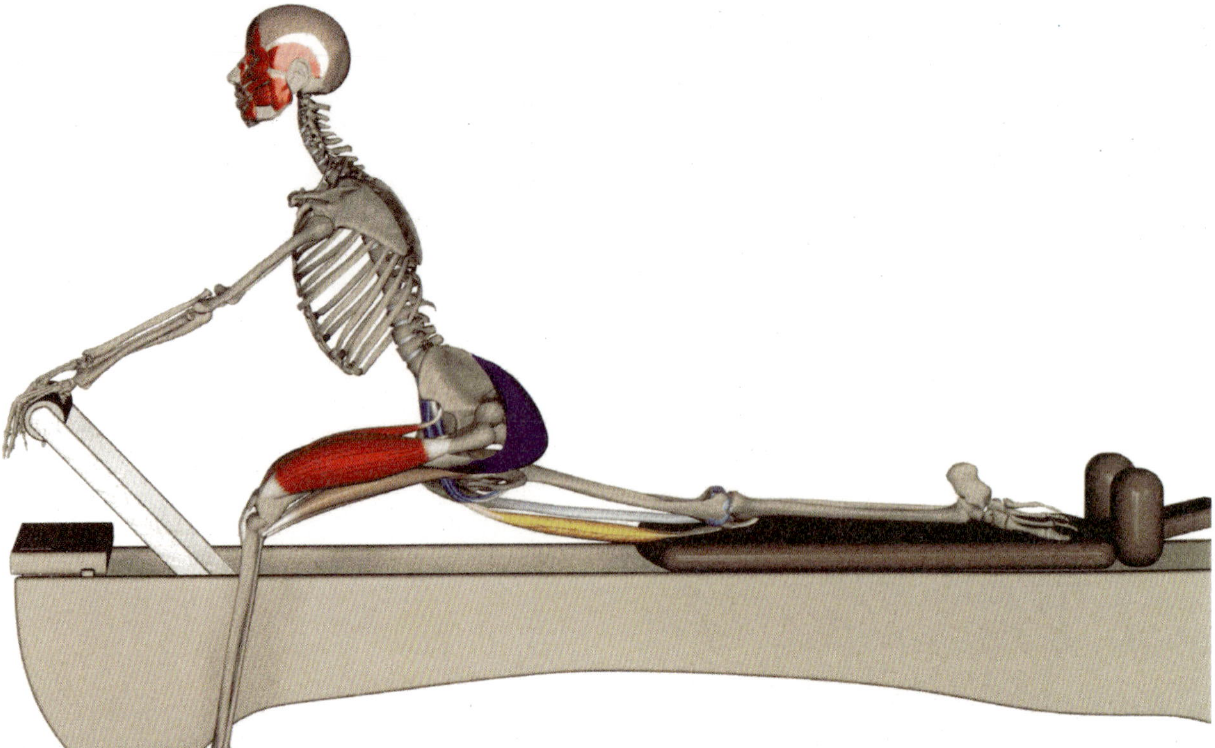

이것은 Kneeling Hip Flexor Stretch(p 85)의 리포머 버전이다.

이 스트레칭의 동적 비디오를 확인한다.

https://www.youtube.com/watch?v = -mIVVwA4vlc

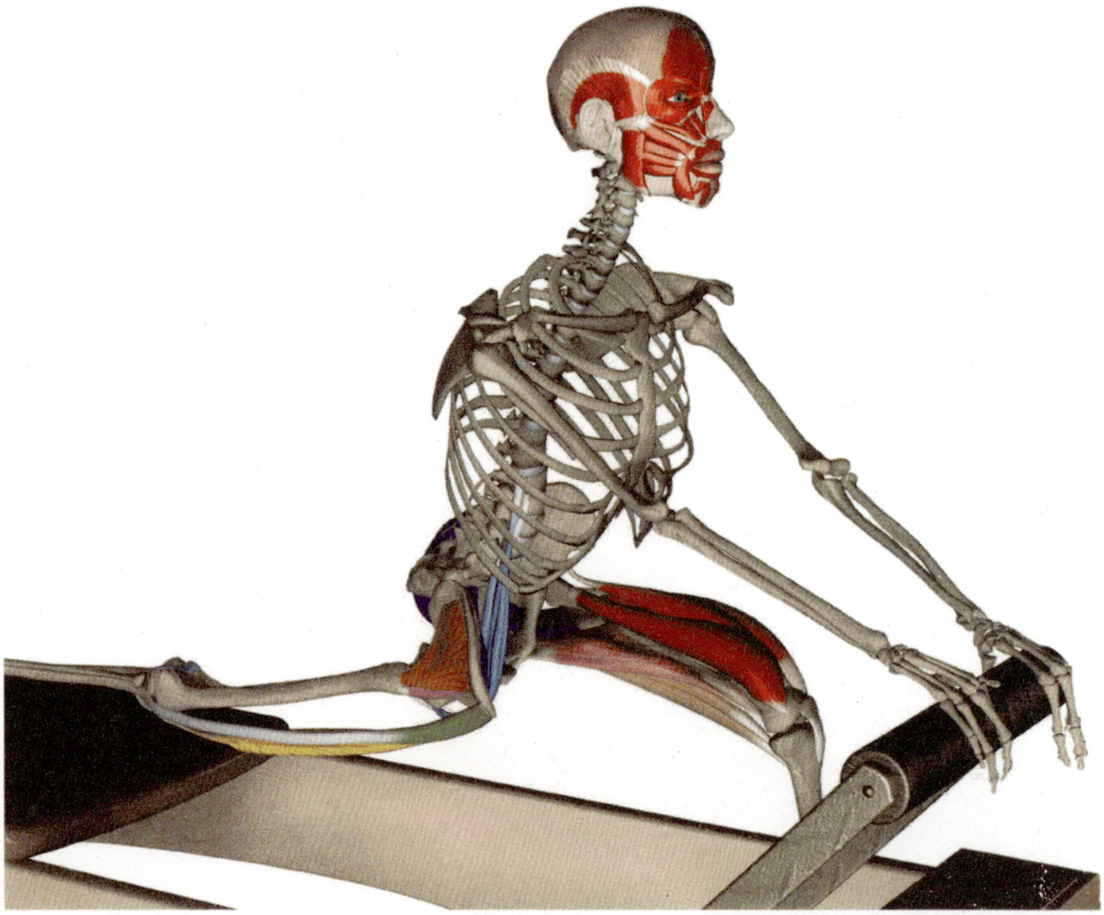

필라테스의 혁신은 "Pilates Anytime"에 12개 강좌를
가지고 있다. 전세계적으로 유능한 강사로부터
1,500 개 이상의 강좌가 온라인으로 운영되고 있다.
1개월 무료 강좌를 듣고 싶으면,
www.PliatesAnytime.com 를 방문한 후,
코드번호 "8752WPP"를 기입한다.

우리는 이 책의 그래픽 영상의 "근육과 운동(Muscle and Motion)"과 작업했음을 자랑스럽게 생각한다. 이 자료는 필라테스 교육과 신체 기반 치료에 종사하는 모든 사람에게 중요한다. 웹싸이트에 가입하려면, 그들의 웹싸이트를 방문하여, 20% 할인을 받고 싶으면 "Pilates"라는 단어를 사용한다. 많은 추천이 있길 바란다.

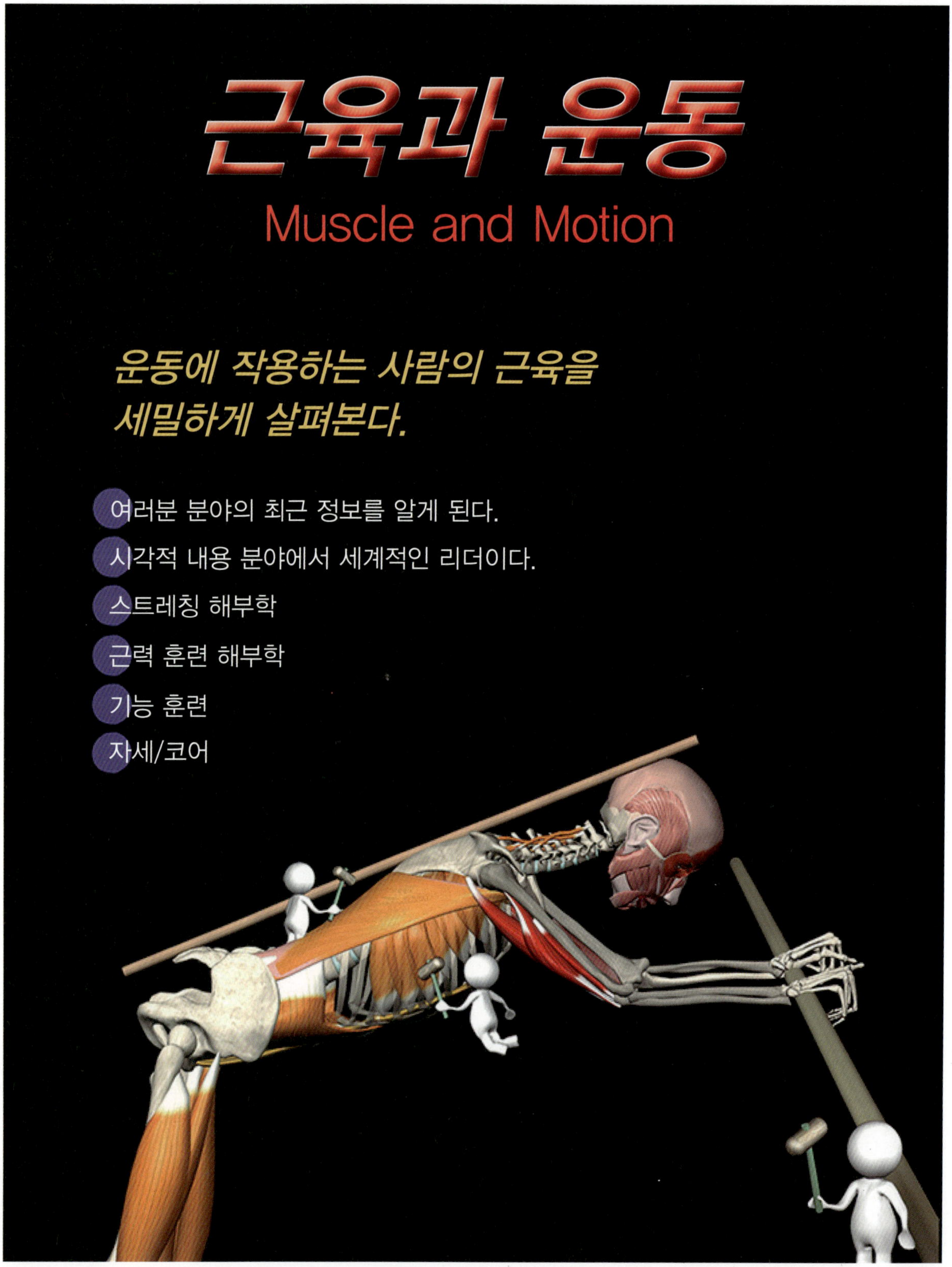